# Der kapriziöse Ellbogen

Rainer-Peter Meyer
Fabrizio Moro
Hans-Kaspar Schwyzer
Beat René Simmen
Christoph Spormann (Hrsg.)

# Der kapriziöse Ellbogen

51 instruktive Fälle

Mit über 600 Abbildungen

Springer

*Herausgeber*
**Dr. med. Rainer-Peter Meyer**
Facharzt für Orthopädische Chirurgie
und Traumatologie des Bewegungsapparates
Obere Extremitäten

**Dr. med. Fabrizio Moro**
Facharzt für Orthopädische Chirurgie
und Traumatologie des Bewegungsapparates
Leitender Arzt Orthopädie Obere Extremitäten

**Dr. med. Hans-Kaspar Schwyzer**
Facharzt für Orthopädische Chirurgie
Chefarzt Orthopädie Obere Extremitäten

**PD Dr. med. Beat René Simmen**
Facharzt für Orthopädische Chirurgie und Handchirurgie
Senior Consultant Orthopädie Obere Extremitäten

**Dr. med. Christoph Spormann**
Facharzt für Orthopädische Chirurgie
und Traumatologie des Bewegungsapparates
Obere Extremitäten

Sämtlich: Schulthess Klinik
Lengghalde 2, 8008 Zürich, Schweiz

ISBN-13 978-3-642-25880-0 ISBN 978-3-642-25881-7 (eBook)
DOI 10.1007/978-3-642-25881-7

Die Deutsche Nationalbibliothek verzeichnet diese Publikation in der Deutschen Nationalbibliografie;
detaillierte bibliografische Daten sind im Internet über http://dnb.d-nb.de abrufbar.

Springer Medizin


Planung: Antje Lenzen
Projektmanagement: Barbara Knüchel
Lektorat: Thalia Andronis, Köln
Projektkoordination: Michael Barton
Umschlaggestaltung: deblik Berlin
Herstellung: le-tex publishing services GmbH, Leipzig

Gedruckt auf säurefreiem und chlorfrei gebleichtem Papier

Springer Medizin ist Teil der Fachverlagsgruppe Springer Science+Business Media
www.springer.com

# Widmung

**Für Balz Isler …**

… einem der hervorragendsten und bescheidensten Orthopäden und Traumatologen unserer Generation in Anerkennung und Freundschaft

# Vorwort

In dem von uns 1998 im Springer-Verlag veröffentlichten Buch „Ellbogen-Chirurgie in der Praxis“, R.P. Meyer, U. Kappeler (Hrsg.), lautete der Schlusssatz im Vorwort: „Das Ellbogengelenk ist ein äußerst kapriziöses Gelenk. Wenn wir uns ihm mit entsprechender Sorgfalt und großem Einfühlungsvermögen nähern, verhält es sich wie ein scheinbar kapriziöser Mensch. Beide werden es uns danken und aufblühen.“

Im hier vorliegenden Buch mit dem Titel „Der kapriziöse Ellbogen“ haben wir bewusst diesen Gedanken wieder aufgenommen. In den vergangenen 14 Jahren hat sich in der Ellbogenchirurgie einiges verändert und verbessert. Nichts aber nimmt auch heute noch diesem Gelenk das Kapriziöse. Das Ellbogengelenk will mit höchster Sorgfalt und genauester präoperativer Planung angegangen werden. Zu eng sind die Platzverhältnisse, zu gering die Kompensationsmöglichkeiten, als dass bei Interventionsmängeln dieses Gelenk sich nicht auf kapriziöse Weise rächen würde – zu ungunsten der Patienten.

Umso imperativer wird daher heute die Forderung nach einer zunehmend spezialisierten Ellbogenchirurgie mit entsprechend geschulten und versierten Ellbogenchirurgen. Wer schon beherrscht als allgemeintätiger Extremitätenchirurg die Sanierung einer Pseudarthrose am distalen Humerus nach mehrmaliger Osteosynthese einer Y-Fraktur, die kompetente Einschätzung und chirurgische Behandlung einer posttraumatischen, multidirektionalen Ellbogeninstabilität oder die subtotale, arthroskopische Ellbogensynovektomie bei einer Chondromatose? Wer diagnostiziert und behandelt arthroskopisch erfolgreich einen „frozen elbow“, wenn nicht der auf den Ellbogen spezialisierte, arthroskopisch versierte Extremitätenchirurg?

Auch bei den Frakturen wird sich eine zunehmende Spezialisierung entwickeln. Nicht bloß müssen die für komplexe Ellbogenfrakturen in zunehmender Zahl vorhandenen Spezialimplantate bekannt und deren Applikation geübt sein. Auch ist es nicht so, dass selbst die komplexesten Ellbogenfrakturen gleichentags operiert werden müssen. Eine „urgence différée“ lässt ein genügend großes Zeitfenster, um eine minutiöse Planung zu ermöglichen oder bei korrekter Einschätzung der eigenen Möglichkeiten auch den Transfer in eine Spezialklinik vorzusehen.

Wann soll bei einer distalen Humerustrümmerfraktur primär eine Ellbogentotalprothese implantiert werden? Ist Ihnen die durchschnittliche Verweildauer einer Ellbogentotalprothese bei traumatischen oder rheumatoiden Fällen bekannt? Wann ist die Implantation einer Radiusköpfchenprothese nicht zu umgehen? Was für Ursachen können einen „frozen elbow“ provozieren? Was ist ein „frozen elbow“ überhaupt? Ist Ihnen das klinische Bild des posteroradialen Ellbogenimpingements bei humeroradialer Plica synovialis bekannt? Denken Sie bei progredienter, nicht traumatischer Bewegungseinschränkung am Ellbogen in der Differenzialdiagnose auch an ein Osteoidosteom? Wie viele distale Bizepssehnenrupturen haben Sie schon operiert oder verpasst?

Wenn Sie all diese Fragen mit beruhigender Sicherheit beantworten können, dann bestätigt Ihnen dieses Buch Ihren hohen Wissensstand. Wenn Ihnen aber das eine oder andere bei den hier analysierten 51 Fällen neu ist, dann ergänzt dieses Buch in idealer Weise Ihr Wissen. Wir sind Ihnen allen für eine kritische Durchsicht unserer Fälle dankbar und hoffen auf eine aufbauende Kritik mit auch für uns hilfreichen Anregungen. In diesem Sinne wünschen wir viel Vergnügen bei der Lektüre.

Zürich im Frühjahr 2012

**R.P. Meyer**
**F. Moro**
**H.K. Schwyzer**
**B.R. Simmen**
**C. Spormann**

# Dank

Unser erster und großer Dank gilt den Operateuren, die durch ihre hervorragende Arbeit dieses Kasuistikbuch erst möglich gemacht haben. Nur wer selbst als Operateur tätig ist, kann die immense Leistung und Anstrengung einschätzen, die in Planung, intellektuellem, physischem und zeitlichem Aufwand hinter jedem einzelnen Fall stecken. Der Name des Operateurs ist bei den einzelnen Beiträgen an zweiter Stelle aufgeführt. Der erste Name nennt in der Regel den Autor des Beitrags.

Danken möchten wir aber auch allen Klinikmitarbeiterinnen und -mitarbeitern, ohne die die Publikation eines solchen Buches gar nicht möglich wäre: dem Operationsteam, dem Röntgenteam, dem MRI-Institut der Schulthess Klinik, aber auch allen Sekretärinnen der Abteilung „Obere Extremität", die bei der Dokumentation der Fälle unschätzbare Dienste geleistet haben. Ganz besonders danken möchten wir Frau Betty Hess, die als Sekretärin alle Beiträge geschrieben und redigiert hat. Sie war verantwortliche Koordinatorin im analogen und digitalen Bereich.

Ein spezieller Dank geht auch an Herrn Andreas Lütscher von der Fotoabteilung unserer Klinik. Er hat alle Beiträge verlagskonform elektronisch aufgearbeitet und die einzelnen Kapitel in Text und Illustration standardisiert. Auch konnten wir dank ihm im „long follow up" bereits verloren geglaubte Fälle noch ausfindig machen und für die Publikation retten.

Nicht zuletzt geht unser Dank an das so zuvorkommend und perfekt arbeitende Team des Springer-Verlags: Dr. Fritz Krämer schenkte unserem Buchprojekt von Beginn an sein volles Vertrauen. Frau Antje Lenzen und Frau Barbara Knüchel begleiteten unser Buch in allen Phasen von der Idee bis zur Drucklegung mit Wohlwollen und hoher Fachkompetenz. Frau Thalia Andronis leistete als Lektorin bei der Korrektur ausgezeichnete Arbeit.

Herzlichen Dank an alle.

**R. P. Meyer**
**F. Moro**
**H. K. Schwyzer**
**B. R. Simmen**
**C. Spormann**

# Inhaltsverzeichnis

# Mitarbeiterverzeichnis

**Durchholz H., Dr. med.**
Schulthess Klinik
Lengghalde 2
CH-8008 Zürich

**Flury M., Dr. med.**
Schulthess Klinik
Lengghalde 2
CH-8008 Zürich

**Frey P., Dr. med.**
Schulthess Klinik
Lengghalde 2
CH-8008 Zürich

**Frey W. O., Dr. med.**
Orthopädische Universitätsklinik Balgrist
Forchstrasse 340
CH-8008 Zürich

**Glanzmann M. C., Dr. med.**
Schulthess Klinik
Lengghalde 2
CH-8008 Zürich

**Hämmerle G., Dr. med.**
Schulthess Klinik
Lengghalde 2
CH-8008 Zürich

**Kolling C., Dr. med.**
Schulthess Klinik
Lengghalde 2
CH-8008 Zürich

**Meyer R. P., Dr. med.**
Schulthess Klinik
Lengghalde 2
CH-8008 Zürich

**Moro F., Dr. med.**
Schulthess Klinik
Lengghalde 2
CH-8008 Zürich

**Schindele S. F., Dr. med.**
Schulthess Klinik
Lengghalde 2
CH-8008 Zürich

**Schwyzer H. K., Dr. med.**
Schulthess Klinik
Lengghalde 2
CH-8008 Zürich

**Simmen B. R., Priv.-Doz. Dr. med.**
Schulthess Klinik
Lengghalde 2
CH-8008 Zürich

**Spormann C., Dr. med.**
Schulthess Klinik
Lengghalde 2
CH-8008 Zürich

# Frakturen

# Osteosynthese einer Y-Fraktur am distalen Humerus mit trizepserhaltendem Zugang

*R.P. Meyer, H. Durchholz, F. Moro*

## ▪ Klinischer Fall

Bei einer 72-jährigen Frau persistiert seit einem apoplektischen Insult im Dezember 2001 eine residuelle, leichte Hemiparese links mit diskretem Kraftdefizit im linken Arm. Am 08.08.2011 stürzt – vermutlich im Rahmen einer ischämischen Attacke – die behinderte Patientin auf ihre linke Seite und zieht sich dabei eine intraartikuläre, distale Humerusfraktur links zu. Die Patientin meldet sich wegen persistierender Schmerzen im linken Ellbogen mit Schwellung und Bewegungseinschränkung am 19.08.2011 in unserer Klinik. Die linke Ellbogenregion ist hämatomverfärbt. Die Beweglichkeit ist schmerzbedingt massiv eingeschränkt. Neurologisch und vaskulär liegen keine Besonderheiten vor. Die Röntgenkontrolle des linken Ellbogens a.-p. und seitlich zeigt eine distale dislozierte intraartikuläre Humerusfraktur (◘ Abb. 1.1). Im Hinblick auf eine präzise präoperative Planung veranlassen wir eine CT-Untersuchung. Diese bestätigt die transkondyläre Fraktur mit intraartikulären Ausläufern (◘ Abb. 1.2). Die Indikation zur osteosynthetischen Versorgung ist gegeben.

## ▪ Operative Korrektur

Der Eingriff erfolgt am 23.08.2011 in Rechtsseitenlage. Es wird über einen dorsalen Zugang auf den distalen Humerus eingegangen. Die Präparation erfolgt primär nach radial bis auf das Septum intermusculare laterale. Anschließend wird nach ulnar präpariert. Der Nervus ulnaris wird aufgesucht, aus dem Sulcus befreit und angeschlungen. Nun wird ulnar wie radial unter Schonung des Streckapparats der distale Humerus freigelegt. Es bestätigt sich die transkondyläre Fraktur mit intraartikulärem Ausläufer und Impaktion. In Streckstellung gelingt eine gute Reposition. Primär wird der ulnare Pfeiler mit einem 2,0-mm-Kirschner-Draht stabilisiert. Nach Reposition des Trochleafragments wird zur Fixation des Gelenkblocks ein weiterer 2,0-mm-Kirschner-Draht horizontal eingebracht. Der radiale Pfeiler wird ebenfalls mit von distal eingebohrtem Kirschner-Draht stabilisiert. Nun wird zuerst ulnarseits eine anatomisch vorgebogene 3,5-mm-LCP-Humerusplatte provisorisch angebracht. Der radiale Pfeiler wird mit einer Weberzange leicht komprimiert und fixiert. Der radiale Kirschner-Draht wird durch eine 3,5-mm-Kortikalisschraube mit Unterlagscheibe ersetzt. Dann wird auch der ulnare Kirschner-Draht entfernt und eine 3,5-mm-Kortikalisschraube eingebracht. Anschließend erfolgt die definitive Fixation des ulnaren Pfeilers mit vorgebogener 3,5-mm-LCP-Platte. Der horizontale Kirschner-Draht wird ebenfalls durch eine 3,5-mm-Kortikalisschraube ersetzt. Abschließend wird eine 3,5-mm-LCP-Humerusplatte dorsoradial angelegt. Nach Komplettierung der Osteosynthese ergibt sich bei passiver Mobilisation eine stabile Montage. Die Kontrolle im Bildverstärker bestätigt eine anatomische Reposition bei korrekter Lage des Osteosynthesematerials. Der N. ulnaris kann im Sulcus belassen werden. Die Aufnahmen des Operationssitus zeigen in radialer, ulnarer und dorsaler Sicht die Platten-

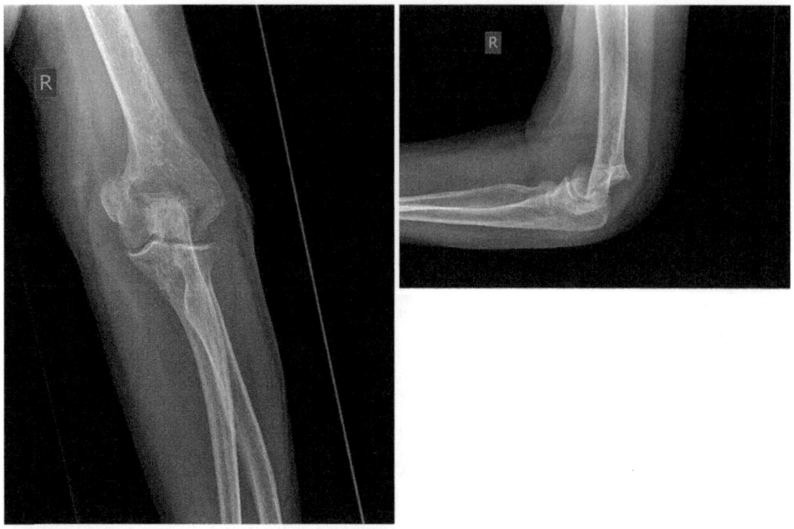


Abb. 1.1

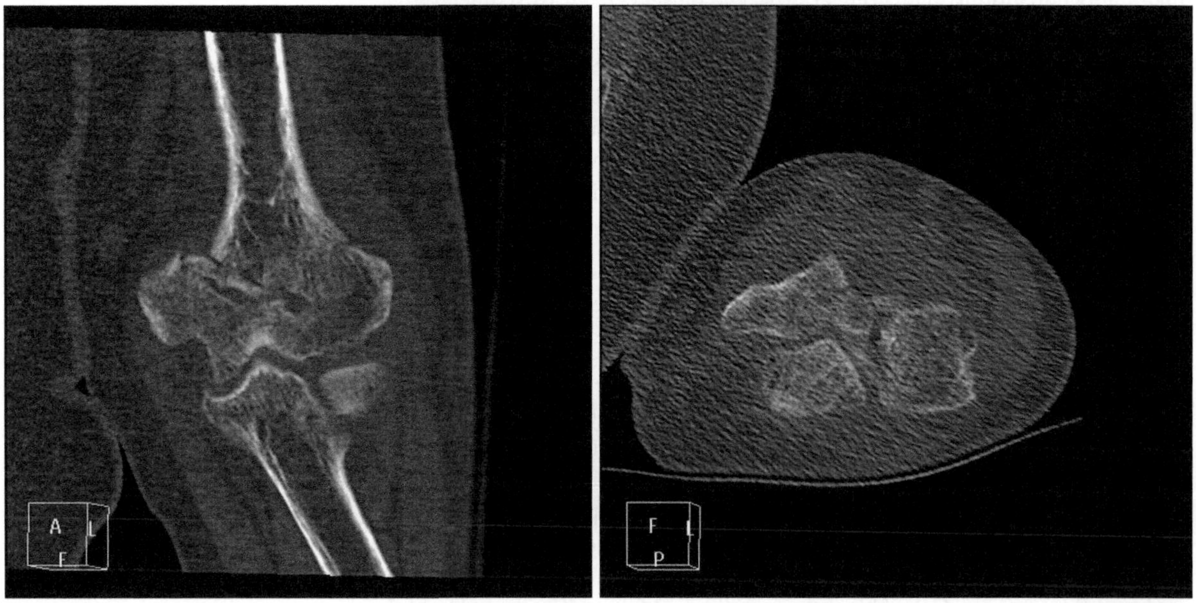


Abb. 1.2

lage bei erhaltenem Streckapparat (Abb. 1.3). Die postoperative Röntgenkontrolle dokumentiert die korrekte Reposition bei guter Lage des Osteosynthesematerials (Abb. 1.4).

### Verlauf

Unmittelbar postoperativ setzt die physiotherapeutisch geführte Rehabilitation ein ohne Belastung für die ersten 6 postoperativen Wochen. Eine erste rein klinische, postoperative Kontrolle zur Fadenentfernung findet 2 Wochen nach Intervention statt. Die Bewegungsamplitude des linken Ellbogens beträgt in Flexion/Extension 95/0/0° bei freier Pro-/Supination. 6 Wochen nach dem Eingriff bestehen identische Bewegungsausmaße mit federndem Widerstand bei 95° Flexion. Dieser Widerstand ist vermutlich bei residuellem Hemisyndrom links partiell neurogen und nicht mechanisch induziert. Radiologisch

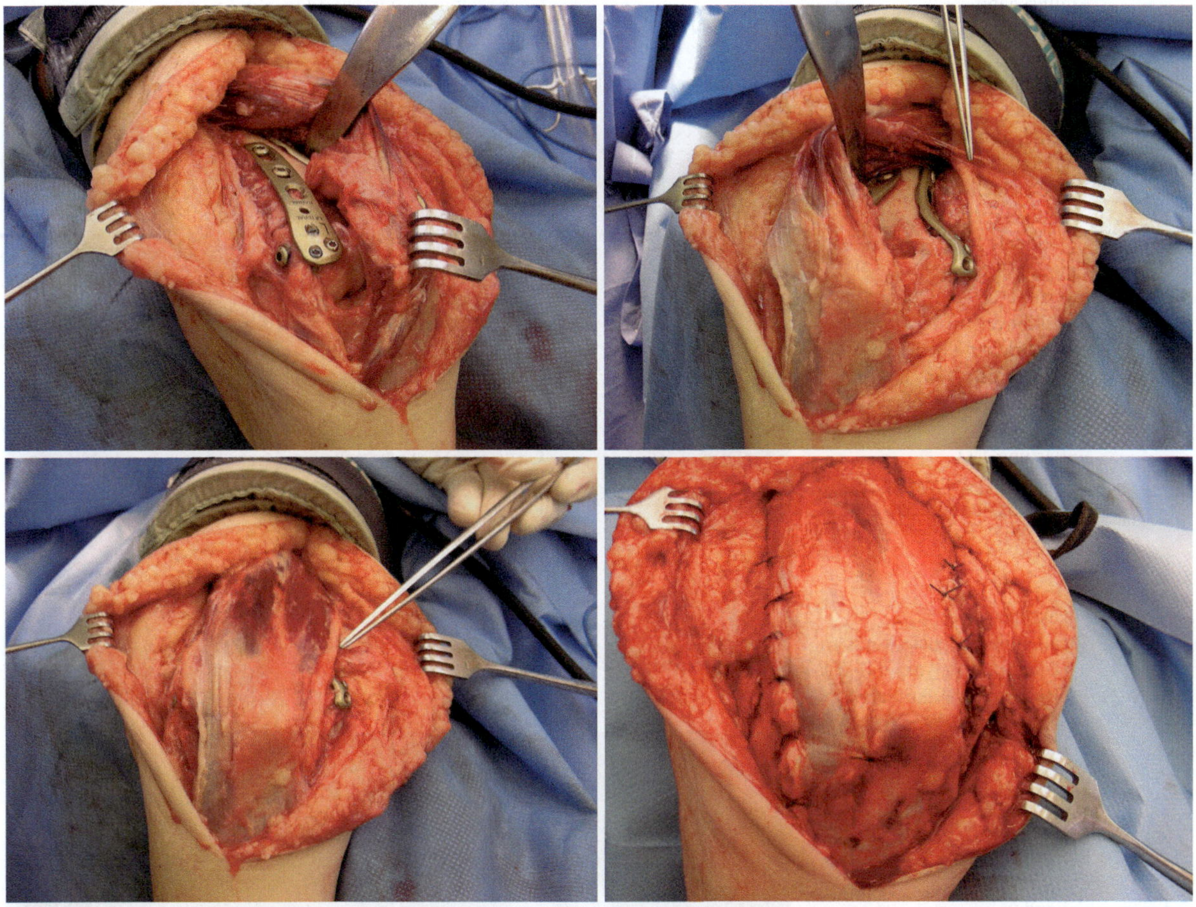

Abb. 1.3

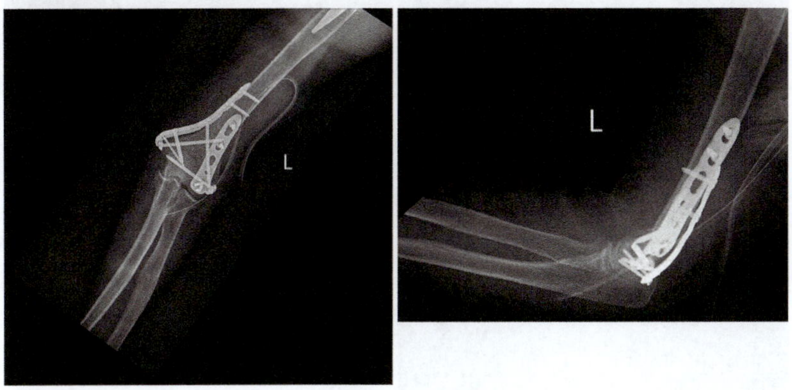


Abb. 1.4

besteht ein weit fortgeschrittener Frakturaufbau bei regelrechten Stellungsverhältnissen (Abb. 1.5). Die Physiotherapie wird weitergeführt, ab 9. postoperativer Woche auch mit langsam dosiertem Kraftaufbau.

3 Monate nach der Operation ist die Patientin weitgehend beschwerdefrei. Die Bewegungsamplitude hat sich auf eine Flexion/Extension von 105/0/0° verbessert bei freier Pro-/Supination. Nach wie vor besteht ein federnder Widerstand in Flexion. Radiologisch ist die Fraktur durchgebaut. Das Osteosynthesematerial liegt in situ. Die Gelenkfläche ist anatomisch wiederhergestellt

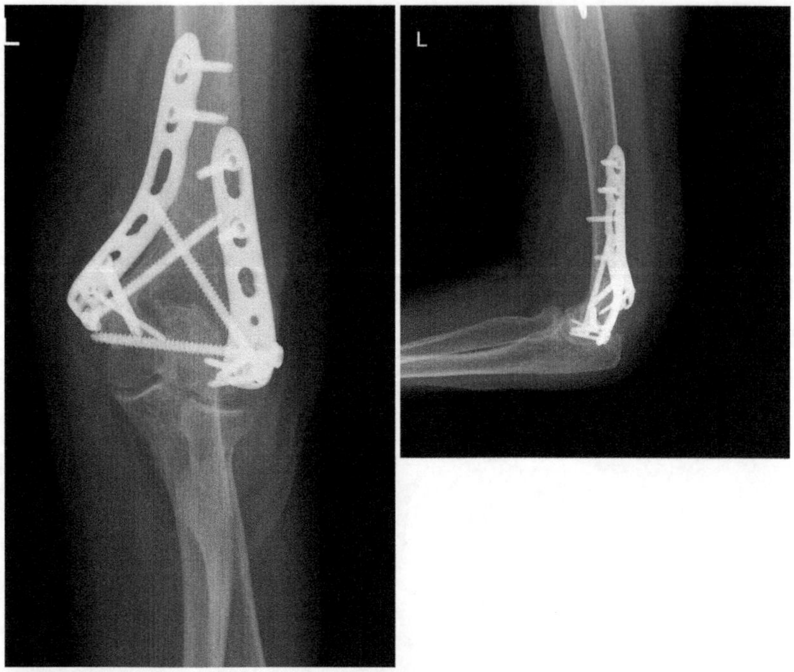


■ **Abb. 1.5**

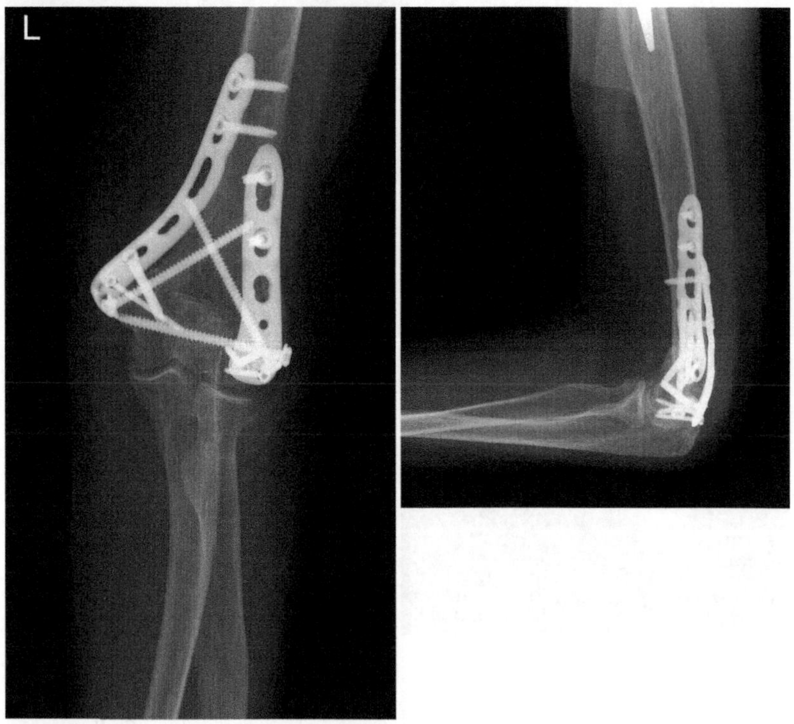


■ **Abb. 1.6**

(■ Abb. 1.6). Die nächste klinische und radiologische Kontrolle ist 1 Jahr nach Osteosynthese vorgesehen.

## ▪ Diskussion

Die intraartikulären Mehrfragmentfrakturen am distalen Humerus stellen immer eine operationstechnische Herausforderung dar. Kommen dann noch zusätzliche Faktoren wie Osteoporose und neurogene Residuen hinzu, werden die osteosynthetische Versorgung und die Rehabilitation zu einer Gratwanderung. Die Doppelplattenosteosynthese bietet in der Regel eine gute mechanische Stabilität. Vor allem erleichtern die anatomisch vorgeformten, winkelstabilen Spezialplatten das technische Vorgehen und fangen die Scher- und Rotationskräfte mechanisch gut ab.

# Distale mehrfragmentäre intraartikuläre Humerusfraktur, sogenannte „vertical shear fracture"

*R.P. Meyer, F. Moro*

## ▪ Klinischer Fall

Ein 35-jähriger Mann stürzt am 24.03.2011 auf glatter Unterlage und kontusioniert sich dabei seinen rechten, dominanten Ellbogen massiv. Die radiologische Abklärung beim Hausarzt ergibt eine komplexe distale intraartikuläre Humerusfraktur rechts (▣ Abb. 2.1). Der Patient wird notfallmäßig an uns überwiesen. Wir bestätigen die Diagnose und veranlassen zur präoperativen Präzisierung der Frakturform eine CT-Untersuchung. Diese erfolgt am 28.03.2011 mit 2D- und 3D-Rekonstruktionen. Es zeigt sich eine mehrfragmentäre Fraktur des distalen Humerus mit radialseitiger Trümmerzone. Das Capitulum humeri ist deutlich eingestaucht und um mindestens 1,5 cm nach proximal disloziert. Die Trochlea ist ventral leichtgradig imprimiert mit leichter Stufenbildung (▣ Abb. 2.2). Der Frakturtyp entspricht einer Vertical-shear-Verletzung. Die Indikation zur Osteosynthese ist gegeben. Anderweitige vernünftige Optionen bestehen in Anbetracht des jungen Alters des Patienten nicht. Der Patient wird über das Risiko einer posttraumatischen Arthrose sowie die Möglichkeit einer Osteonekrose informiert.

## ▪ Operative Korrektur

Der Eingriff erfolgt am 31.3.2011 in Rückenlage. Der rechte Arm ist auf dem Handtisch gelagert. Es wird über den erweiterten posterolateralen Zugang zwischen dem Musculus extensor carpi und Musculus anconaeus zur Darstellung der dorsalen Gelenksanteile eingegangen. Nach proximal wird die Inzision erweitert und zwischen dem Trizeps und ventraler Beugemuskulatur eingegangen. Die Beugemuskulatur wird von der „lateral bridge" samt dem M. brachioradialis subperiostal abgelöst und im Verbund mit der ventralen Kapsel belassen. Das Epikondylusfragment, das mit dem Kapsel-Band-Apparat in Kontakt ist, wird aufgeklappt. Unter Pronation und Varusstress ergibt sich nun eine gute Einsicht auf das Fraktursystem. Es bestätigt sich die komplexe, mehrfragmentäre Fraktur des distalen Humerus mit Beteiligung des Capitulums und Ausstrahlung der Fraktur in die Trochlea. Diese ist nach ventral disloziert. Die Frakturausläufer in der Trochlea sind noch im Verbund mit der ulnaren proximalen Säule, sodass sie in ihrem Kontext belassen werden können. Das Capitulum-/Trochleafragment wird eingepasst, wobei die Orientierung aufgrund einer fehlenden Referenz bei zusätzlich bestehender Impaktion schwierig ist. Nun werden 2 Kirschner-Drähte von lateral nach medial, um das Hauptfragment gegenüber der ulnaren Säule zu fixieren, eingebohrt und gekürzt im Sinne von verlorenen Kirschner-Drähten. Von anterior nach posterior werden Kirschner-Drähte gesetzt und nach Überbohren 2 kanülierte 3,0-mm-Schrauben eingebracht. Dadurch resultiert eine suffiziente Fixation des Capitulum-/Trochleafragments. Eine vernünftige Fixation der radialseitigen Trümmerzone gelingt nicht. Diese radialen Fragmente werden entfernt. Es resultiert dadurch ein entsprechender Defekt. Das Epikondylusfragment,

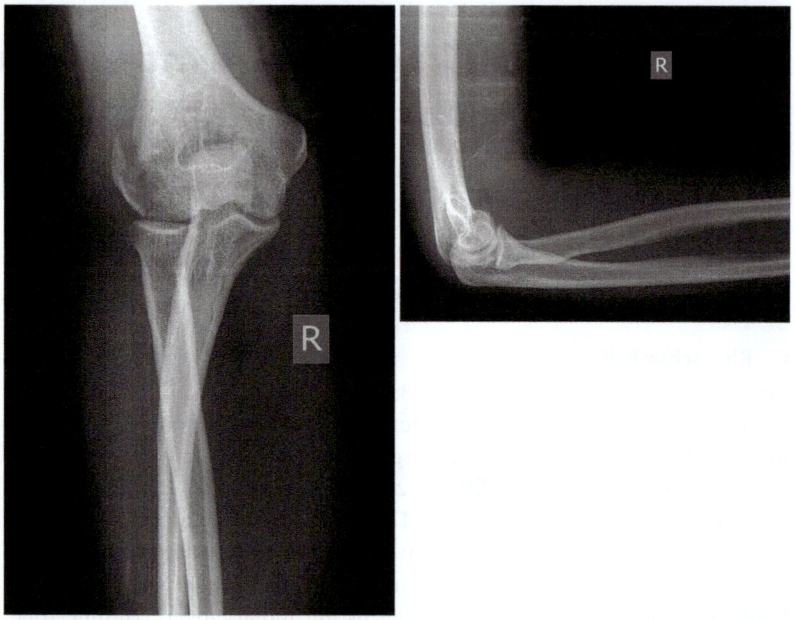


Abb. 2.1

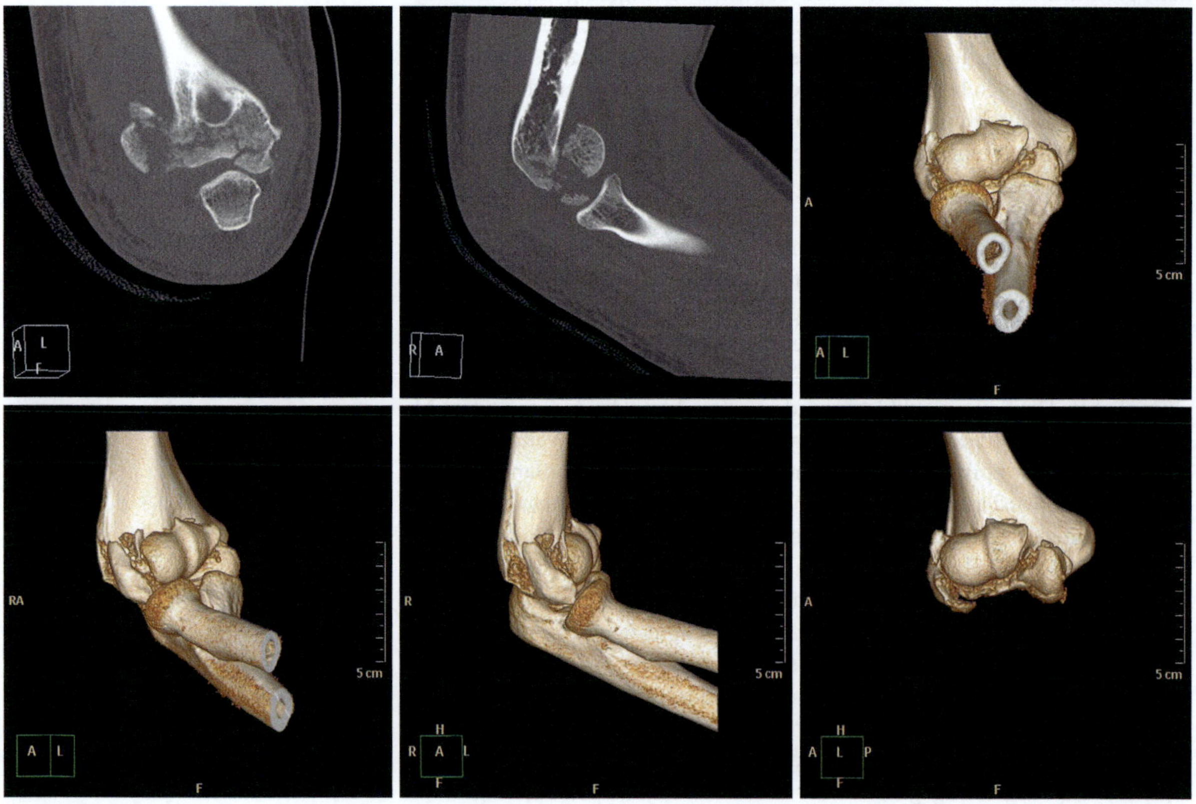


Abb. 2.2

das im Verbund mit dem Kapsel-Band-Apparat ist, wird reponiert und mit von anterior nach posterior gesetzten Kirschner-Drähten gehalten. Nun wird das Epikondylusfragment mit einer 2,7-mm-Abstützplatte fixiert. Eine separat neben der Platte eingebrachte Schraube sichert die stabile Fixation des Epikondylus. Zusätzlich wird von posterior noch eine Schraube eingedreht. Die

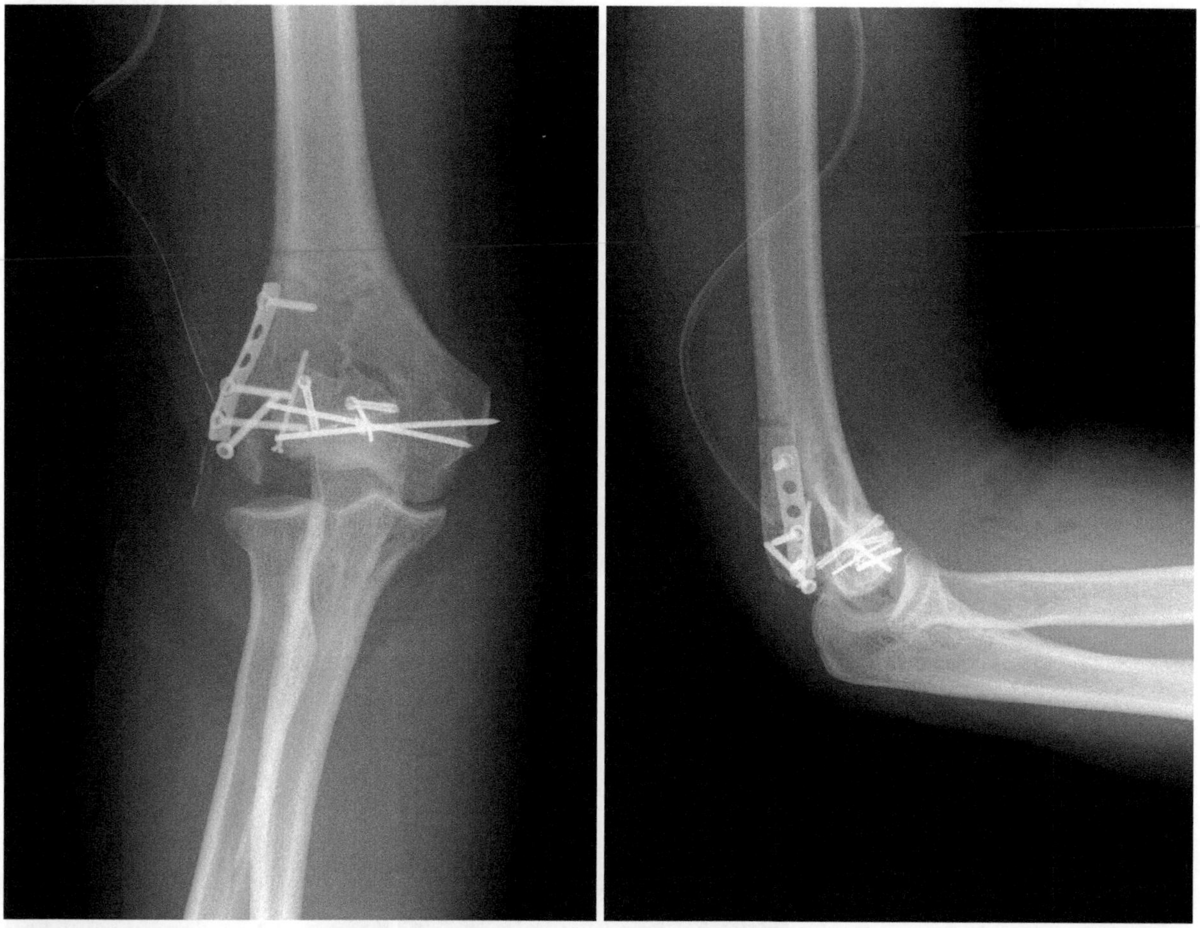

Abb. 2.3

Abschlusskontrolle unter Bildverstärker zeigt in der seitlichen Projektion weitgehend anatomische Verhältnisse. In der a.-p.-Projektion zeigt sich der radialseitige Substanzdefekt bei weitgehend kongruenten gelenktragenden Anteilen. Die unmittelbar postoperativ durchgeführte Röntgenkontrolle ergibt eine korrekte Lage des Osteosynthesematerials mit weitgehend rekonstruierter distaler Ellbogengelenkfläche, sowohl radiohumeral wie ulnohumeral (Abb. 2.3).

### Verlauf

Vorerst wird der Ellbogen in einer dorsalen Schiene gelagert und ab dem 3. postoperativen Tag remobilisiert. Zusätzlich wird die automatische Bewegungsschiene eingesetzt. Nach Wundheilung wird zur Vermeidung von Varus-/Valgusstress eine Ellbogenorthese mit Scharnier angepasst. Die Orthese wird 6 Wochen getragen. 2 Wochen nach Intervention ist der Patient bereits weitgehend beschwerdefrei. Die Flexion/Extension beträgt 90/20/0° bei freier Pronation und endgradig eingeschränkter Supination. Die Röntgenkontrolle zeigt in situ liegendes Osteosynthesematerial ohne Frühlockerungszeichen (Abb. 2.4). Die Physiotherapie wird aktiv-assistiert ohne Belastung fortgeführt. Eine passive Mobilisation auf der Bewegungsschiene erfolgt zusätzlich. 6 Wochen postoperativ beträgt die Bewegungsamplitude in Flexion/Extension 110/40/0° bei freier Pro-/Supination. Die Röntgenkontrolle dokumentiert stabiles Osteosynthesematerial bei recht guter Gelenkkongruenz (Abb. 2.5).

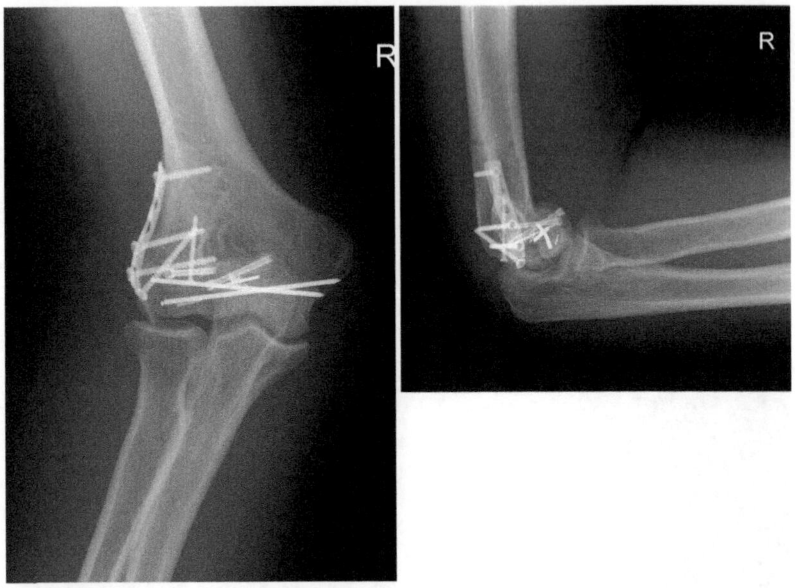


■ **Abb. 2.4**

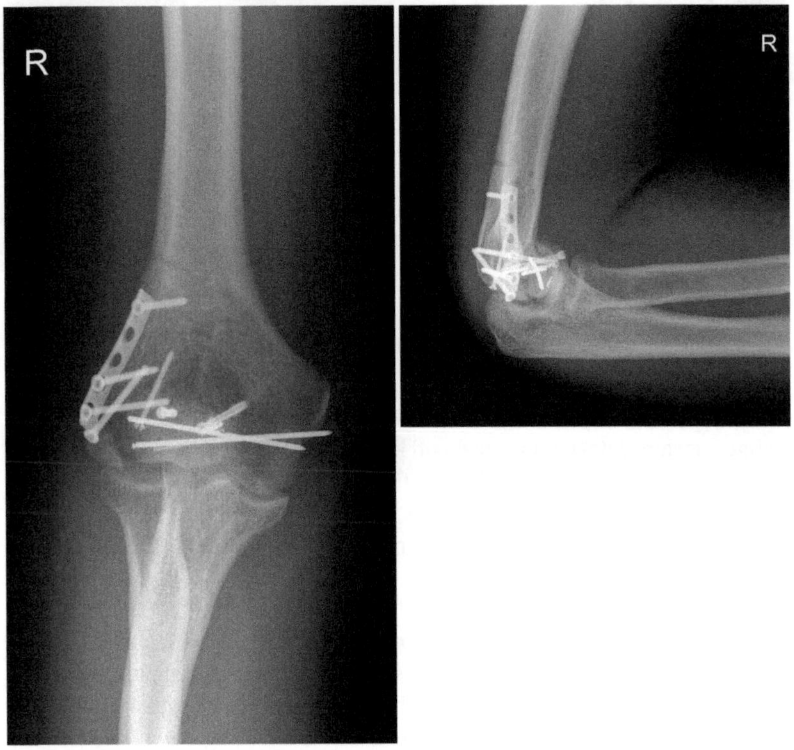


■ **Abb. 2.5**

Die Orthese wird weggelassen. Die Physiotherapie wird zur Verringerung des beträchtlichen Extensionsdefizits gesteigert mit Freigabe für einen langsam dosierten Kraftaufbau. 3 Monate nach dem Eingriff ist der Patient im Büro wieder vollumfänglich arbeitsfähig. Die Ellbogenbeweglichkeit beträgt in Flexion/Extension 120/30/0° bei freier Pro-/Supination. Radiologisch finden sich vereinzelt leichtgradige, ektope Verkalkungen periartikulär um das Radiusköpfchen. Um die Platte zeigt sich noch ein dem Epicondylus radialis zuzuord-

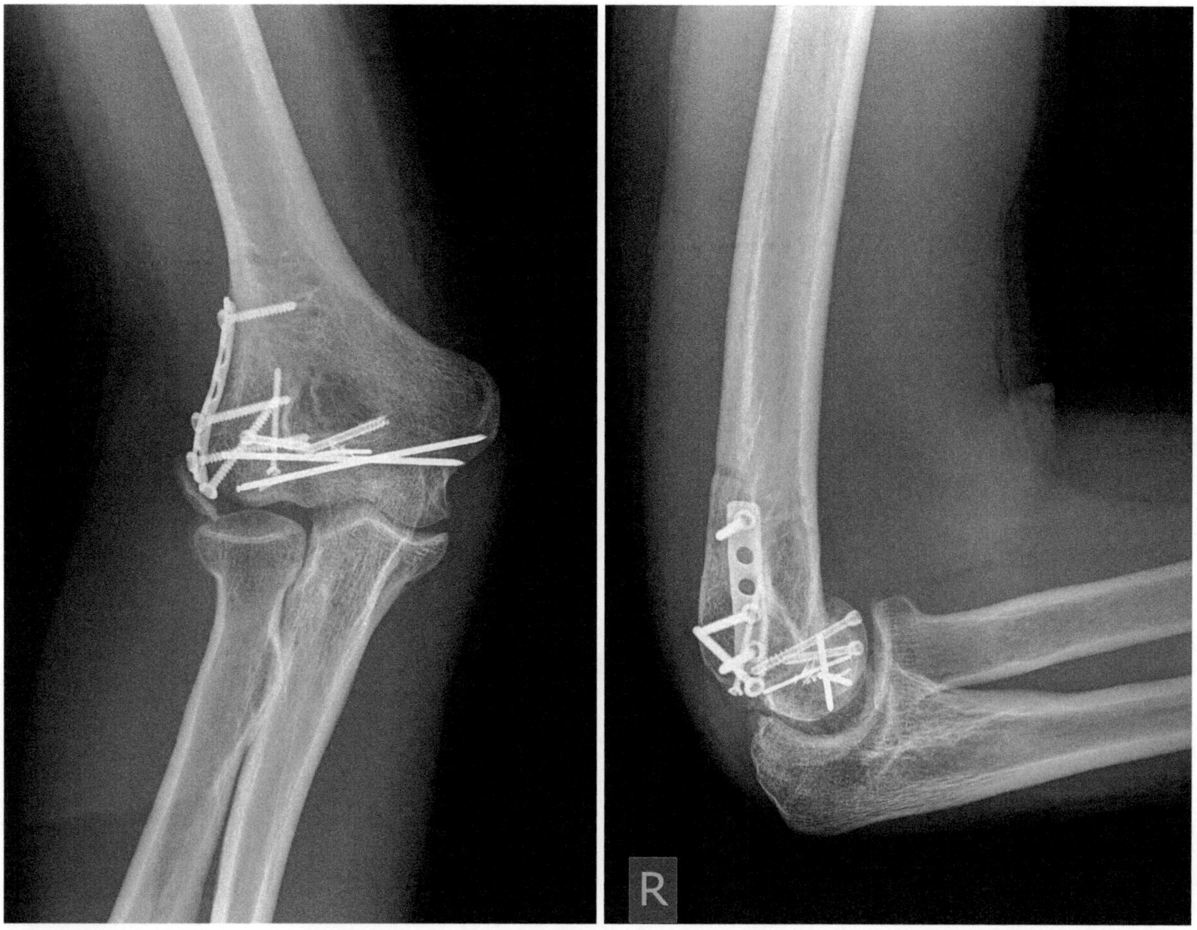


■ Abb. 2.6

nendes schalenförmiges Fragment (■ Abb. 2.6). Der Ellbogen wird für einen dosierten Kraftaufbau freigegeben. 6 Monate nach der Osteosynthese ist der Patient bei vollem Arbeitseinsatz beschwerdefrei. Auch größere Belastungen werden gut toleriert. Die Bewegungsamplitude des rechten Ellbogens beträgt in Flexion/Extension 130/30/0° bei symmetrischer Pro-/Supination. Radiologisch zeigt sich eine in Anbetracht der erlittenen Verletzung recht gut erhaltene Gelenkkongruenz. Die periartikulären Verkalkungen um das Radiusköpfchen beeinträchtigen die Umwendbewegungen nicht. Es finden sich keine Hinweise für Frühnekrosen (■ Abb. 2.7). Das Extensionsdefizit wird weiterhin therapiert. Eine Kontrolle ist 1 Jahr nach dem Eingriff vorgesehen.

## ■ Diskussion

Dieser komplexe Frakturtyp gehört in die Hände des erfahrenen und in der Traumatologie des Ellbogens geübten Extremitätenchirurgen. Bei diesem 35-jährigen Mann ist ein Ausweichen auf den prothetischen Ersatz nur als ultima Ratio in Erwägung zu ziehen. Kommt es dann nach Jahren zur posttraumatischen Arthrose, kann zu gegebenem Zeitpunkt bei medial und lateral gut erhaltenen Kondylen eine Ellbogenprothese geplant werden.

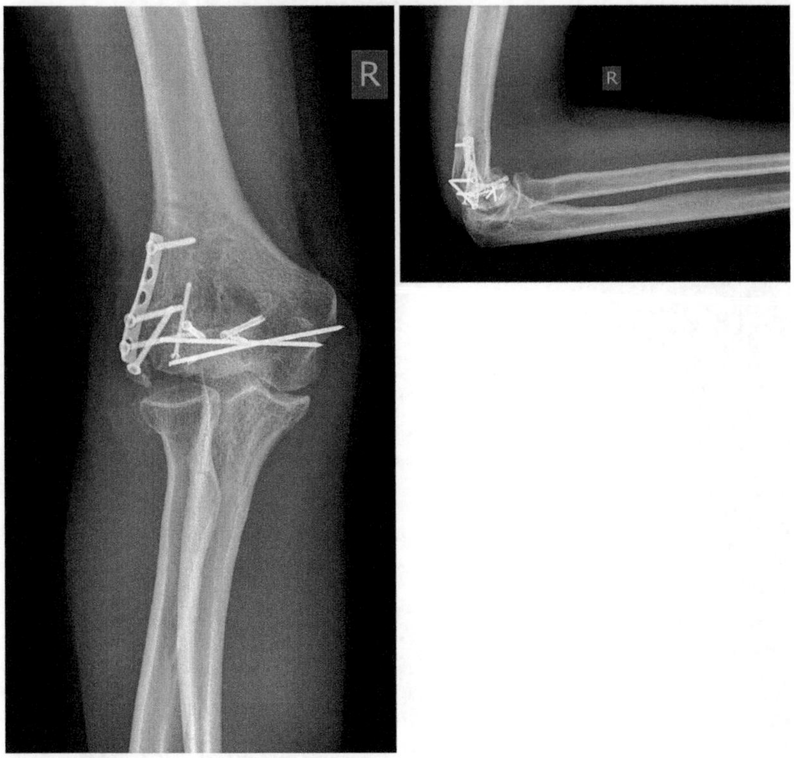


**Abb. 2.7**

# Distale multifragmentäre intraartikuläre Humerusfraktur, sogenannte „vertical shear fracture"

*R.P. Meyer, F. Moro*

## ▪ Klinischer Fall

Eine 61-jährige Frau kontusioniert sich bei einem häuslichen Stolpersturz am 18.10.2008 ihren rechten Ellbogen. Die indolente Patientin meldet sich erst anderntags im nahegelegenen Krankenhaus. Die radiologische Abklärung zeigt eine distale intraartikuläre Humerusfraktur (◘ Abb. 3.1). Zur genauen Bilanzierung der Fraktur wird eine CT-Untersuchung mit 3D-Rekonstruktion durchgeführt. Es bestätigt sich die distale intraartikuläre Humerusfraktur mit Beteiligung des Capitulums und der Trochlea, einer Vertical-shear-Verletzung entsprechend (◘ Abb. 3.2). Wegen der Komplexität dieser Fraktur und des bei Nichtrekonstruierbarkeit möglichen intraoperativen Strategiewechsels mit Implantation einer Ellbogenprothese wird die Patientin zur Übernahme der Behandlung an uns überwiesen. Bei der klinischen Untersuchung vom 23.10.2008 zeigen sich am rechten Ellbogen geschwollene Weichteilverhältnisse mit Suffusion der Haut. Eine Funktionsprüfung ist schmerzbedingt nicht möglich. Die Motorik und Sensibilität sind intakt. Wir empfehlen die offene Reposition und Osteosynthese mit dem Vorbehalt, dass unter Umständen intraoperativ ein prothetischer Ersatz notwendig wird. Die Patientin wird über die Komplexität der erlittenen Verletzung und die nicht sicher bestimmbare Prognose bezüglich posttraumatischer Arthrose resp. Osteosyntheserisiko informiert.

## ▪ Operative Korrektur

Der Eingriff erfolgt am 29.10.2008 in Rückenlage. Der rechte Arm ist auf dem Handtisch gelagert. Es wird über einen erweiterten posterolateralen Zugang zwischen M. extensor carpi ulnaris und M. anconaeus eingegangen. Die hinteren Gelenkanteile werden dargestellt, und die Inzision durch Eingehen zwischen dem M. extensor digitorum und den radialen Streckmuskeln nach proximal erweitert. Die lateralen Seitenbandstrukturen werden sorgfältig geschont. Es ergibt sich eine gute Einsicht auf das Trochleafragment, sodass primär auf eine zusätzliche ulnare Inzision verzichtet werden kann. Es bestätigt sich nun die ganze Komplexität der Läsion. Das Capitulum ist zweifach in sich frakturiert und nicht mehr im Verbund mit der dorsalen lateralen Säule. Die Trochlea selbst wiederum ist in sich dreifach frakturiert.

Es erfolgt eine On-table-Rekonstruktion des Capitulums. Verlorene Kirschner-Drähte werden knapp subchondral eingebohrt und die Reposition so gehalten. Die nach ventral medialisierte impaktierte Trochlea wird derotiert und mit einem von posterolateral nach anteromedial eingebrachten Kirschner-Draht fixiert. Nun wird das „on table" rekonstruierte Capitulumfragment eingepasst und präliminär mit von anterior nach posterior eingebrachtem Gewindekirschnerdraht gehalten. Die Kontrolle unter Bildverstärker zeigt ein befriedigendes Repositionsergebnis. Das Capitulumfragment wird mit insgesamt 3 Schrauben, die subchondral versenkt werden, gehalten. Nun wird von pos-

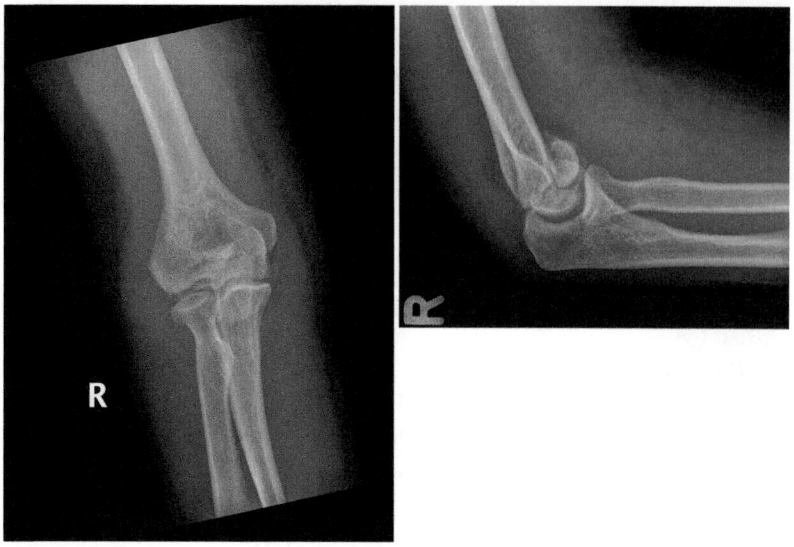


■ Abb. 3.1

terolateral über den entsprechenden Gewindekirschnerdraht eine 3,0-mm-kanülierte Spongiosaschraube eingedreht, wodurch das Capitulumfragment mit dem Trochleafragment fixiert wird. Zentral im Bereich der Trochleabrücke zeigen sich noch leichte Knorpelverwerfungen ohne relevante Stufenbildung. Die postoperative Röntgenkontrolle dokumentiert eine korrekte Lage des Osteosynthesematerials mit einer guten Rekonstruktion des Ellbogengelenks sowohl radiohumeral wie auch ulnohumeral (■ Abb. 3.3).

### ▪ Verlauf

Aus der Ellbogenschiene heraus setzt ab dem 3. postoperativen Tag die physiotherapeutisch geführte Rehabilitation ein. Die erste klinische und radiologische Kontrolle erfolgt 2 Wochen nach dem Eingriff. Bei reizlosen Wundverhältnissen liegt eine schmerzfreie Ellbogenbeweglichkeit mit einer Flexion/Extension von 100/20/0° bei freier und symmetrischer Pro-/Supination vor. Die Röntgenkontrolle zeigt korrekt liegendes Osteosynthesematerial (■ Abb. 3.4). Die Ellbogenschiene kann 3 Wochen nach dem Eingriff weggelassen werden. 6 Wochen postoperativ ist die Patientin beschwerdearm. Die Bewegungsamplitude des rechten Ellbogens beträgt in Flexion/Extension 120/15/0° bei symmetrischer und freier Pro-/Supination. Hinweise für eine Instabilität der Kollateralbänder liegen nicht vor. Auch besteht keine posteroradiale Instabilität. Radiologisch finden sich keine Frühlockerungszeichen des Osteosynthesematerials. Auf Höhe des Epicondylus radialis zeigt sich eine 3–4 mm dicke Kalkschale (■ Abb. 3.5). 3 Monate nach der Intervention ist die Patientin weitgehend beschwerdefrei. Die Ellbogenbeweglichkeit beträgt in Flexion/Extension 130/15/0° bei freier Pro-/Supination. Radiologisch ist die Frakturheilung abgeschlossen bei kongruenten Gelenkverhältnissen (■ Abb. 3.6). Der rechte Ellbogen wird für die Belastung freigegeben. Die Physiotherapie wird weitergeführt. 6 Monate postoperativ liegt ein subjektiv und objektiv gutes Resultat vor. Die Patientin ist schmerzfrei. Die Bewegungsamplitude beträgt in Flexion/Extension 140/10/0° bei freier Pro-/Supination. Radiologisch zeigt sich in der seitlichen Projektion eine isolierte Schraubenlockerung mit geringfügiger Arrosion am Radiusköpfchen (■ Abb. 3.7). Bei Beschwerdefreiheit verzichten wir auf eine Schraubenentfernung. 1 Jahr nach Intervention ist die

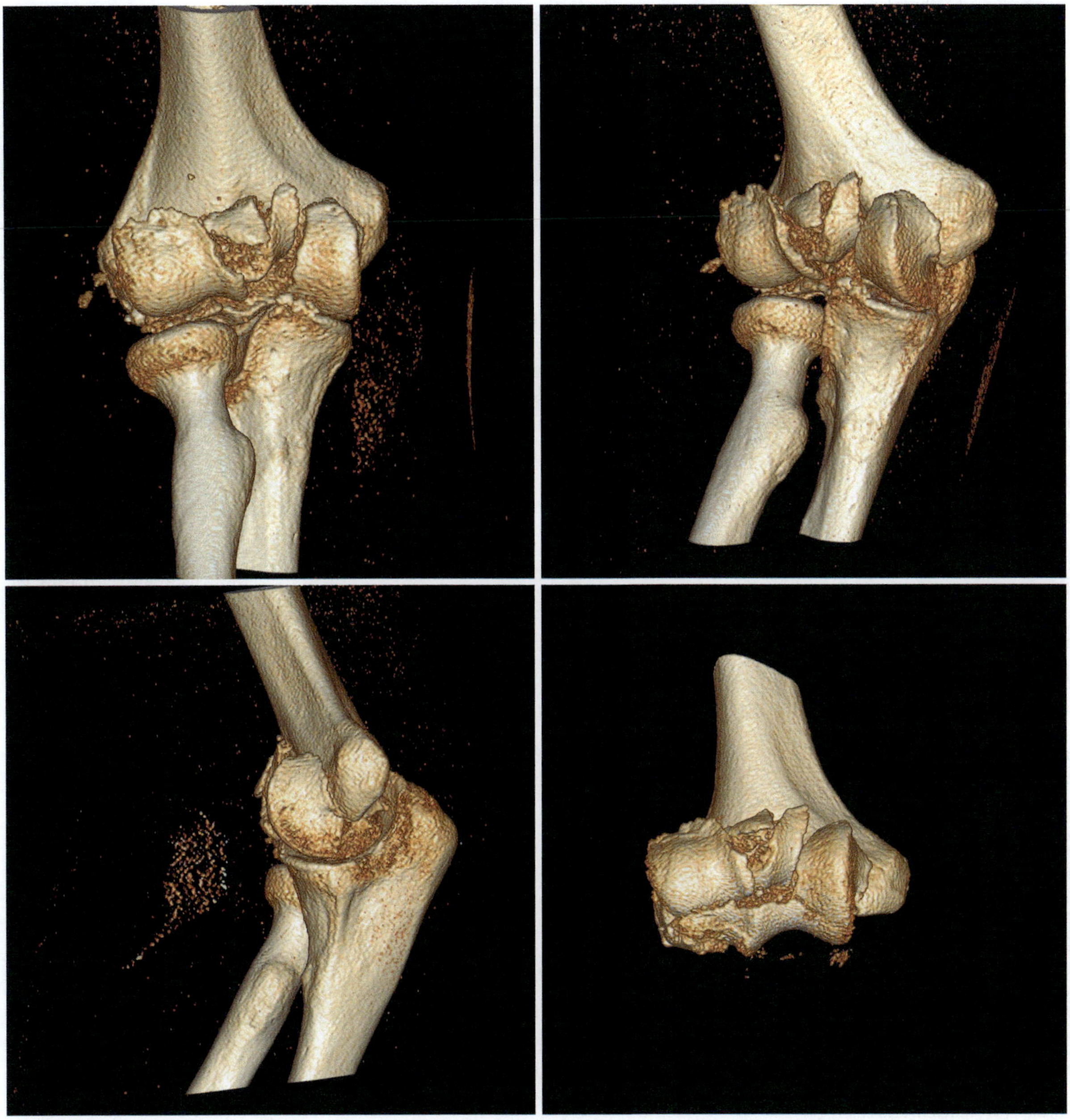

■ Abb. 3.2

Patientin schmerzfrei und sehr zufrieden. Die Bewegungsamplitude ist unverändert mit einer Flexion/Extension von 140/10/0° bei freier Pro-/Supination. Auch radiologisch kam es nicht zu einer weiteren isolierten Osteosynthesematerialllockerung. Zeichen für früharthrotische Veränderungen finden sich nicht (■ Abb. 3.8). Wegen der seltenen Frakturform sehen wir die Patientin 2 Jahre nach dem Eingriff noch einmal zur Kontrolle. Sie ist beschwerdefrei. Das Bewegungsausmaß beträgt unverändert in Flexion/Extension 140/10/0° bei symmetrischer und freier Pro-/Supination (■ Abb. 3.9). Radiologisch bestehen weiterhin identische Stellungsverhältnisse. Das Gelenk ist kongruent. Posttraumatische arthrotische Veränderungen liegen nicht vor (■ Abb. 3.10). Weitere Kontrollen sind nicht vorgesehen.

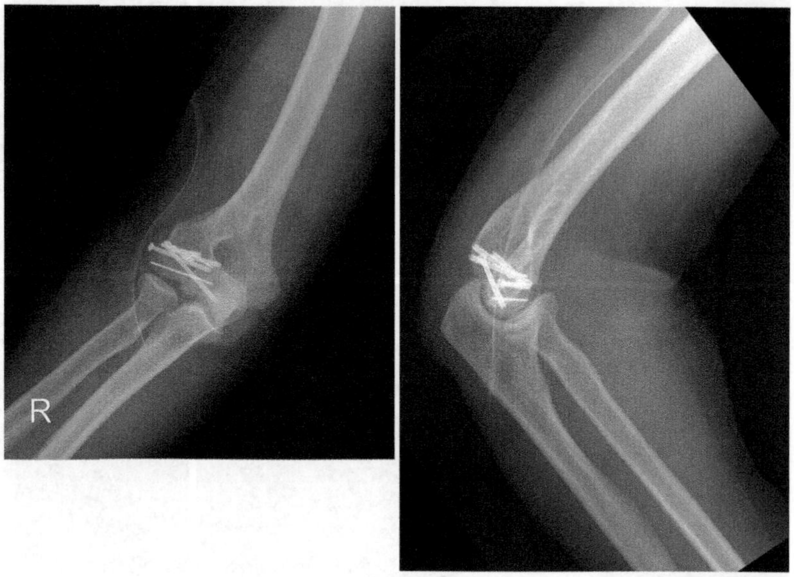


**Abb. 3.3**

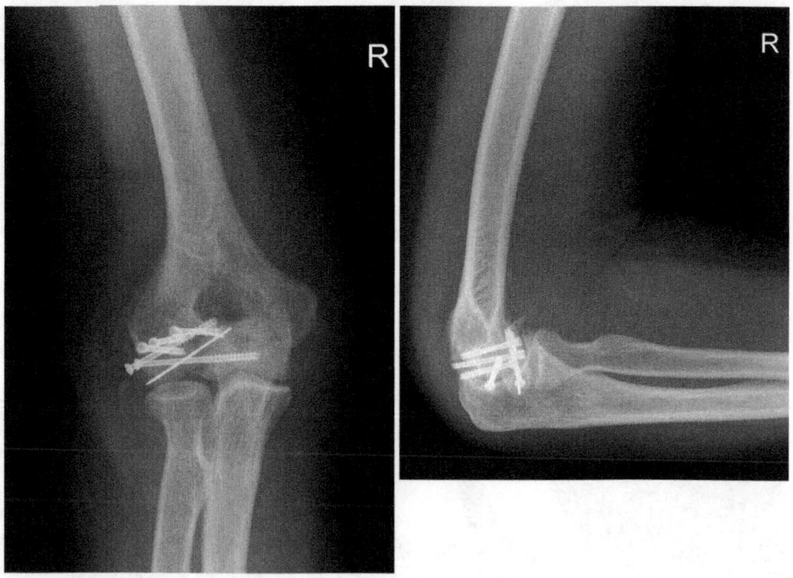


**Abb. 3.4**

## ▪ Diskussion

Die Vertical-shear-Läsionen am Ellbogen sind seltene, jedoch gefürchtete Verletzungen. Die osteosynthetische Versorgung ist anspruchsvoll und oft technisch – trotz neuestem Osteosynthesematerial – nicht mehr möglich. Der Eingriff muss daher von einem Operateur vorgenommen werden, der den intraoperativen Wechsel von der Osteosynthese zur Implantation einer Ellbogenprothese beherrscht. Ein Status nach insuffizienter Osteosynthese erleichtert die sekundäre Implantation einer Ellbogenprothese nicht und erhöht zusätzlich das Infektrisiko.

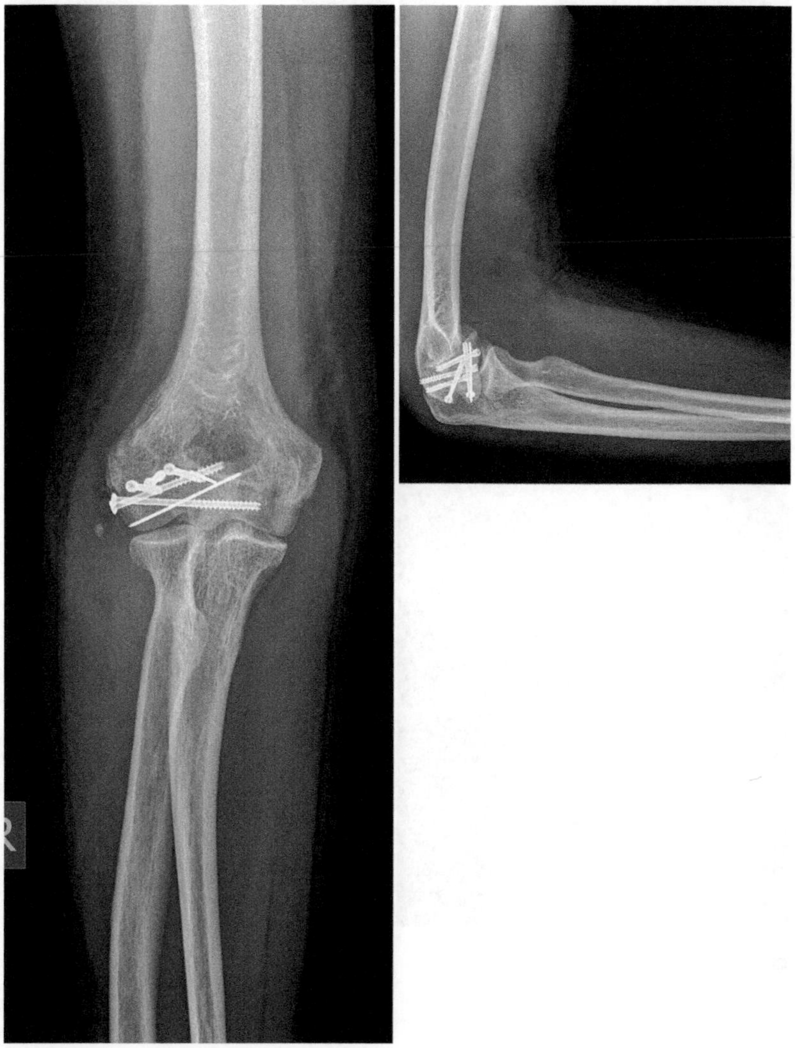


■ Abb. 3.5

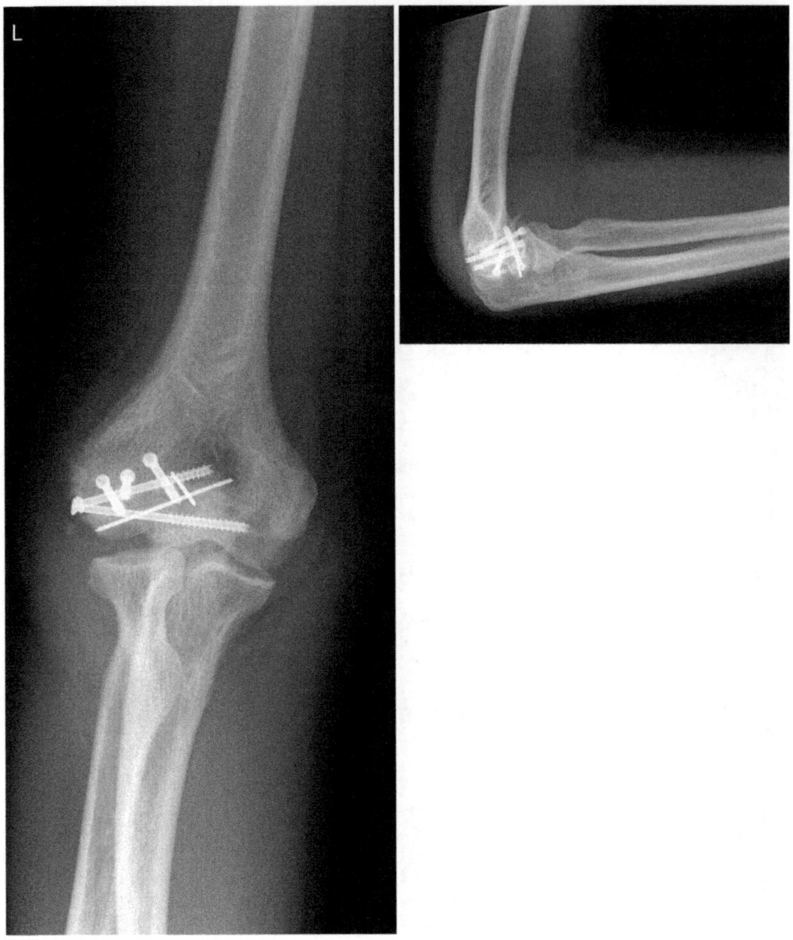


■ Abb. 3.6

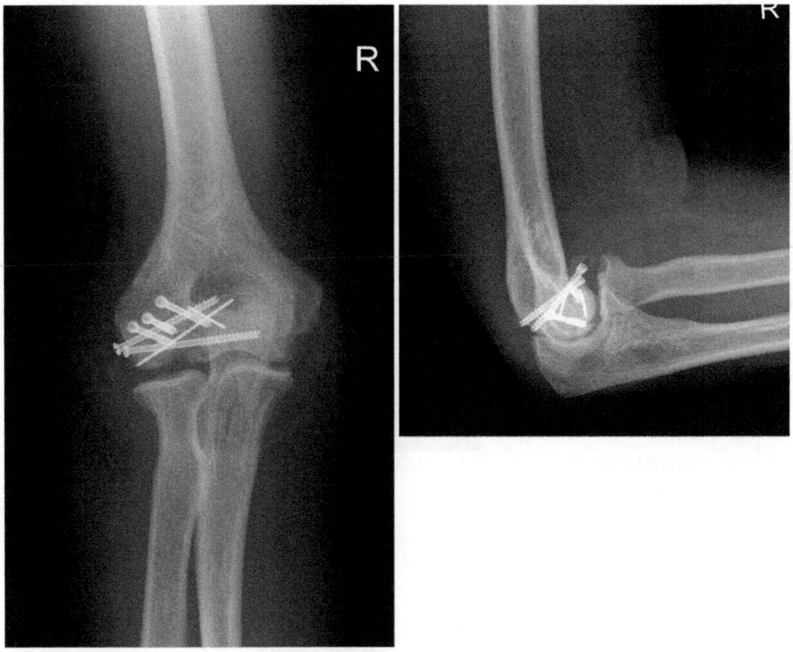


**Abb. 3.7**

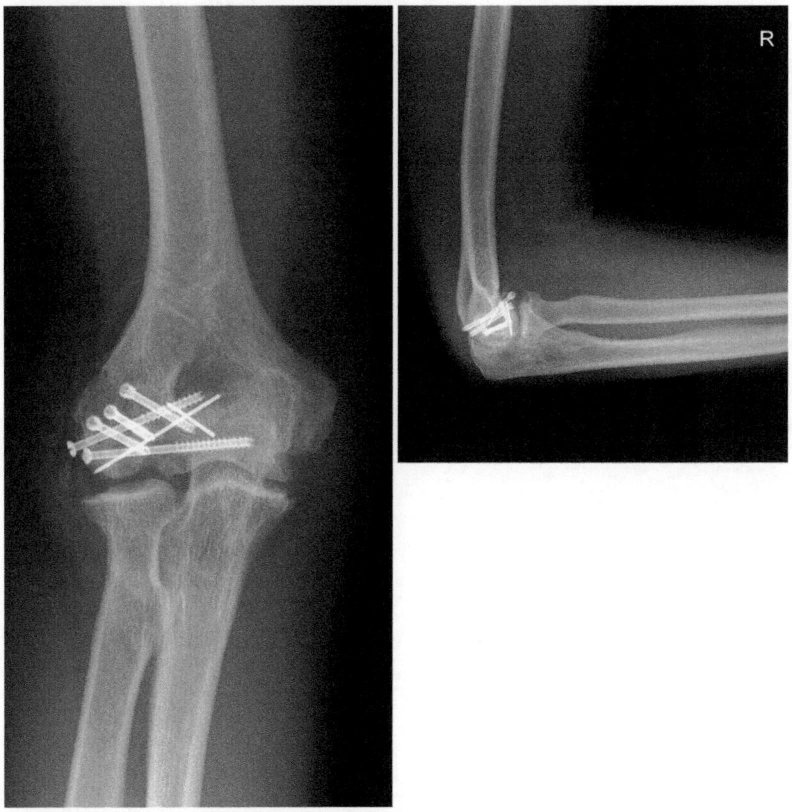


**Abb. 3.8**

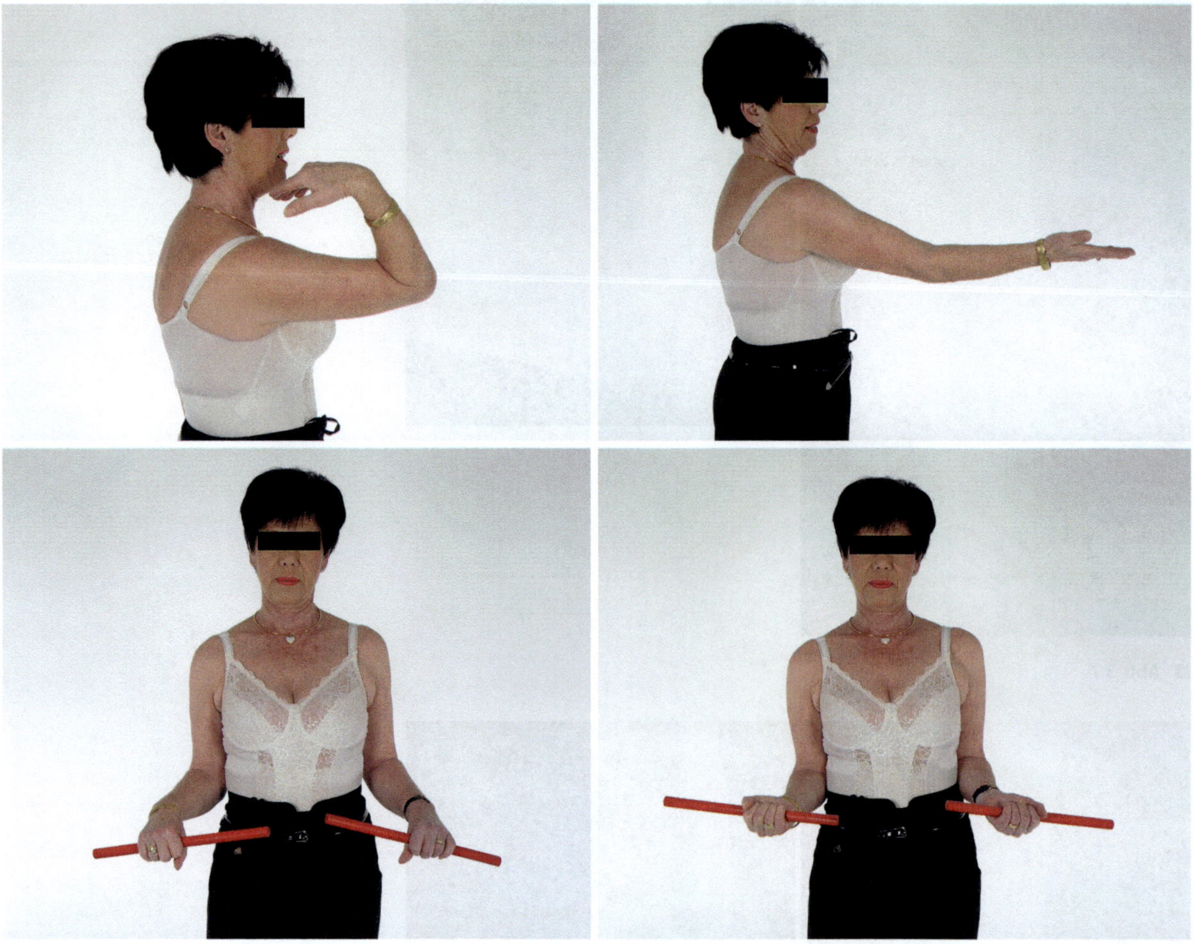

**Abb. 3.9**

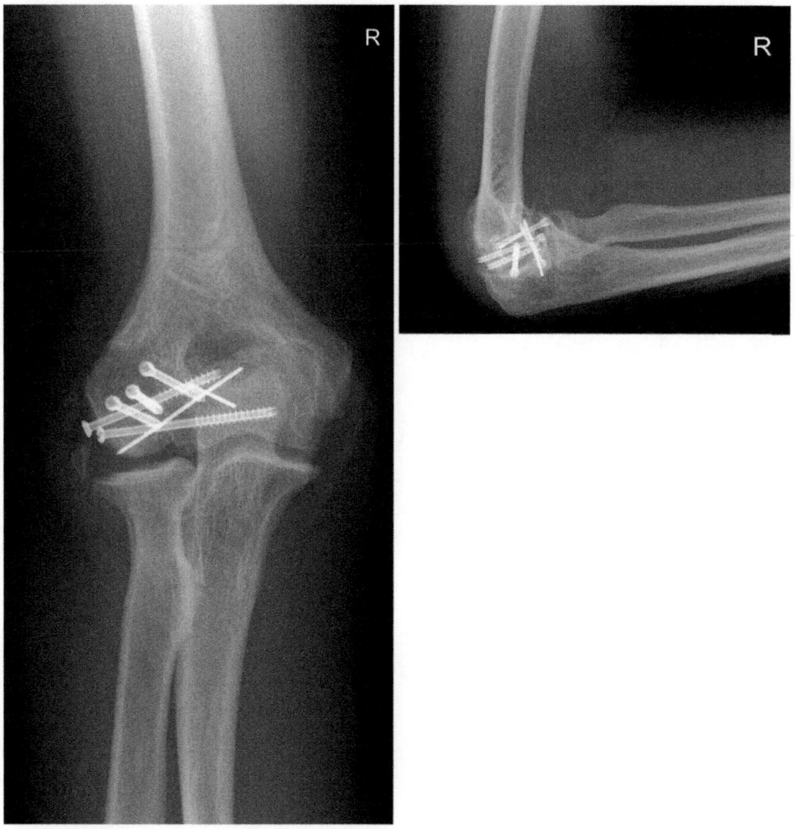


**Abb. 3.10**

# „Terrible triad" – Ellbogenluxation mit Radiusköpfchenfraktur, Processus-coronoideus-Fraktur und Seitenbandläsion

*R.P. Meyer, F. Moro, H. Durchholz*

## ▪ Klinischer Fall

Ein 23-jähriger Mann stürzt am 09.01.2011 beim Snowboardfahren und zieht sich dabei eine Ellbogenluxationsfraktur links zu (◘ Abb. 4.1). Die Erstversorgung mit Reposition in Kurznarkose erfolgt im nahegelegenen Krankenhaus. Nach Reposition wird eine CT-Untersuchung mit 3D-Rekonstruktion veranlasst. Diese zeigt eine multifragmentäre Radiusköpfchenfraktur, die sich bis in den Radiushals erstreckt. Zusätzlich findet sich eine Processus-coronoideus-Abscherfraktur Typ Morrey I sowie eine ossäre Knochenlamelle am Epicondylus humeri radialis, einem ossären Bandausriss des radialen Seitenbands entsprechend (◘ Abb. 4.2). Der Patient wird zur chirurgischen Versorgung an uns überwiesen.

Die klinische Untersuchung zeigt einen noch deutlich geschwollenen Ellbogen links mit Hämatomverfärbung und diffuser Druckdolenz mit Punctum maximum über dem Radiusköpfchen. Die Bewegungsamplitude und Stabilität sind schmerzbedingt nicht prüfbar. Vaskulär und neurologisch finden sich keine Besonderheiten. In Anbetracht der klinischen Befunde sowie der Bildgebung ist ein chirurgisches Vorgehen unumgänglich. Wir empfehlen insbesondere wegen des jugendlichen Alters nach Möglichkeit die Rekonstruktion des Radiuskopfes mit der Möglichkeit, bei Bedarf die Implantation einer Radiuskopfprothese vorzunehmen. Im Weiteren wird sich das intraoperative Prozedere nach der gefundenen Instabilität richten.

## ▪ Operative Korrektur

Der Eingriff erfolgt am 17.01.2011 in Rückenlage. Es wird über einen lateralen Zugang eingegangen. Die tiefe Extensorenfaszie ist zerrissen. Über einen Extensorensplit mit Erweiterung der Inzision nach proximal wird das Gelenk eröffnet. Es zeigt sich nun zusätzlich zur mehrfragmentären Radiuskopffraktur eine komplette subperiostale Avulsion des gesamten lateralen Kollateralbandkomplexes. Die Spitzenfraktur des Processus coronoideus ist klein, mit guter Readaptation bei Reposition. Die Radiuskopffraktur zeigt ein großes Fragment, das noch im Periostverbund mit dem Radiushals steht. Nach Anheben der leichten Impression wird das Fragment mit einem Kirschner-Draht provisorisch fixiert. Nun kann der Radiuskopf herausgedreht werden. Das große Meißelfragment, das ebenfalls noch mit dem Periostschlauch in Verbindung steht, kann so mobilisiert werden. Es wird an das Hauptfragment angepasst und ebenfalls mit einem Kirschner-Draht präliminär gehalten, anschließend mit 2 2,0-mm-Kortikalisschrauben fixiert. An der lateralen Trochlea findet sich eine chondrale Verletzung. Die instabilen resp. freiliegenden chondralen Fragmente werden entfernt. Nach Reposition des Radiuskopfes wird eine anatomisch vorgeformte 2,0-mm-Radiusrandplatte angelegt. Die Platte wird so weit als möglich am Radiushals in der „safe zone" angebracht, um die Umwendbewegungen nicht zu kompromittieren. Nach Fixation der Platte ist die Osteosynthese

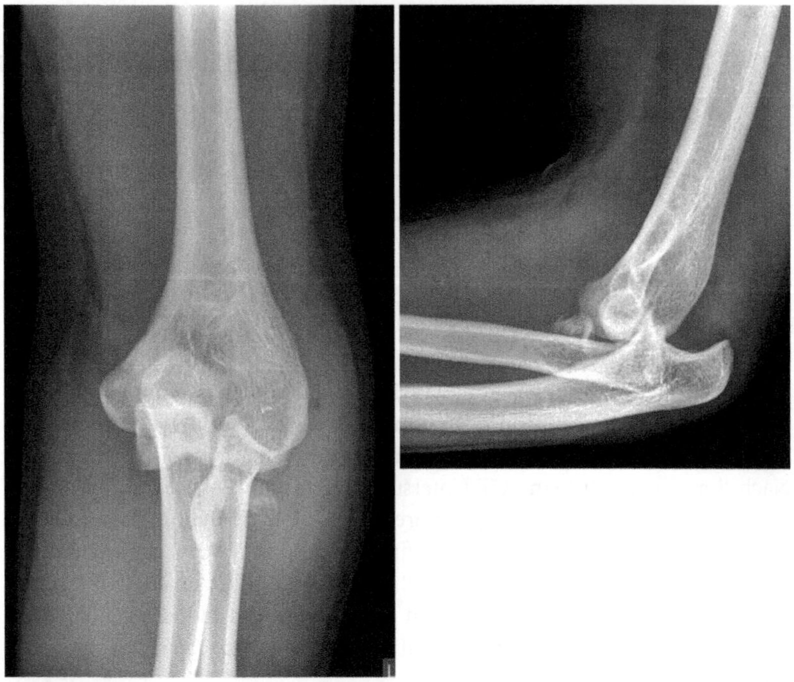

**Abb. 4.1**

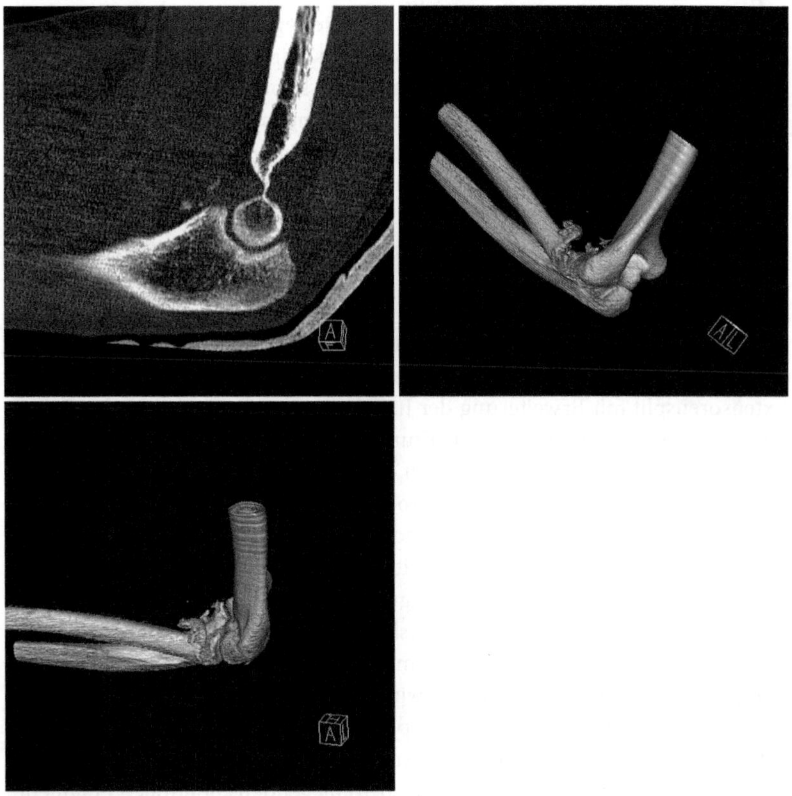

**Abb. 4.2**

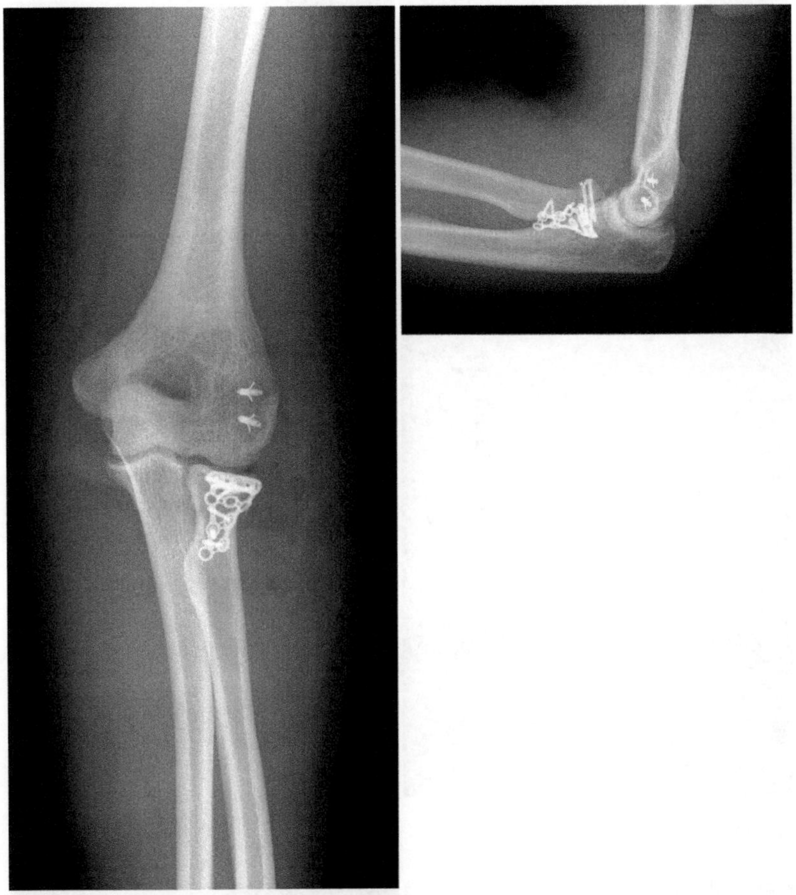

Abb. 4.3

übungsstabil. Die Bildverstärkerkontrolle zeigt eine gute Rekonstruktion der mehrfragmentären Radiuskopffraktur. Nun wird die subperiostale Avulsionsverletzung des lateralen Kollateralbandkomplexes mit 2 G2-Mitek-Ankern, mit Fiber-Wire besetzt, am Ort der Avulsion transossär refixiert. Die dynamische Stabilitätsprüfung im Valgusstress ergibt nur noch eine minimale Aufklappbarkeit ulnarseits. Bei der dynamischen Prüfung in Extension zeigt sich kein Subluxationsphänomen. Die postoperative Röntgenkontrolle dokumentiert eine korrekte Rekonstruktion der Radiuskopffraktur mit stabilen Verhältnissen sowohl in der a.-p.- wie auch in der seitlichen Projektion (Abb. 4.3).

## Verlauf

Es erfolgt die physiotherapeutisch geführte Rehabilitation aus der Ellbogenschiene heraus ohne Limitierung der Flexion, jedoch mit initialer Einschränkung der Extension auf 15°. 2 Wochen nach dem Eingriff wird eine Ellbogenorthese mit Scharniergelenk angepasst mit freier Flexion, jedoch weiterhin für 2 Wochen mit Extensionsstopp auf 15°. Die Extension wird 4 Wochen postoperativ freigegeben. Die Ellbogenorthese wird zum Schutz der rekonstruierten Seitenbänder 6 Wochen getragen. 6 Wochen nach der Intervention beträgt die Bewegungsamplitude in Flexion/Extension 100/10/0° bei einer Pro-/Supination von 30/0/40°. Auf den Röntgenbildern zeichnen sich reparative Vorgänge ab bei kongruenten Gelenkverhältnissen (Abb. 4.4). Die Bewegungsorthese wird weggelassen. Die aktiv-assistierten Bewegungsübungen werden ohne Belastung fortgeführt. 3 Monate nach dem Eingriff besteht subjektiv und

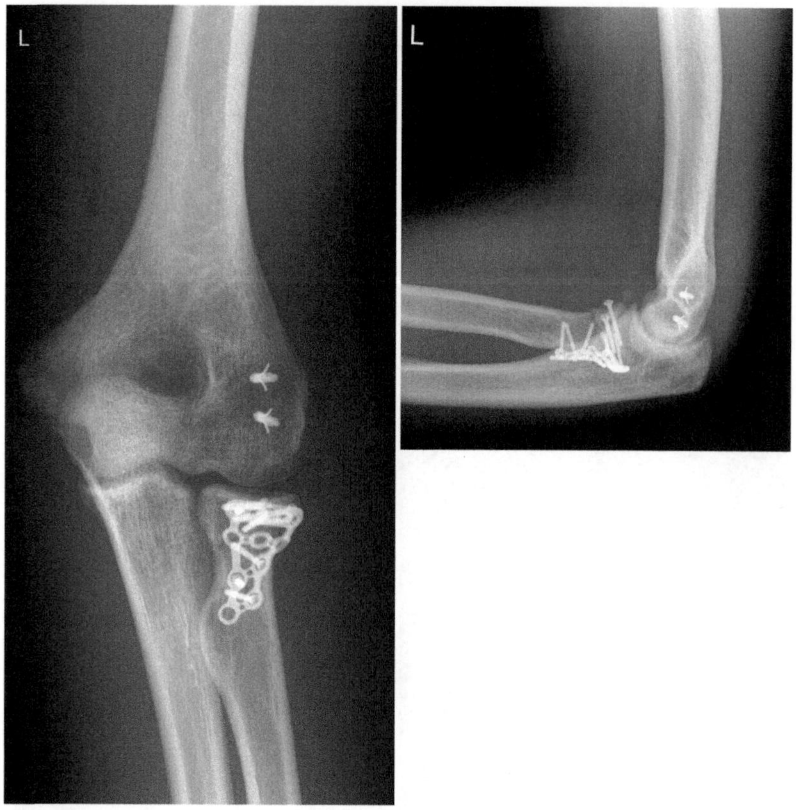


**Abb. 4.4**

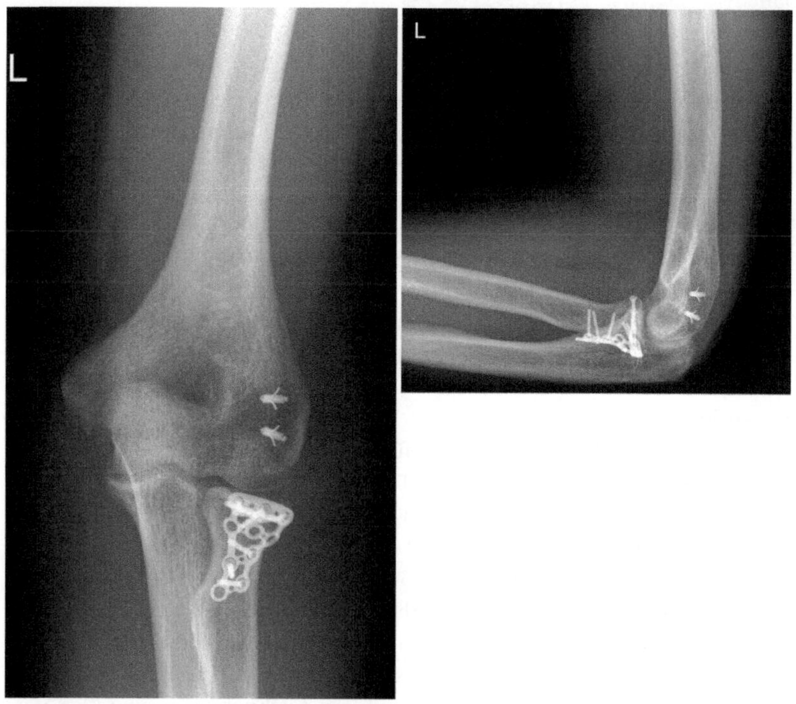


**Abb. 4.5**

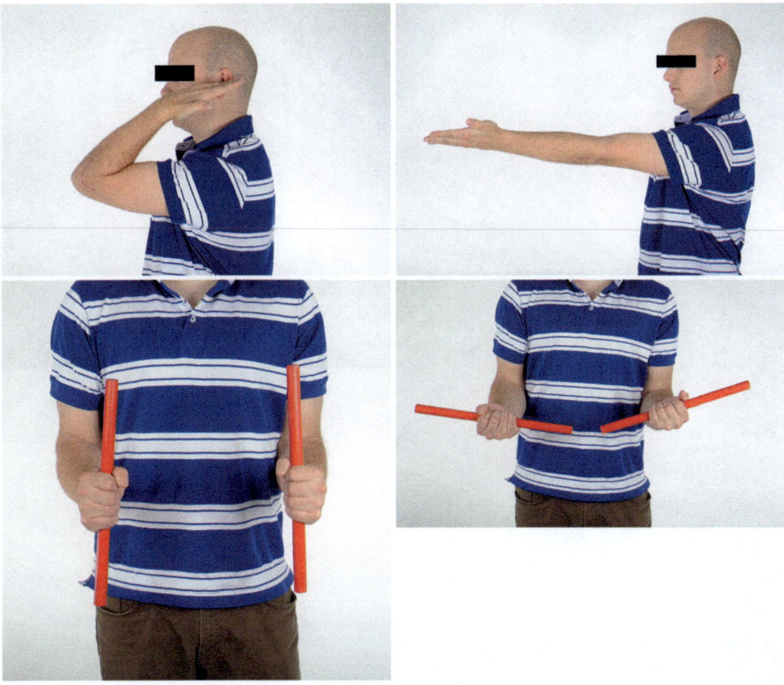

Abb. 4.6

objektiv ein gutes funktionelles Resultat. Der Patient ist weitgehend beschwerdefrei und arbeitet wieder im angestammten Beruf als kaufmännischer Angestellter. Die Bewegungsamplitude beträgt in Flexion/Extension 140/0/0° bei einer Pro-/Supination von 60/0/60°. Klinisch ist der linke Ellbogen stabil ohne residuelle laterale Instabilität. Radiologisch ist die Radiuskopffraktur konsolidiert bei anatomischen Stellungsverhältnissen mit kongruenten Gelenkflächen (Abb. 4.5). Die Physiotherapie wird insbesondere zur Verbesserung der Umwendbewegungen mit dosiertem Kraftaufbau fortgeführt. 6 Monate nach der Operation ist der Patient ausgesprochen zufrieden. Die Ellbogenbeweglichkeit ist mit Flexion/Extension von 140/0/0° bei einer Pro-/Supination von 80/0/80° weitgehend symmetrisch (Abb. 4.6). Instabilitätszeichen bestehen weder subjektiv noch objektiv. Die Röntgenkontrolle zeigt konsolidierte Frakturverhältnisse bei stabilem Osteosynthesematerial. Die Gelenkflächen sind kongruent (Abb. 4.7). Eine weitere Kontrolle ist im Hinblick auf eine eventuelle Metallentfernung 1 Jahr nach dem Eingriff vorgesehen.

### Diskussion

Die „terrible triad“ verdient ihren Namen zu Recht. Im hier dargestellten Fall wurde das operative Vorgehen durch die wenig dislozierte Processus-coronoideus-Fraktur Typ Morrey I etwas erleichtert. Gleichwohl muss jeder einzelne operative Schritt wohl durchdacht und geplant sein. Wird beispielsweise die ligamentäre Komponente unterschätzt oder technisch unsauber angegangen, resultieren möglicherweise eine persistierende Instabilität oder/und periartikuläre Ossifikationen.

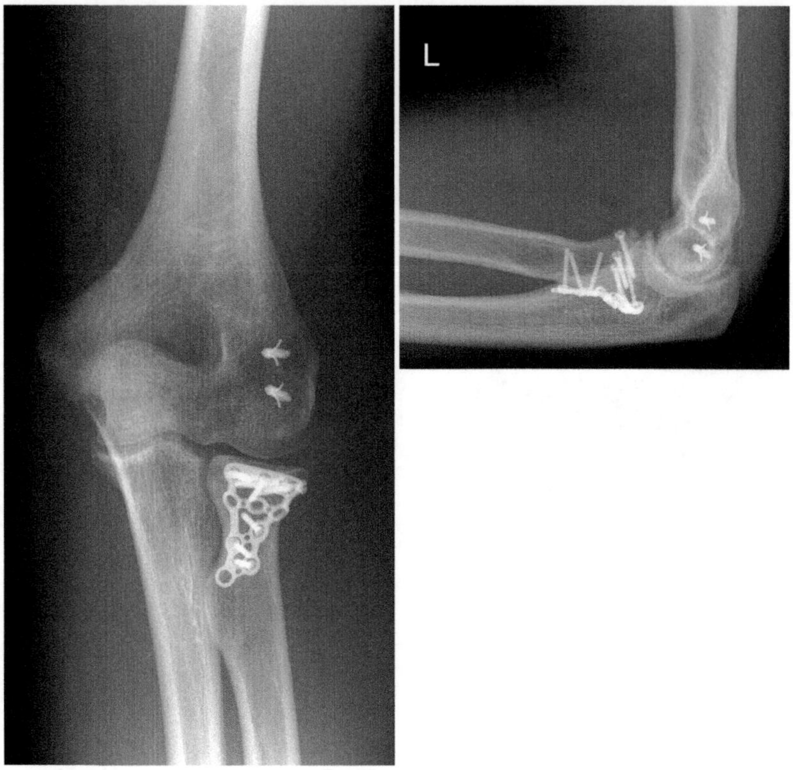


**Abb. 4.7**

# Ellbogenluxationsfraktur mit mehrfragmentärer Fraktur des Processus coronoideus ulnae

*R.P. Meyer, F. Moro, B.R. Simmen*

## ▪ Klinischer Fall

Ein 25-jähriger Leichtathlet stürzt beim Hürdentraining am 06.12.2007 rücklings auf den gestreckten linken Arm. Dabei luxiert der linke Ellbogen. Es gelingt dem Sportler, durch Zug mit dem rechten Arm den Ellbogen wieder zu reponieren. Der Patient wird im nächstgelegenen Krankenhaus klinisch und radiologisch abgeklärt. Es zeigt sich eine mehrfragmentäre Fraktur des Processus coronoideus ulnae (◘ Abb. 5.1). Der Ellbogen ist instabil und reluxiert spontan. Die Indikation zur osteosynthetischen Versorgung des Processus coronoideus ulnae wird gestellt. Der Patient will den Eingriff in unserer Klinik vornehmen lassen.

## ▪ Operative Korrektur

Am 19.12.2007 wird die offene Reposition und Osteosynthese der mehrfragmentären, breitbasigen Coronoidfraktur durchgeführt. Durch einen anteromedialen Zugang wird auf den linken Ellbogen eingegangen. Der N. ulnaris wird freigelegt, angeschlungen und nach ventral luxiert. Der Epicondylus ulnaris wird dargestellt und mit dem Meißel osteotomiert. Der osteotomierte Epikondylus wird nach distal weggehalten (◘ Abb. 5.2). Nun wird nach Eröffnen der Gelenkkapsel und Evakuation des Frakturhämatoms der mehrfach in sich frakturierte Processus coronoideus dargestellt, reponiert und mit einem Kirschner-Draht provisorisch fixiert. Eine L-förmige 2,7-mm-4-Loch-Platte wird auf 3 Löcher verkürzt und so anmodelliert und ventral an den Processus coronoideus platziert, dass eine Abstützung resultiert. Zusätzlich werden 2 separate 2,0-mm-Kortikalisschrauben sowie eine isolierte 2,7-mm-Schraube von ulnar-dorsal nach ulnar-proximal in den Processus coronoideus eingedreht. Es ergibt sich dadurch eine übungsstabile Osteosynthese. Der osteotomierte Epicondylus ulnaris wird reponiert und mit einer 2,7-mm-Kortikalisschraube mit Unterlagscheibe fixiert. Unter BV-Kontrolle (BV = Bildverstärker) ist der Ellbogen stabil. Auf eine Revision der radialen Kollateralbänder kann verzichtet werden. Die postoperative Röntgenkontrolle zeigt in der a.-p.- sowie der seitlichen Projektion eine schöne Rekonstruktion des Processus coronoideus mit korrekt reponiertem, osteotomiertem Epicondylus ulnaris (◘ Abb. 5.3).

## ▪ Verlauf

Postoperativ wird für 2 Wochen eine Ellbogenschiene angepasst. Die passive Mobilisation aus der Schiene heraus erfolgt ab der 3. Woche mit Einschränkung der Extension ab 30° ohne Einschränkung der Flexion. Die klinische Kontrolle 7 Wochen nach dem Eingriff zeigt bei weitgehender Schmerzfreiheit am linken Ellbogen eine Bewegungsamplitude in Flexion/Extension von 120/30/0° bei einer Pro-/Supination von 90/0/80°. Radiologisch ist die Fraktur bereits weitgehend konsolidiert bei stabilem Osteosynthesematerial (◘ Abb. 5.4). Die Physiotherapie wird weitergeführt. 3 Monate postoperativ ist der Patient beschwerdefrei bei symmetrischer Ellbogenbeweglichkeit. Die Röntgenkontrolle zeigt eine abgeschlossene Frakturheilung bei unveränder-

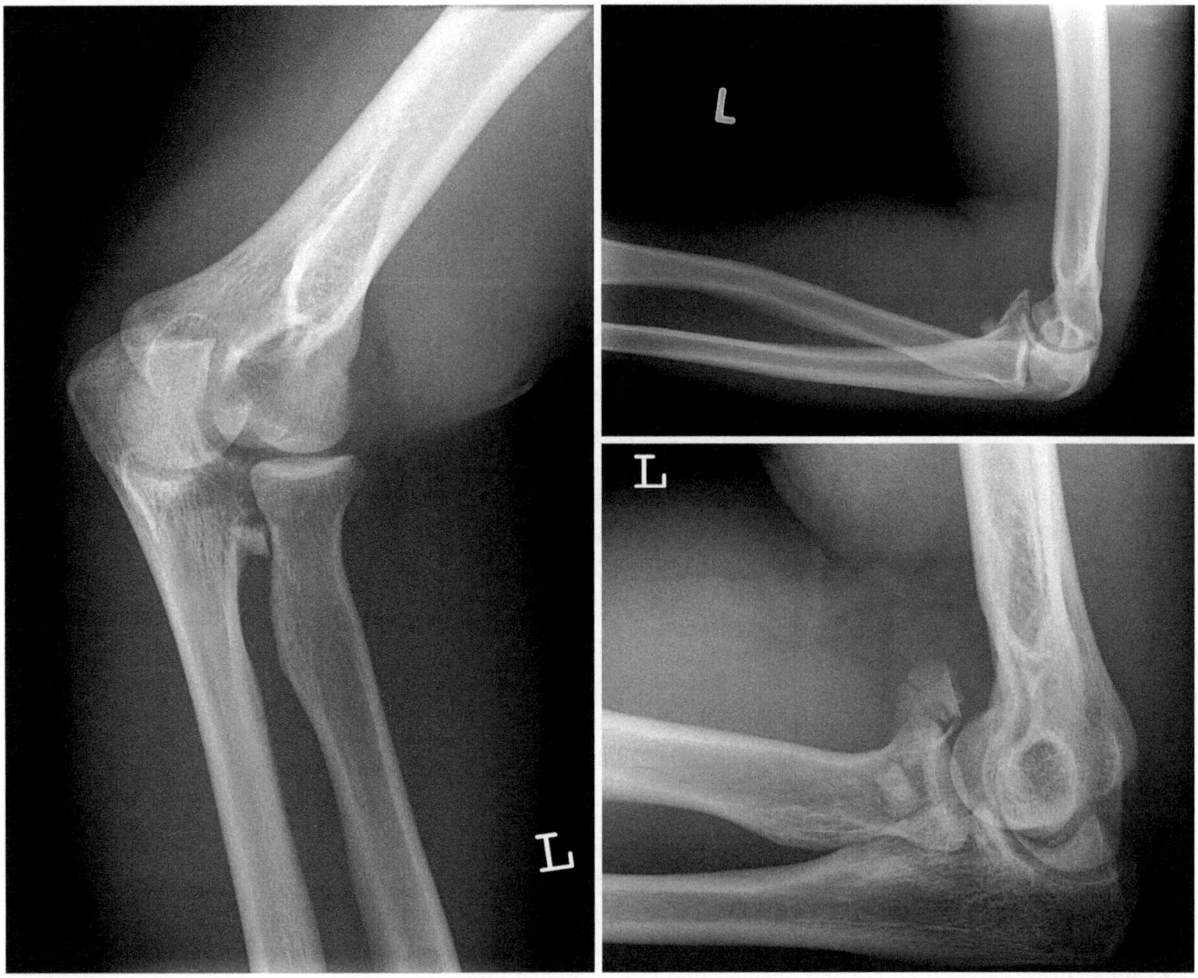


Abb. 5.1

ter Implantatlage (Abb. 5.5). Bei der Abschlusskontrolle 1 Jahr nach der Intervention ist der Patient wieder voll sportfähig, ohne Beschwerden, ohne jegliche Einschränkungen. Radiologisch ist die Fraktur konsolidiert, ebenso die Epicondylus-ulnaris-Osteotomie bei diskreten ektopen Verkalkungen (Abb. 5.6). Weitere Nachkontrollen sind nicht geplant. Eine Entfernung des Osteosynthesematerials ist nicht vorgesehen.

### Diskussion

Bei multifragmentären Processus-coronoideus-Frakturen mit Beteiligung der anteromedialen Gelenkfacette ist der anteromediale Zugang mit Osteotomie des Epicondylus ulnaris von entscheidender Bedeutung. Dieser Zugang bietet eine gute Übersicht über den Processus-coronoideus-Bereich und erlaubt gleichzeitig auch eine Abstützung mit Platte.

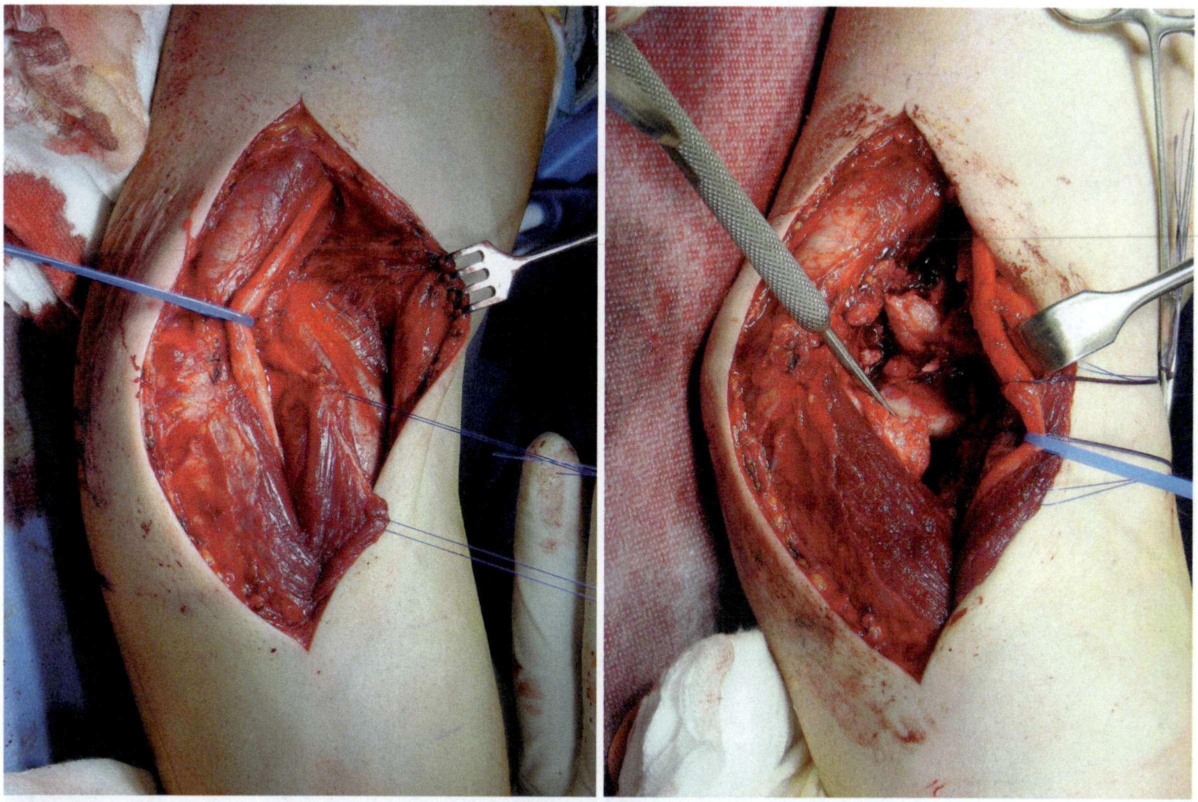

Abb. 5.2

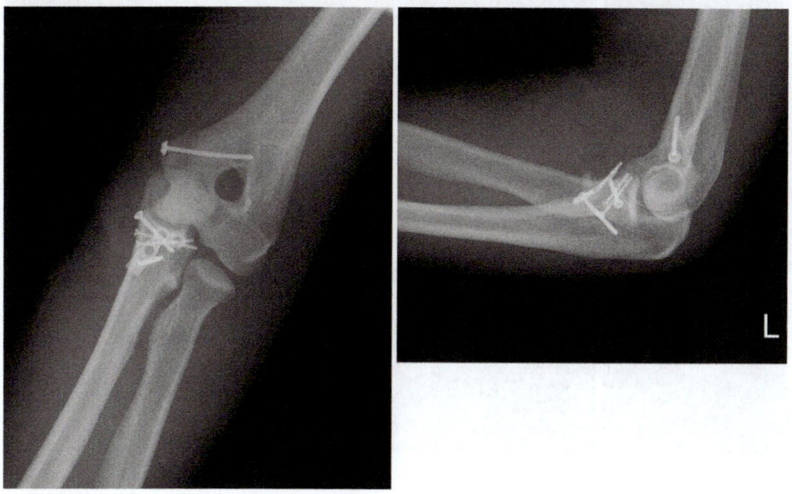


Abb. 5.3

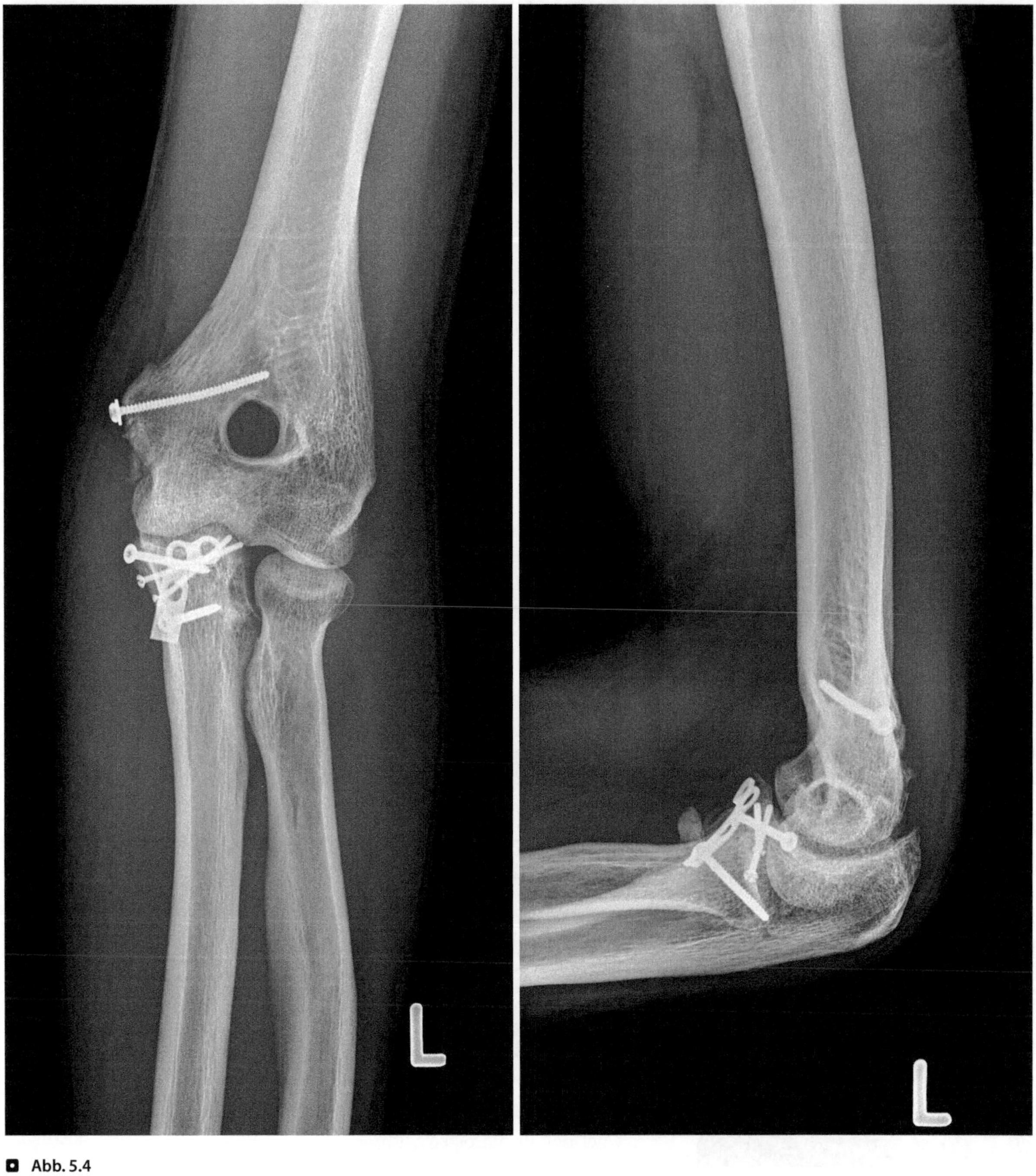

■ Abb. 5.4

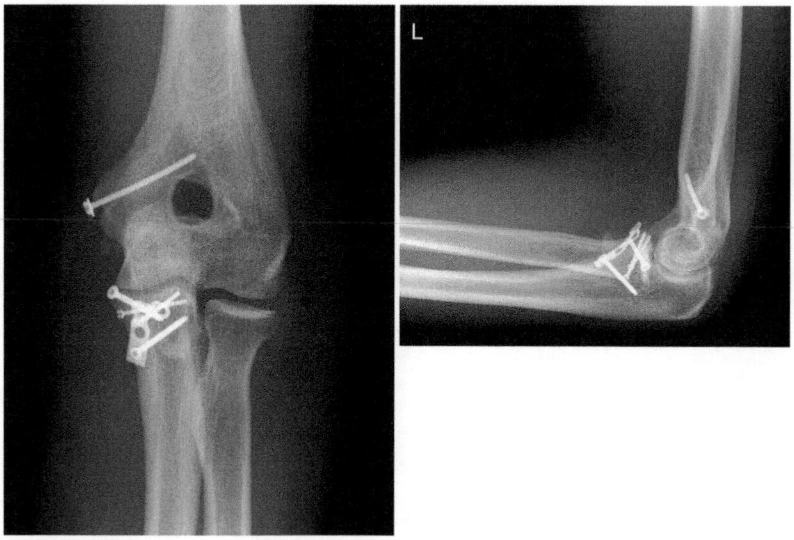


Abb. 5.5

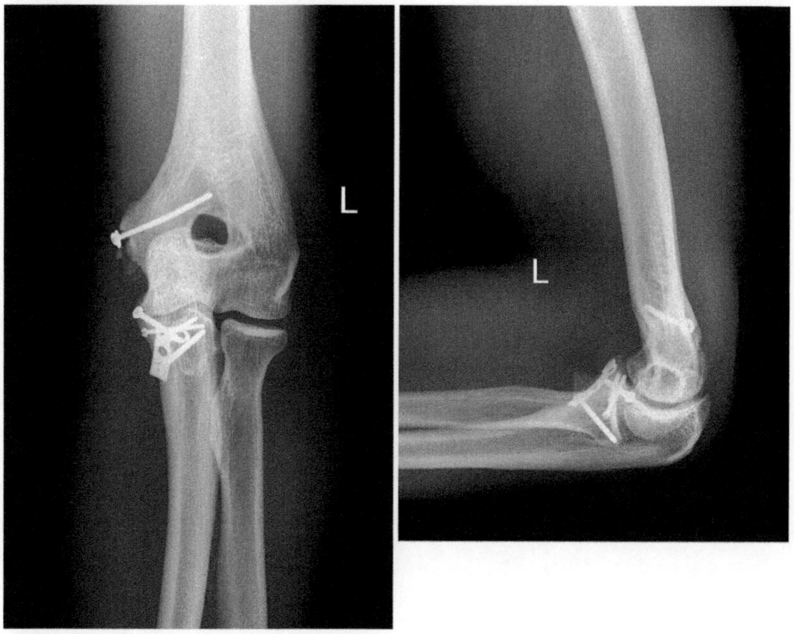


Abb. 5.6

# Ellbogenluxationsfraktur mit Radiusköpfchentrümmerfraktur und ulnarer Seitenbandruptur

*R.P. Meyer, F. Moro*

## ▪ Klinischer Fall

Eine 44-jährige Patientin stürzt am 03.11.2009 auf ihren linken Ellbogen und zieht sich dabei eine Ellbogenluxationsfraktur mit Radiusköpfchentrümmerfraktur, eine kleine Abscherfraktur am Processus coronoideus sowie eine Ruptur des ulnaren Seitenbandapparats zu. Die Reposition erfolgt in einem auswärtigen Krankenhaus. Die Röntgenkontrolle nach Reposition zeigt eine korrekte radiohumerale Zentrierung (◘ Abb. 6.1). Die operative Revision wird vorgeschlagen. Die Patientin wünscht eine Zweitmeinung durch uns. Nach zusätzlicher radiologischer Abklärung inkl. Computertomographie sehen wir die osteosynthetische Versorgung des linken Ellbogens vor. Die Patientin wird präoperativ darauf hingewiesen, dass unter Umständen eine Rekonstruktion des Radiusköpfchens technisch nicht mehr möglich ist und somit der prothetische Ersatz des Radiusköpfchens notwendig würde.

## ▪ Erste operative Korrektur

Der Eingriff erfolgt am 09.11.2009. Durch einen anterolateralen Zugang wird auf das Radiusköpfchen eingegangen. Es zeigt sich die erwartete mehrfragmentäre Fraktur, wobei gut zwei Drittel der Zirkumferenz des Radiusköpfchens erhalten sind. In dieser Situation und in Anbetracht des jungen Alters der Patientin wird die Osteosynthese des Radiusköpfchens angestrebt. Mit 4 1,5-mm-Kortikalisschrauben gelingt eine übungsstabile Osteosynthese ohne relevante artikuläre Verwerfungen. Die Pro-/Supination ist frei. Nun wird unter Bildverstärker die Stabilität des Ellbogens in Flexion und Extension geprüft. Es zeigt sich bei endphasiger Extension eine Subluxation humeral und auch im Valgusstress eine vermehrte ulnare Aufklappbarkeit. Die Indikation zur Refixation des ulnaren Kollateralbands ist gegeben. Durch einen ulnaren Zugang wird der N. ulnaris freigelegt. Der proximale Ansatz des ulnaren Kollateralbands ist gerissen, die Gelenkkapsel ebenfalls lädiert. Mit einem G2-Mitek-Anker werden die Kollateralbänder refixiert, gleichzeitig wird die Gelenkkapsel gerafft. Die neuerliche Kontrolle unter Bildverstärker ergibt eine auch in Streckstellung stabile Situation. Die Subluxation in Extension tritt nicht mehr auf (◘ Abb. 6.2).

## ▪ Verlauf

Eine Oberarmschiene wird nach Abschwellung angepasst. Aus der Schiene heraus erfolgt ab dem 1. postoperativen Tag die physiotherapeutisch geführte Remobilisation mit primärer Einschränkung der Extension auf −20°. Die Schiene wird für 6 Wochen belassen. 6 Wochen nach dem Eingriff zeigt sich subjektiv und objektiv ein gutes Resultat. Die Ellbogengelenkbeweglichkeit beträgt in Flexion/Extension 120/30/0° bei freier und symmetrischer Pro-/Supination. Radiologisch liegt keine Schraubenlockerung vor. In der seitlichen Projektion bestehen keine Hinweise für eine Subluxationsfehlstellung (◘ Abb. 6.3). 3 Mo-

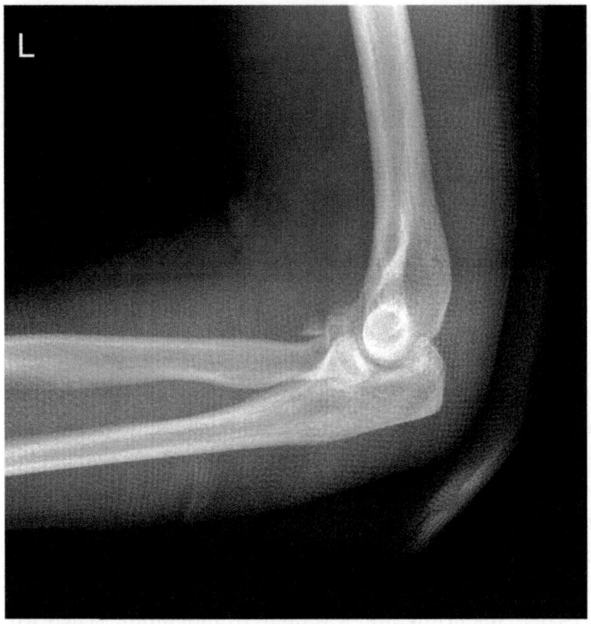


■ Abb. 6.1

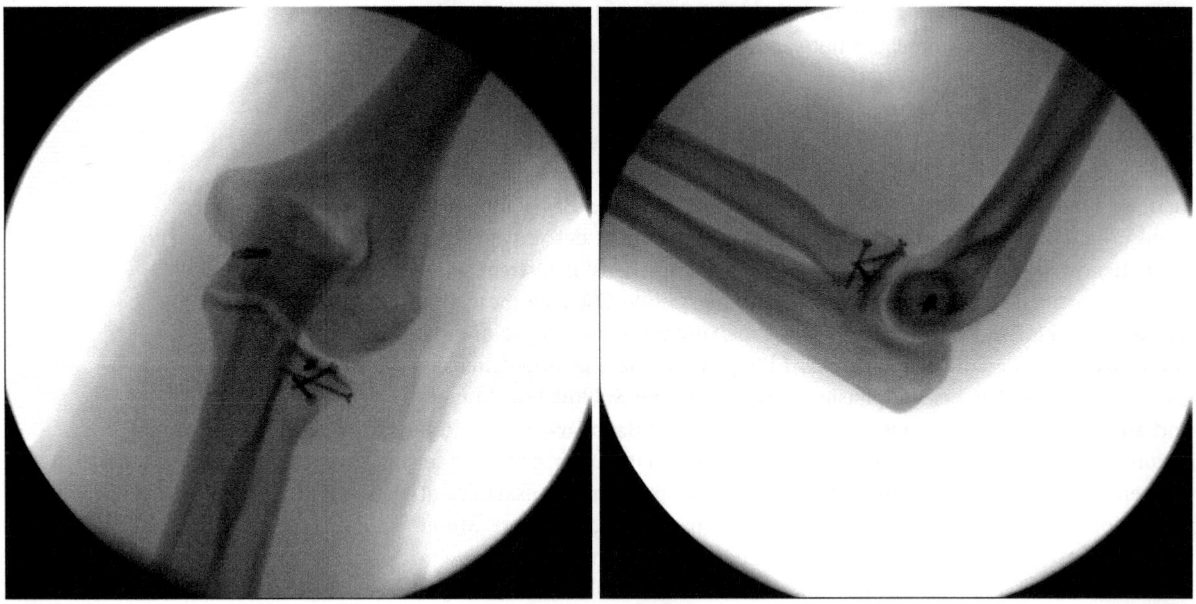

■ Abb. 6.2

nate postoperativ ist die Patientin beschwerdefrei. Die Ellbogenbeweglichkeit ist bis auf ein Extensionsdefizit von 5° links symmetrisch. Die Röntgenkontrolle dokumentiert den Bruch der subchondral gelegenen Schraube. Eine sekundäre Frakturdislokation liegt nicht vor (■ Abb. 6.4). Die Physiotherapie wird abgeschlossen. 8 Monate nach der Intervention ist die Patientin nach wie vor weitgehend beschwerdefrei. Die Bewegungsamplitude ist symmetrisch und frei. Auch liegt keine vermehrte Aufklappbarkeit in Varus-/Valgusstress vor. Radiologisch zeigt sich nun jedoch eine sekundäre Dislokation der abgebrochenen Schraube mit nicht eingeheiltem Fragment (■ Abb. 6.5). Der Patientin wird die Resektion des Radiusköpfchens, wenn möglich ohne prothetischen Ersatz, vorgeschlagen.

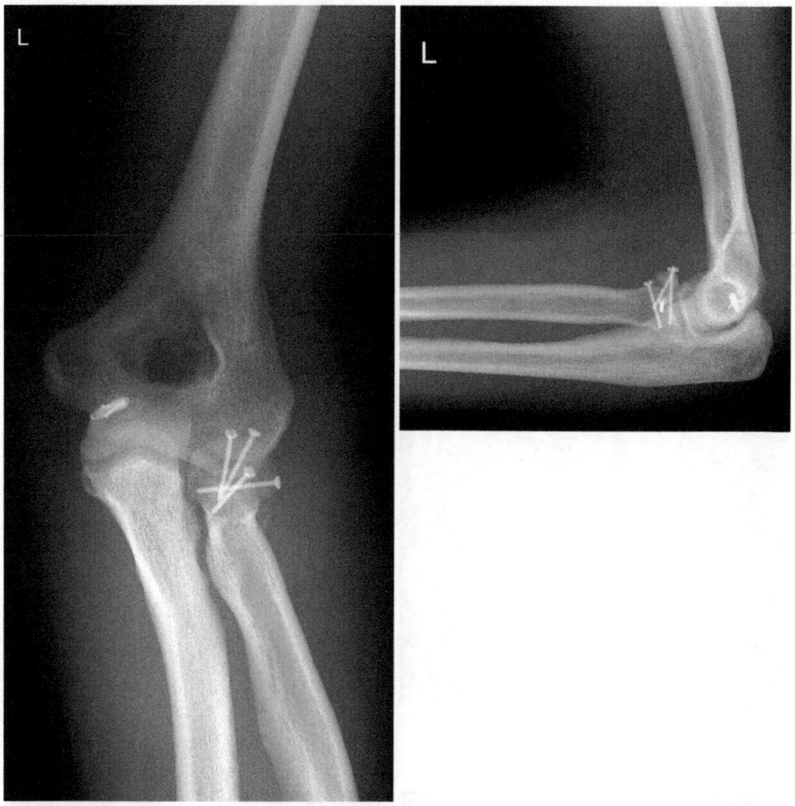


Abb. 6.3

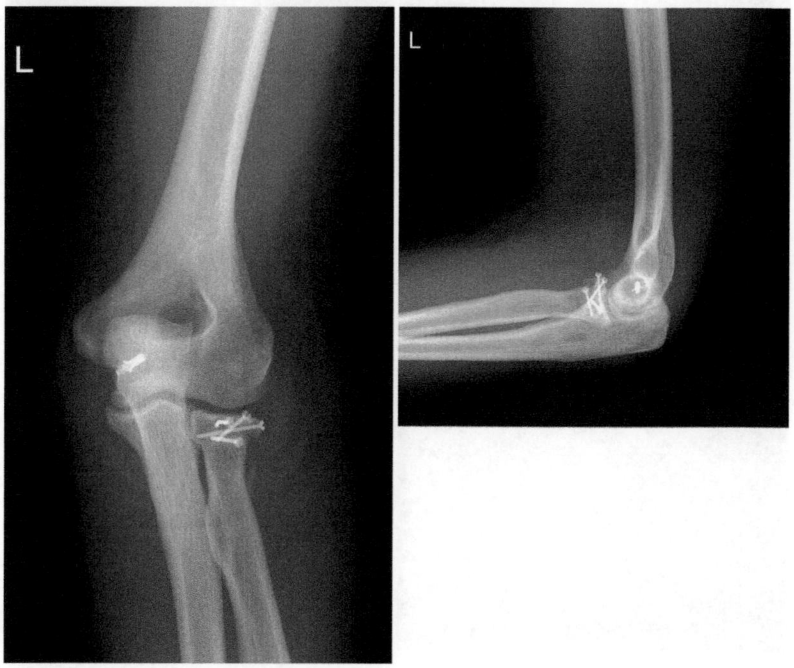


Abb. 6.4

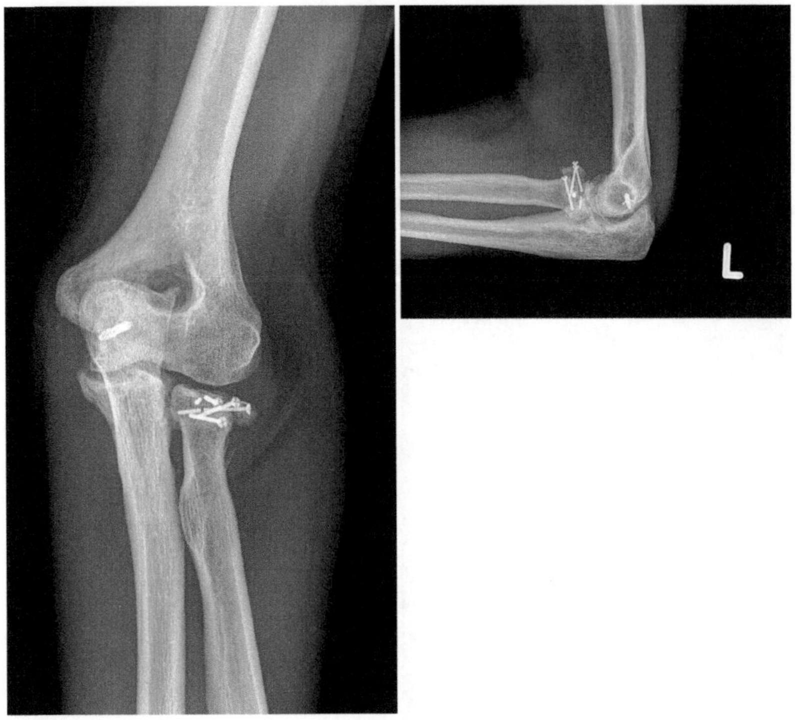


■ Abb. 6.5

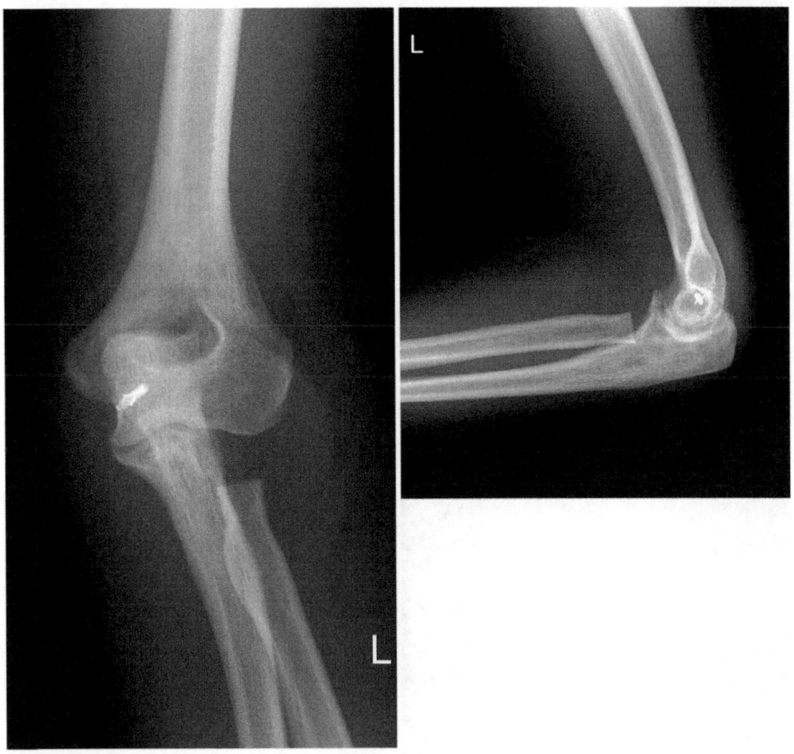


■ Abb. 6.6

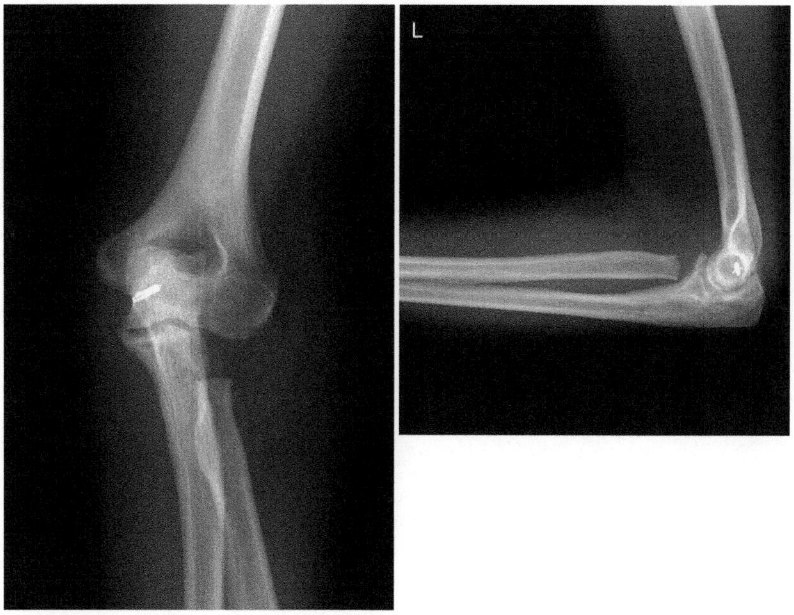


■ Abb. 6.7

### Zweite operative Korrektur

Am 02.08.2010 wird über die alte anterolaterale Inzision auf das Radiusköpfchen eingegangen. Es bestätigt sich die Pseudarthrose mit zentraler Nekrose. Die Resektion des Radiusköpfchens erfolgt unmittelbar über der Tuberositas radii. Das Capitulum radii weist keine relevanten Knorpelschäden auf. Die Kontrolle unter Bildverstärker ergibt auch in Streckstellung stabile Verhältnisse (■ Abb. 6.6).

### Verlauf

Es erfolgt eine physiotherapeutisch geführte funktionelle Nachbehandlung ohne Einschränkung der Bewegungsamplitude unter Vermeidung von Varusstress. 6 Wochen postoperativ ist die Patientin schmerzfrei und weist eine symmetrische Bewegungsamplitude auf bei klinisch und radiologisch leicht verstärktem Cubitus valgus (■ Abb. 6.7). 4 Monate nach dem Eingriff ist die Patientin schmerzfrei und mit dem Resultat vollauf zufrieden. Bei Drehbewegungen besteht noch ein gewisser Kraftverlust. Die Patientin ist als Manualtherapeutin wiederum voll arbeitsfähig.

### Diskussion

Bei Ellbogenluxationen mit Radiusköpfchentrümmerfraktur sollte, wenn technisch möglich, die Osteosynthese des Radiusköpfchens versucht werden. Bei gleichzeitiger Refixation des medialen Kapsel-Band-Komplexes kann dadurch die Gelenkstabilität restituiert werden. Auch wenn die ossäre Stabilität des Radiusköpfchens, wie bei unserem Fall, nach einer gewissen Zeit insuffizient wird, genügt das Radiusköpfchen in seiner Funktion als Platzhalter. Der nicht unproblematische prothetische Ersatz des Radiusköpfchens kann so umgangen werden. In der Regel kann 6 Monate nach der Primärintervention bei stabilem Gelenk das Radiusköpfchen ersatzlos reseziert werden. Eine leicht verstärkte Valgusachse sowie eine gewisse Schwäche bei Umwendbewegungen können auftreten, sind jedoch für das funktionelle Resultat ohne Bedeutung.

# Ellbogenluxation mit Radiusköpfchentrümmerfraktur, ossärem Musculus-triceps-Ausriss und Ruptur der ulnaren Bandstrukturen

*R.P. Meyer, H.K. Schwyzer*

## Klinischer Fall

Am 08.07.2009 stürzt ein 40-jähriger Mann bei der Arbeit auf den rechten ausgestreckten Arm mit direkter Ellbogenkontusion. Er zieht sich dabei eine Ellbogenluxation rechts zu. Die primäre radiologische Kontrolle nach Reposition zeigt eine Radiusköpfchentrümmerfraktur (■ Abb. 7.1). Die weiteren Abklärungen inkl. Computertomographie vom 09.07.2009 dokumentieren eine mehrfragmentäre Fraktur des Radiusköpfchens mit Dislokation von insgesamt 5 Fragmenten ventral und dorsal des Capitulums. Zusätzlich besteht ein ossärer Ausriss des M. triceps am Olecranon ulnarseits (■ Abb. 7.2). Die Indikation zur Revision wird gestellt. Je nach Stabilität intraoperativ muss allenfalls die Versorgung mit einer Radiusköpfchenprothese erfolgen. Der Patient wird präoperativ entsprechend informiert.

## Operative Korrektur

Der Eingriff erfolgt am 15.07.2009. Die Narkoseuntersuchung zeigt eine ulnare Aufklappbarkeit des Ellbogens in Extension nebst der radialen Zuklappbarkeit bei Radiusköpfchentrümmerfraktur. Durch einen lateralen Zugang wird auf das Gelenk eingegangen. Die Gelenkkapsel und das Ligamentum anulare werden eröffnet. Das Radiusköpfchen ist vollständig zertrümmert. Die einzelnen Fragmente liegen ventral und dorsal des Capitulums. Nun wird zusätzlich durch eine dorsale Längsinzision auf den distalen Trizeps eingegangen. Es bestätigt sich die ossäre Avulsion des ulnaren Anteils des Trizeps vom Olecranon. Die Trizepssehne wird mit Haltefäden gefasst, die Insertionsstelle angefrischt sowie 2 2er-Fiber-Wire-Fäden transossär durch die Olecranonspitze und das Fragment gelegt. Der Ellbogen ist völlig instabil. Die Indikation zur Implantation einer Radiusköpfchenprothese ist gegeben. Nach Resektion des proximalen Radius im Halsbereich werden die Probeprothesenkomponenten eingebracht. Es entsteht die gewünschte Spannung bei voller Extension und Flexion ohne Luxationstendenz. Der Prothesenschaft wird einzementiert, das Köpfchen aufgesetzt. Es besteht bei gewünschter Spannung freie Beweglichkeit ohne Luxationstendenz. Zum Schluss werden die 2 2er-Fiber-Wire-Fäden des Trizeps am Olecranon angezogen. Die Trizepssehne adaptiert sich ideal. Die Ellbogenbeweglichkeit ist frei, der Ellbogen ist stabil. Die postoperative Röntgenkontrolle zeigt den korrekten Sitz der Radiusköpfchenprothese mit guter Zentrierung (■ Abb. 7.3).

## Verlauf

Postoperativ wird für 6 Wochen eine Ellbogenschiene in 60°-Flexion getragen. Aus der Schiene heraus werden aktive Flexion und passive Extension – während der ersten 2 Wochen nicht über 90° Flexion – durchgeführt. 6 Wochen

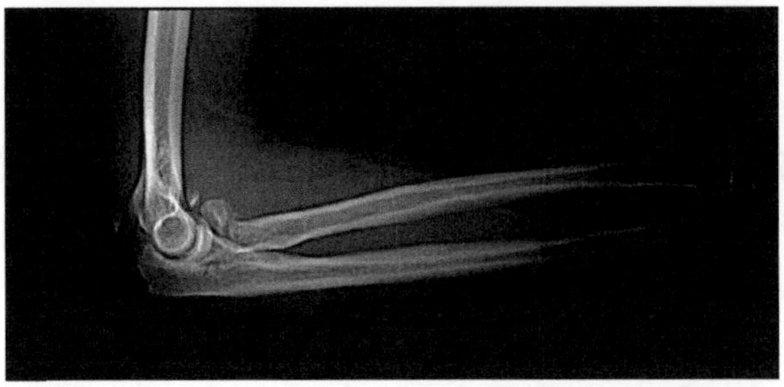

■ Abb. 7.1

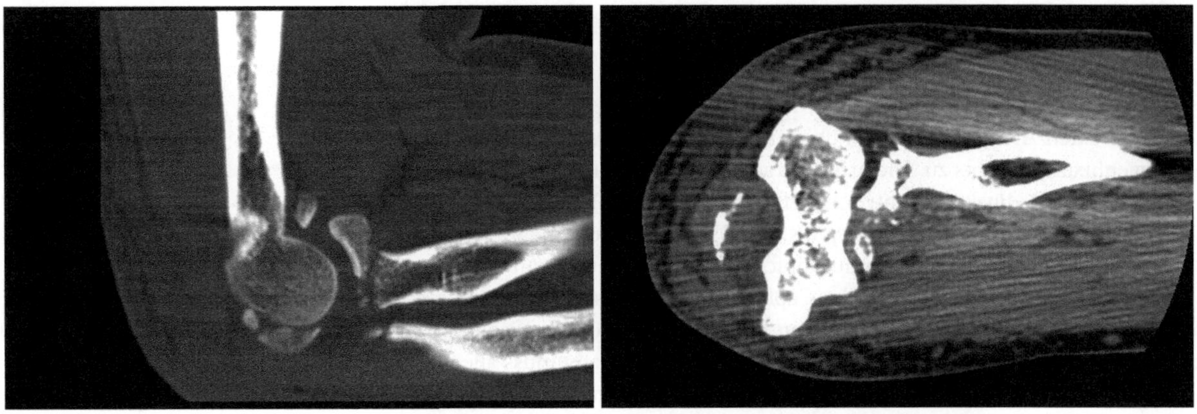

■ Abb. 7.2

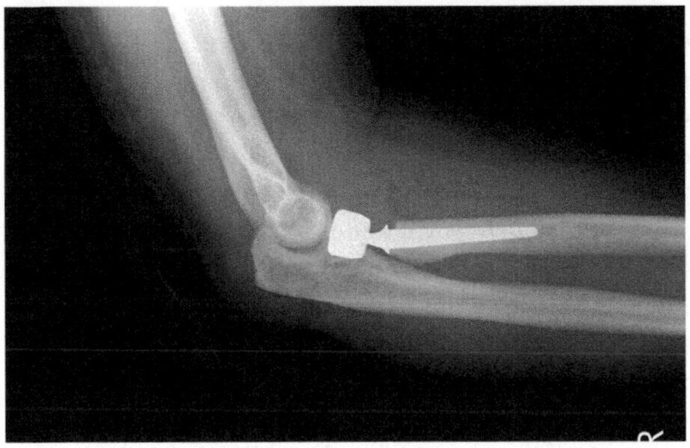

■ Abb. 7.3

nach dem Eingriff wird die Schiene abgelegt. Die Bewegungsamplitude beträgt in Flexion/Extension 80/0/20° bei einer Pro-/Supination von je 30°. Radiologisch besteht eine gute Zentrierung des Gelenks auch humeroulnar. Die Knochenschuppe am Olecranon ist in situ. Es besteht eine minimale Ossifikation im Bereich der ulnaren Bänder nach Ausriss (■ Abb. 7.4). Die Physiotherapie erfolgt nun auch mit aktiver Extension. 3 Monate postoperativ ist der Patient weitgehend beschwerdefrei. Die Ellbogenbeweglichkeit beträgt in Flexion/Extension 110/20/0° bei einer Pro-/Supination von 60/0/60°. Die Röntgenkontrolle dokumentiert den festen, korrekten Sitz der Radiusköpfchenprothese mit guter Korrespondenz zum Capitulum (■ Abb. 7.5). Die Physiotherapie wird weitergeführt. 1 Jahr nach dem Eingriff ist der Patient beschwerdefrei, die Ellbogenbeweglichkeit hat sich zunehmend normalisiert mit einer Flexion/Extension von 130/5/0° bei einer Pro-/Supination von 70/0/70°. Radiologisch

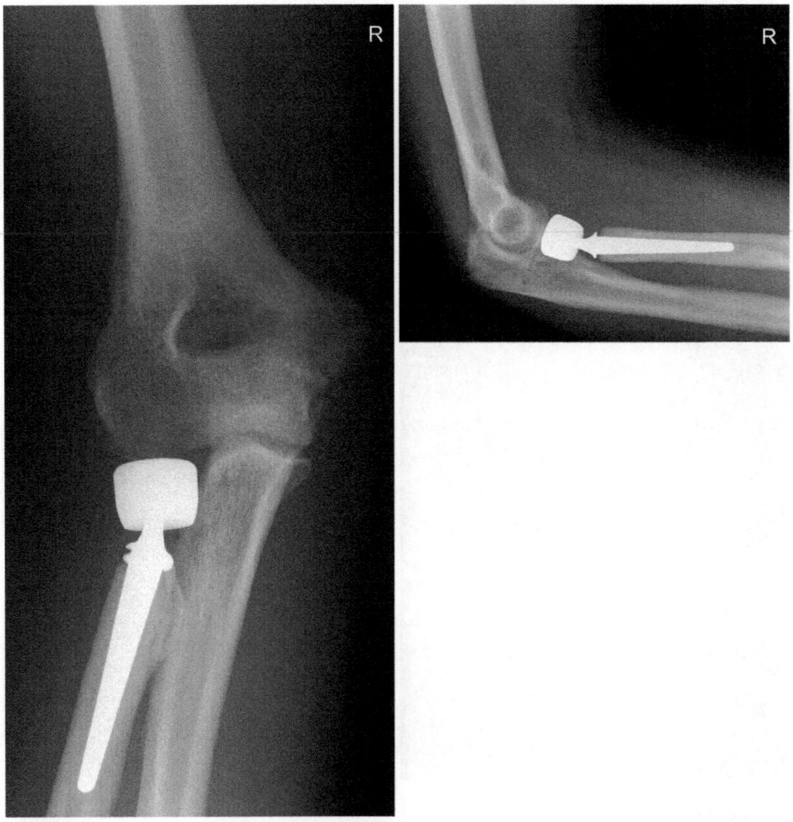


**Abb. 7.4**

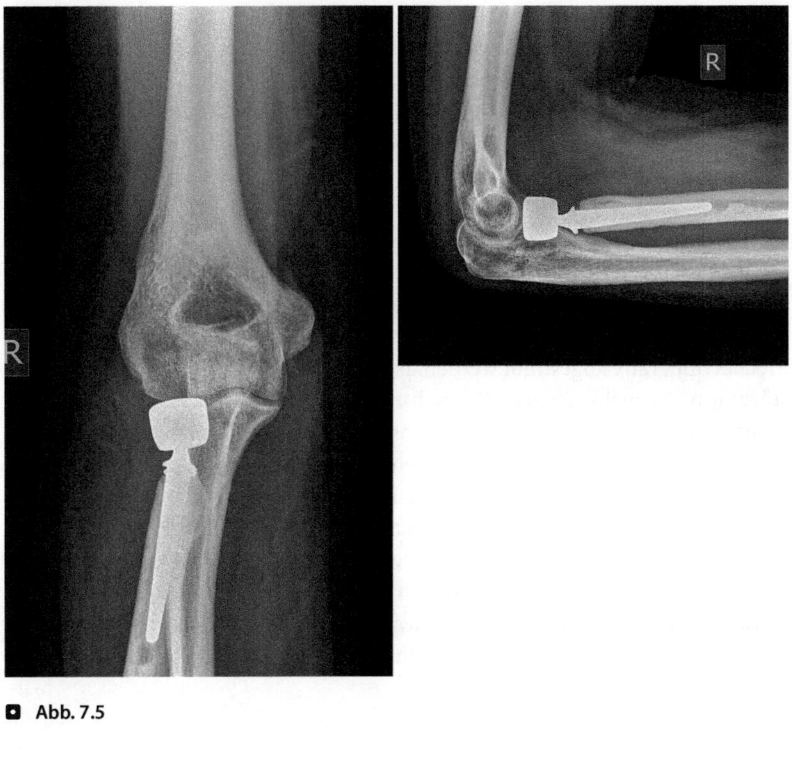


**Abb. 7.5**

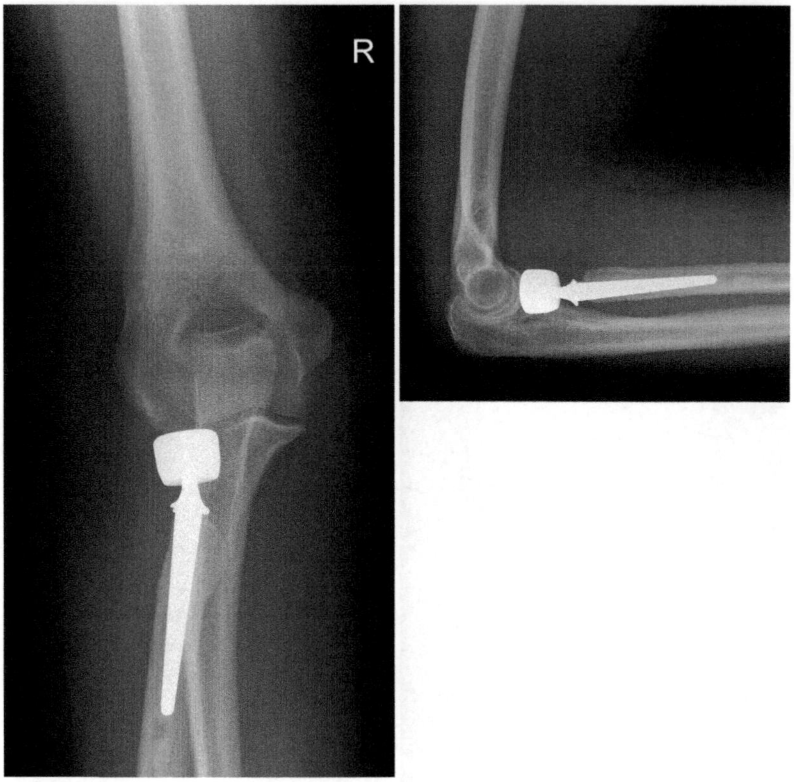


▪ Abb. 7.6

zeigt sich ein korrekter Prothesensitz (▪ Abb. 7.6). Wegen eines leichten Kraftdefizits ist nochmals Physiotherapie vorgesehen. 2 Jahre nach dem Unfall ist der Patient sehr zufrieden. Er ist beschwerdefrei bei idealer Funktion. Die Bewegungsamplitude ist seitengleich mit einer Flexion/Extension von 135/0/0° und einer Pro-/Supination von 70/0/70°. Die Röntgenkontrolle ergibt einen festen Prothesensitz ohne sichtbare Alterationen im Capitulum-humeri-radii-Bereich (▪ Abb. 7.7). Eine weitere Kontrolle ist 5 Jahre nach dem Eingriff geplant.

### ▪ Diskussion

Bei Ellbogenluxationen mit Radiusköpfchentrümmerfraktur und rupturiertem medialem Kapsel-Band-Apparat muss die Rekonstruktion des lateralen Pfeilers imperativ angestrebt werden. Ist das Radiusköpfchen bei massiver Zerstörung nicht mehr osteosynthetisch rekonstruierbar, muss der prothetische Ersatz des Radiusköpfchens erfolgen, wenn nicht, bleibt der Ellbogen instabil. Die medialen Kapsel-Band-Strukturen müssen nur selten operativ rekonstruiert werden, wie beispielsweise bei massiver intraartikulärer Interposition des Kapsel-Band-Apparats. Die Problematik der Radiusköpfchenprothesen im Langzeitverlauf ist noch nicht genau ausgelotet. Bei zunehmender Arrosion der Knorpelstrukturen am Capitulum humeri radii kann die Prothese nach capsuloligamentärer Stabilisierung des Gelenks, d. h. frühestens 1 Jahr nach dem Eingriff, ersatzlos entfernt werden.

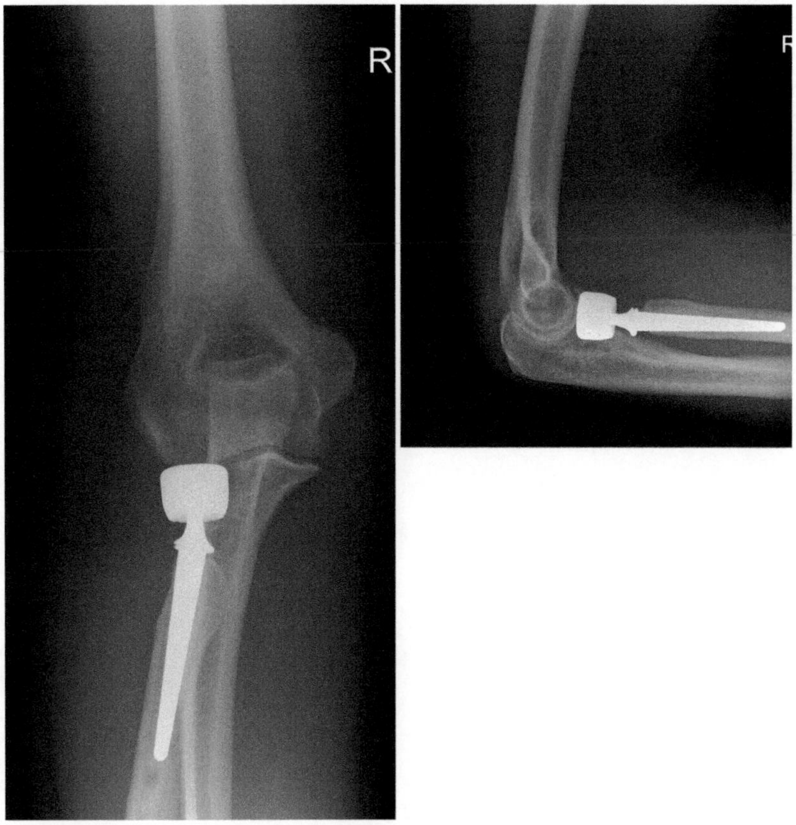


**Abb. 7.7**

# Pseudarthrosen

# „Delayed union" mit sekundärer Dislokation nach Osteosynthese einer Radiusköpfchentrümmerfraktur

*R.P. Meyer, H. Durchholz, F. Moro*

## ▪ Klinischer Fall

Ein 46-jähriger Mann stürzt am 16.06.2011 mit seinem Fahrrad. Er zieht sich dabei eine beidseitige Radiusköpfchenfraktur zu. Rechts handelt es sich um eine undislozierte Fraktur, die konservativ behandelt wird. Links liegt eine mehrfragmentäre Radiusköpfchenluxationsfraktur vor (◘ Abb. 8.1). Diese wird am 17.06.2011 an einem auswärtigen Krankenhaus osteosynthetisch versorgt. Nach Angaben des Operateurs war eine On-table-Rekonstruktion des Radiusköpfchens erforderlich. Die postoperativen Röntgenbilder des linken Ellbogens zeigen eine korrekte Rekonstruktion mit einem verbleibenden größeren ventralen Knochendefekt (◘ Abb. 8.2). Der klinische und radiologische Verlauf ist vorerst zufriedenstellend (◘ Abb. 8.3; ◘ Abb. 8.4). Bei zunehmender Mobilisation des linken Ellbogens treten jedoch bewegungsabhängige Schmerzen auf. Die Ellbogenbeweglichkeit ist zusehends eingeschränkt. Die Röntgenkontrolle vom 14.09.2011 zeigt eine beginnende Abkippung des Radiusköpfchens, was das Beschwerdebild und die Bewegungsreduktion erklärt (◘ Abb. 8.5).

Der Patient wird zur weiteren Therapie am 27.09.2011 an unsere Klinik überwiesen. Klinisch zeigt sich ein weitgehend eingesteifter linker Ellbogen. In Flexion/Extension bestehen lediglich Wackelbewegungen. Auch die Umwendbewegungen sind massiv eingeschränkt. Neurologisch finden sich keine Besonderheiten. Die Röntgenkontrolle vom 27.09.2011 dokumentiert in der a.-p.- und seitlichen Aufnahme eine Abkippung des Radiusköpfchens sowie eine beginnende Ad-latus-Dislokation. Ursache der Sekundärdislokation ist der ventrale Knochendefekt mit entsprechend insuffizient werdender Abstützung (◘ Abb. 8.6). Im Hinblick auf eine eventuelle Rekonstruktion des Radiusköpfchens wäre eine CT-Untersuchung wünschenswert. Diese kann jedoch wegen weitgehend eingesteiftem linken Arm nicht durchgeführt werden. Die 3-Phasen-Szintigraphie zeigt eine scheinbar befriedigende Durchblutung der Radiuskopfregion (◘ Abb. 8.7). Wir besprechen mit dem Patienten die möglichen operativen Optionen: Reosteosynthese des Radiusköpfchens mit autologer Beckenspaninterposition. Sollte dies technisch oder wegen prekärer Durchblutungsverhältnisse nicht mehr möglich sein, wäre bei suffizientem Kapsel-Band-Apparat die einfache Radiusköpfchenresektion vorzusehen. Ist nach Radiusköpfchenresektion die Stabilität ungenügend, müsste eine Radiuskopfprothese implantiert werden. Der Patient wünscht die rasche, operative Sanierung und ist mit unseren Vorschlägen einverstanden.

## ▪ Operative Korrektur

Am 03.11.2011 erfolgt die Reintervention. Der linke Arm ist auf dem Armtisch gelagert. Durch den alten Hautschnitt wird anterolateral im Intervall zwischen M. extensor carpi ulnaris und M. extensor digitorum communis eingegangen. Intraartikulär bestehen vor allem ventral Vernarbungen, die reseziert werden.

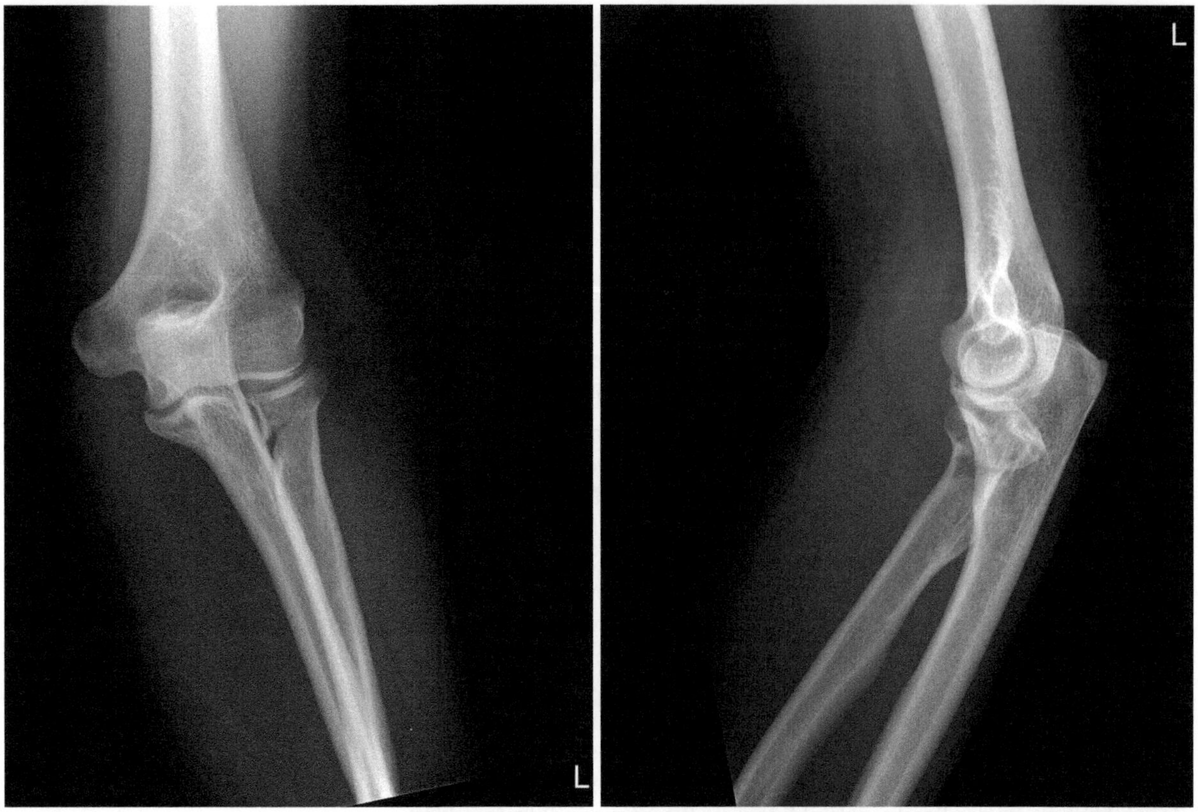


Abb. 8.1

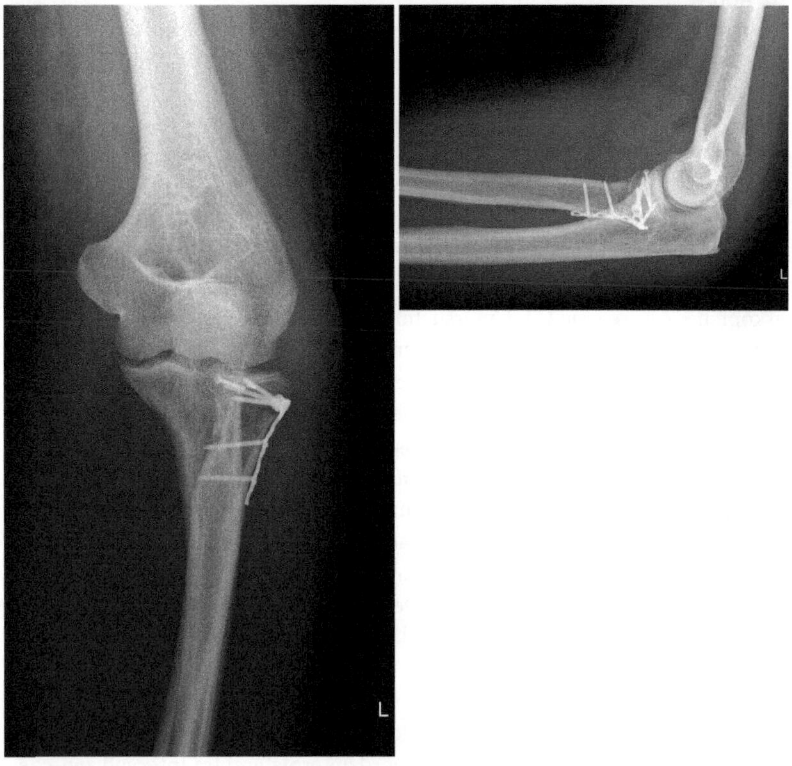


Abb. 8.2

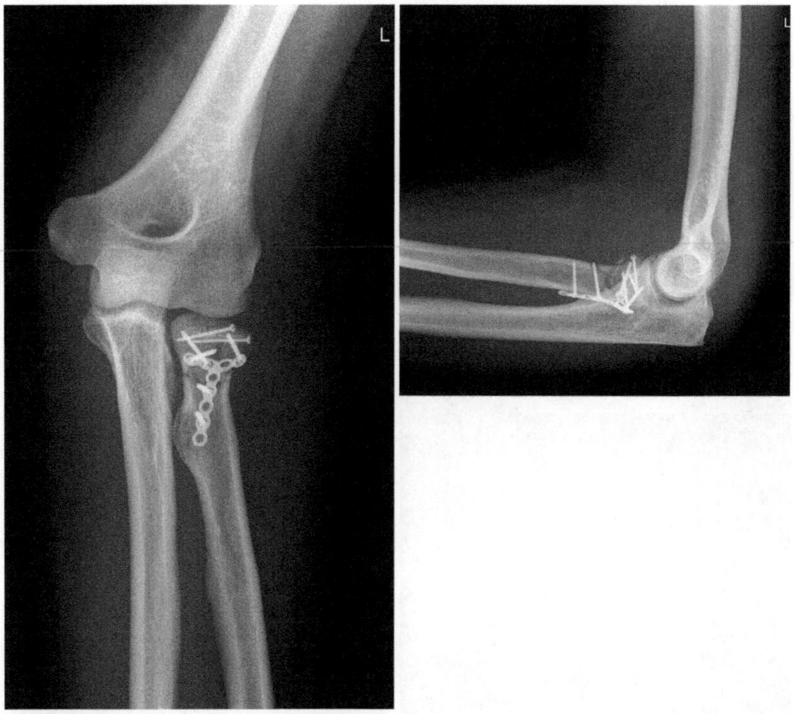

Abb. 8.3

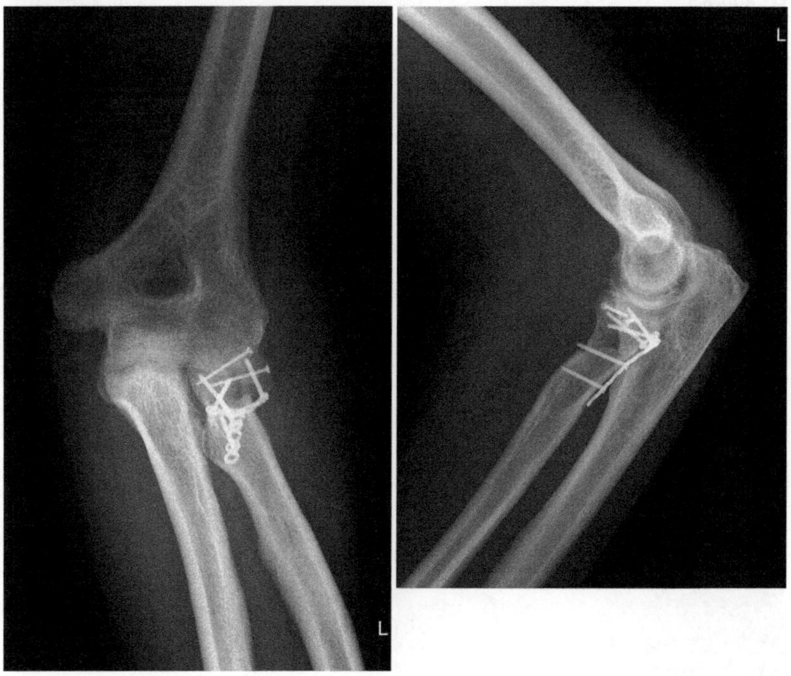

Abb. 8.4

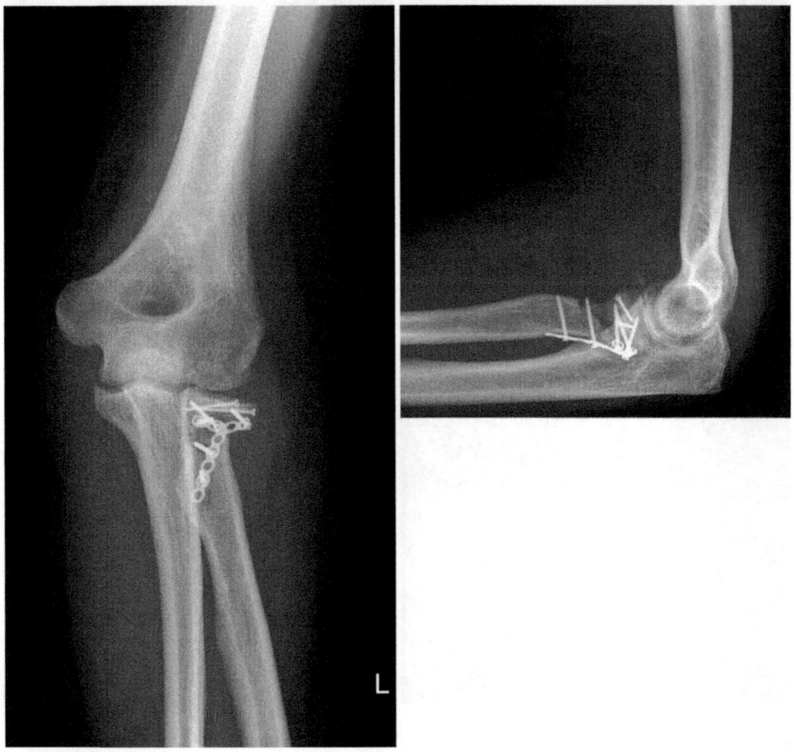


■ Abb. 8.5

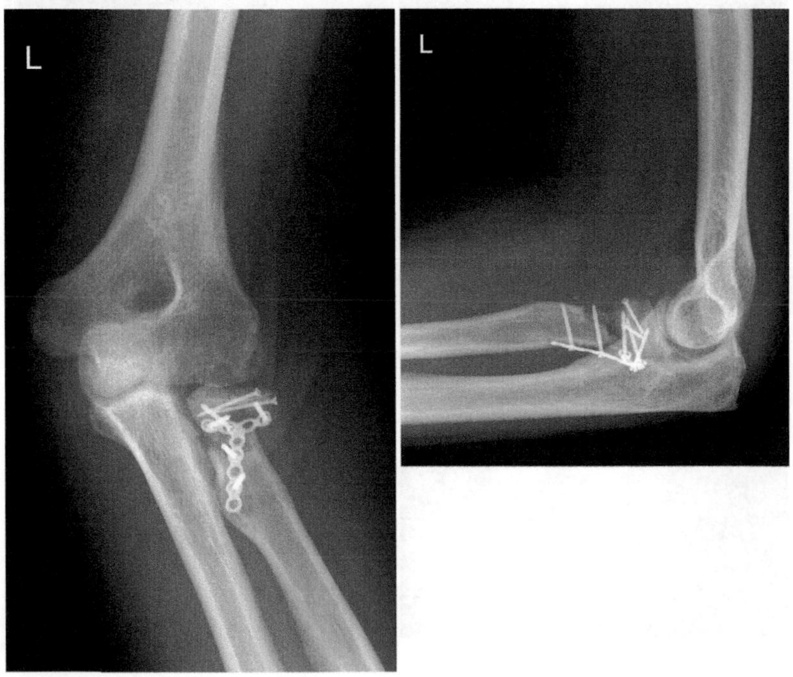


■ Abb. 8.6

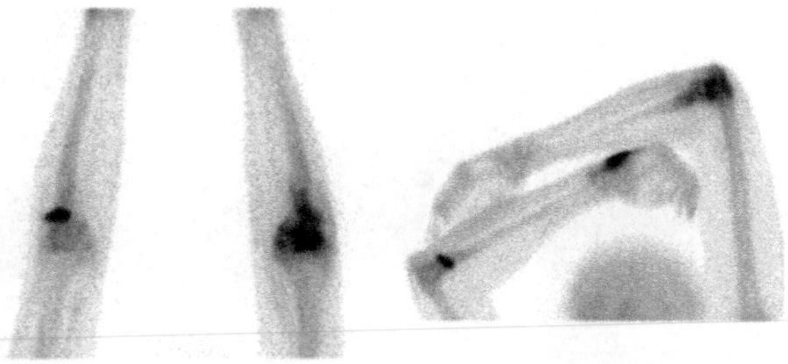

R dorsal L R seitlich L

■ Abb. 8.7

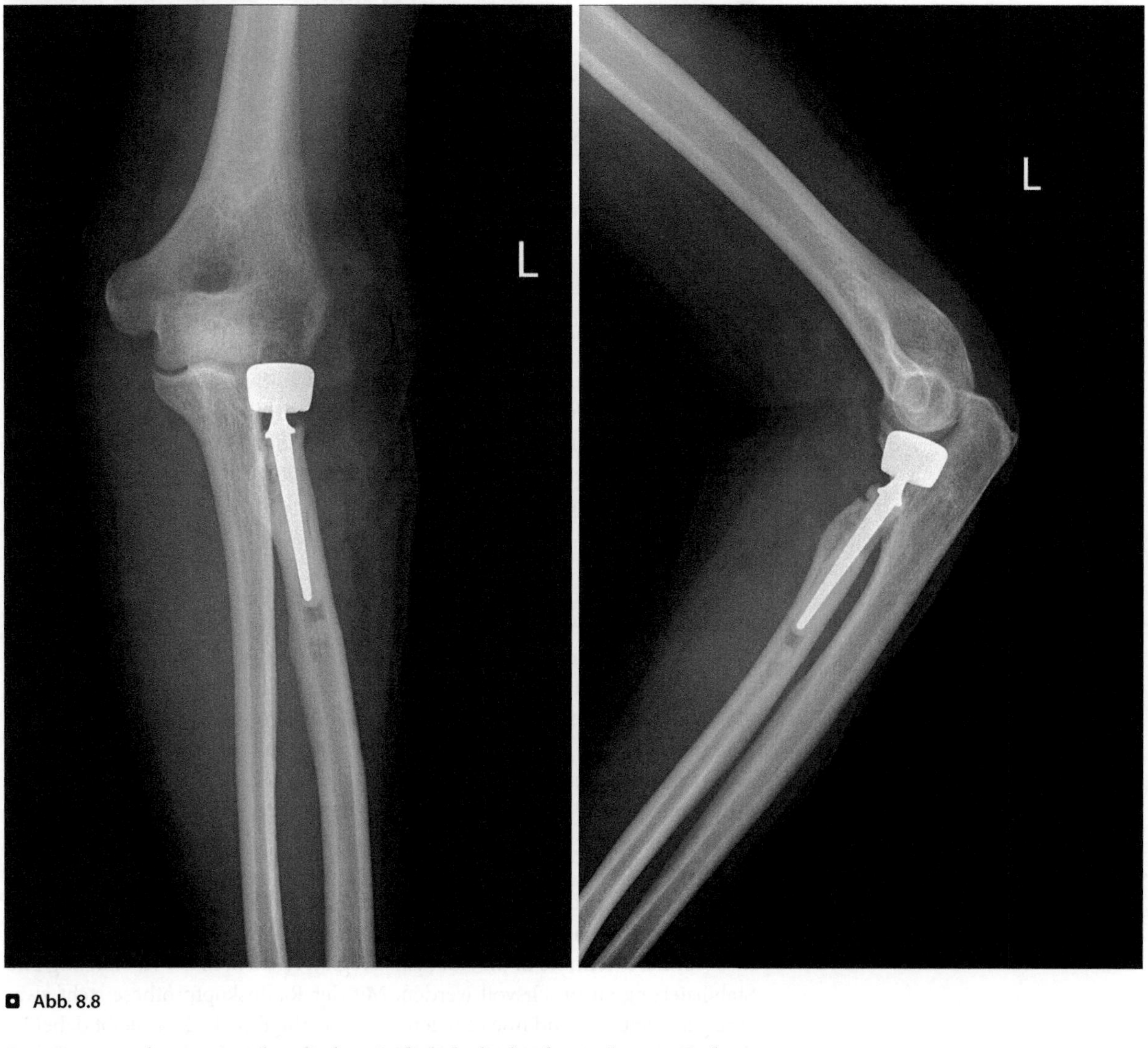


■ Abb. 8.8

Das Osteosynthesematerial ist locker. Lediglich die beiden isolierten Radiuskopfschrauben zeigen stabilen Halt. Nach Entfernung des Osteosynthesematerials findet sich ein vollständig avitaler Radiuskopf. Das Radiusköpfchen wird reseziert, ebenso die subkapitale Pseudarthrose. Der Knorpel am Capitulum radii sowie an der proximalen Ulna ist unauffällig. Unter Bildverstärkerkontrolle wird die Ellbogenstabilität in Extension und 30°-Flexion geprüft. Es bestehen stabile ulnare Bandverhältnisse bei deutlicher Cubitus-valgus-Bildung.

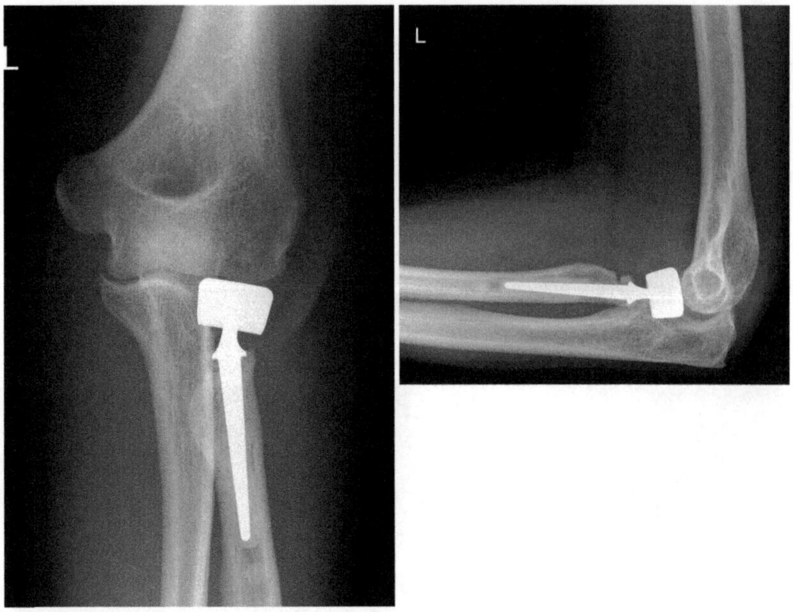


▪ Abb. 8.9

Die Implantation der Radiuskopfprothese wird vorgesehen. Mit Pfriem und Spezialraspel wird der Markraum vorbereitet. Der 6,5-mm-Probeschaft sitzt korrekt, ebenso der Probekopf, 22 mm. Die definitiven Prothesenkomponenten werden eingebracht, der Schaft einzementiert. Es zeigt sich ein freies Gelenkspiel in Flexion/Extension und Pro-/Supination bei korrekter Prothesenlänge. Die postoperative Röntgenkontrolle bestätigt die korrekte Ausrichtung der Prothesenkomponenten (▪ Abb. 8.8).

## ▪ Verlauf

Der Ellbogen wird bis zur gesicherten Wundheilung für 10 Tage in einer Neoprenschiene gelagert. Aus der Schiene heraus wird ohne Belastung funktionell remobilisiert. 6 Wochen nach Intervention ist der Patient weitgehend beschwerdefrei. Die Bewegungsamplitude am linken Ellbogen beträgt in Flexion/Extension 115/20/0° bei freier Pro-/Supination. Radiologisch zeigt sich eine korrekte Lage der Radiusköpfchenprothese mit guter Zentrierung in der a.-p.- und seitlichen Projektion (▪ Abb. 8.9). Weitere Kontrollen klinisch und radiologisch sind 3 und 6 Monate postoperativ vorgesehen.

## ▪ Diskussion

Die mehrfragmentären Radiuskopffrakturen sind in ihrer osteosynthetischen Versorgung gelegentlich recht kapriziös. Scheinbar einfache Frakturen können, insbesondere wenn sie in die Radiushalsregion reichen, in der Abstützung und Stabilisierung anspruchsvoll werden. Mit der Radiuskopfprothese steht zwar eine geeignete „second line of defense" zur Verfügung. Unklar bleibt dabei jedoch der Langzeitverlauf. In ausgewählten Fällen besteht allerdings noch eine „third line of defense". Es kann bei Auftreten eines schmerzhaften chondralen Dekubitus am Capitulum frühestens 1 Jahr nach Radiusköpfchenprothesen-Implantation, d. h. nach Stabilisierung der Kapsel-Band-Strukturen die einfache, ersatzlose Prothesenentfernung vorgesehen werden. Der Ellbogen bleibt in der Folge stabil, der chondrale Schmerz verschwindet in der Regel.

# „Non union" bei Osteosynthese und Reosteosynthese einer intraartikulären distalen Humerusrümmerfraktur

*R.P. Meyer, F. Moro*

## Klinischer Fall

Eine 82-jährige Frau stürzt am 02.07.2010 und zieht sich dabei eine erstgradig offene intraartikuläre distale Humerustrümmerfraktur links zu mit zusätzlicher traumatischer Neurapraxie des Nervus ulnaris (■ Abb. 9.1). Gleichentags wird an einem auswärtigen Krankenhaus die offene Reposition und Osteosynthese über einen posterioren Zugang mit Chevron-Osteotomie des Olecranons durchgeführt (■ Abb. 9.2). Der postoperative Verlauf ist kompliziert durch Blockaden des Ellbogens bei Extension sowie durch persistierende neurogene Schmerzen im N.-ulnaris-Bereich. Die Frakturheilung verzögert sich. Die Röntgenbilder vom 27.09.2010 zeigen ein proximales Auswandern der Kirschner-Drähte bei Nichtkonsolidierung der Chevron-Osteotomie sowie Lockerung der Schrauben am radialen Pfeiler (■ Abb. 9.3). Die Indikation zur Reosteosynthese mit gleichzeitiger Neurolyse und Vorverlagerung des N. ulnaris wird gestellt. Der Eingriff erfolgt am 19.10.2010 erneut im auswärtigen Krankenhaus (■ Abb. 9.4). Trotz der Reosteosynthese zeigt sich auf den Röntgenbildern vom 06.12.2010 eine „non union" sowohl im Bereich der Chevron-Osteotomie wie auch im Bereich des radialen Kondylus. Zudem besteht eine Subluxation des ulnaren Kondylenmassivs (■ Abb. 9.5). Die Patientin wird zur Evaluation im Hinblick auf einen eventuellen prothetischen Ersatz am 21.12.2010 an uns überwiesen. Bei der Eintrittsuntersuchung findet sich eine weitgehende funktionelle Ankylose des linken Ellbogens mit Krepitation bei Wackelbewegungen und provozierbarer Subluxation nach ulnar. Es persistiert eine Hyposensibilität im Bereich des N. ulnaris. Die Indikation zur Implantation einer Ellbogenprothese wird gestellt.

## Operative Korrektur

Der Eingriff erfolgt am 21.02.2011 in Rechtsseitenlage. Der Zugang ist durch die alte Schnittführung gegeben, die nach radial-proximal erweitert wird. Der N. ulnaris ist in einer Narbenplatte eingebettet, wird frei präpariert, das Septum intermusculare dabei proximal reseziert. Nachdem der Trizepskomplex in toto mobilisiert ist, wird das Osteosynthesematerial radial und ulnar entfernt. Die nicht konsolidierte Fraktur bestätigt sich. Mehrere Fragmente, insbesondere radial, sind fehlverheilt. Über den nach distal erweiterten Trizeps-Splitting-Zugang wird die Platte am Olecranon entfernt. Auch hier zeigt sich eine „non union" der Chevron-Osteotomie. Nach Resektion des Radiusköpfchens wird das Ellbogengelenk mobilisiert. Bei engen Markraumverhältnissen sowohl am Humerus wie an der Ulna werden die Probeprothesenkomponenten nach entsprechender Markraumweitung eingebracht. Der ulnare Kondylenanteil kann weitgehend erhalten werden. Der radiale Kondylus besteht aus mehreren, nicht eingeheilten Fragmenten, die aus dem Weichteilverbund ausgeschält werden müssen. Die definitiven Prothesenkomponenten werden einzementiert, wobei wegen engster Markraumverhältnisse die distale Spitze der ulna-

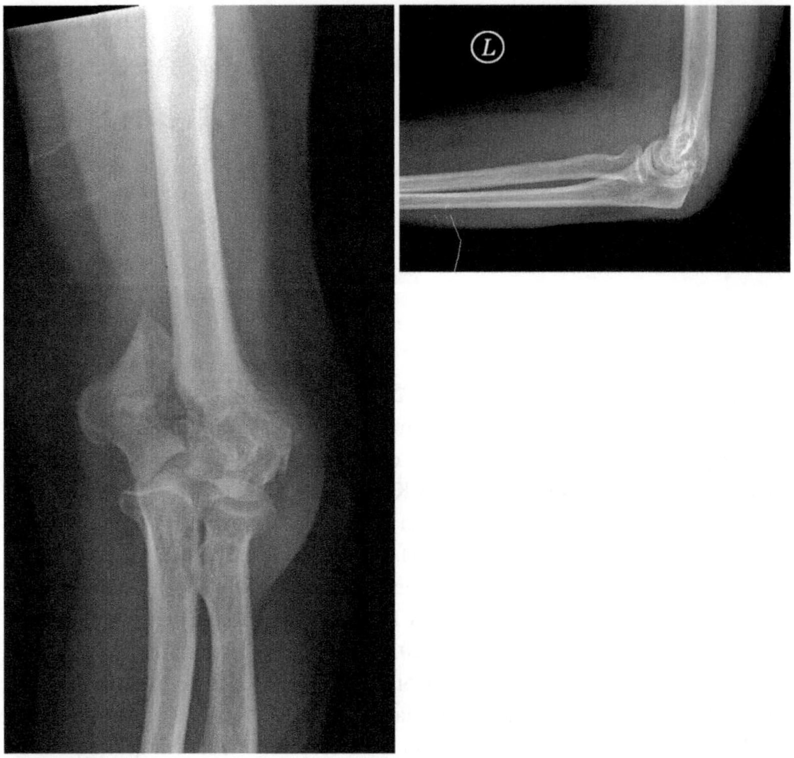


▪ Abb. 9.1

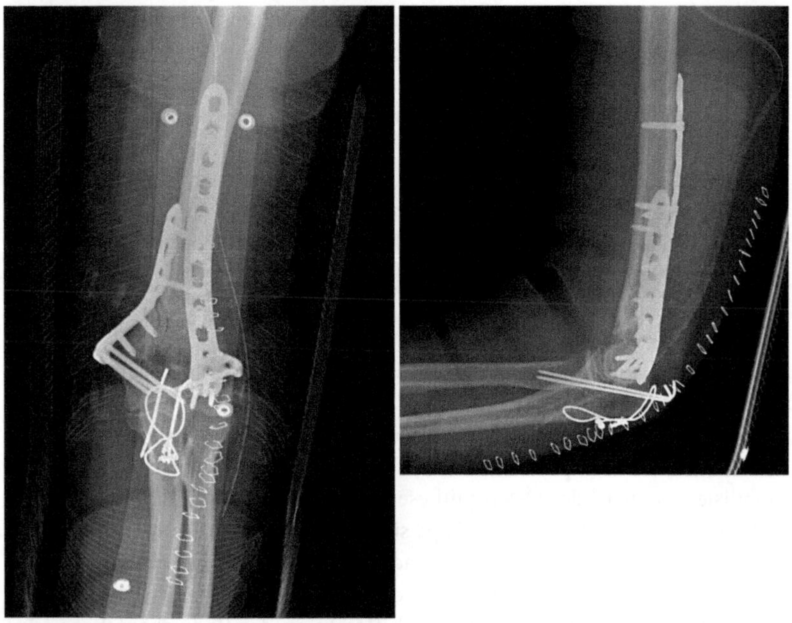

▪ Abb. 9.2

ren Komponente um ca. 1,5 cm gekürzt werden muss. Die Bewegungsprüfung ergibt volle Extension bei suffizienter Flexion. Ein kleines proximales Olecranonfragment wird entfernt. Der radiale Kapsel-Band-Apparat wird transossär fixiert. Der N. ulnaris wird subkutan anterior vorverlagert. Der Streckapparat wird distal transossär refixiert, der Trizeps-Splitting-Zugang proximal readap-

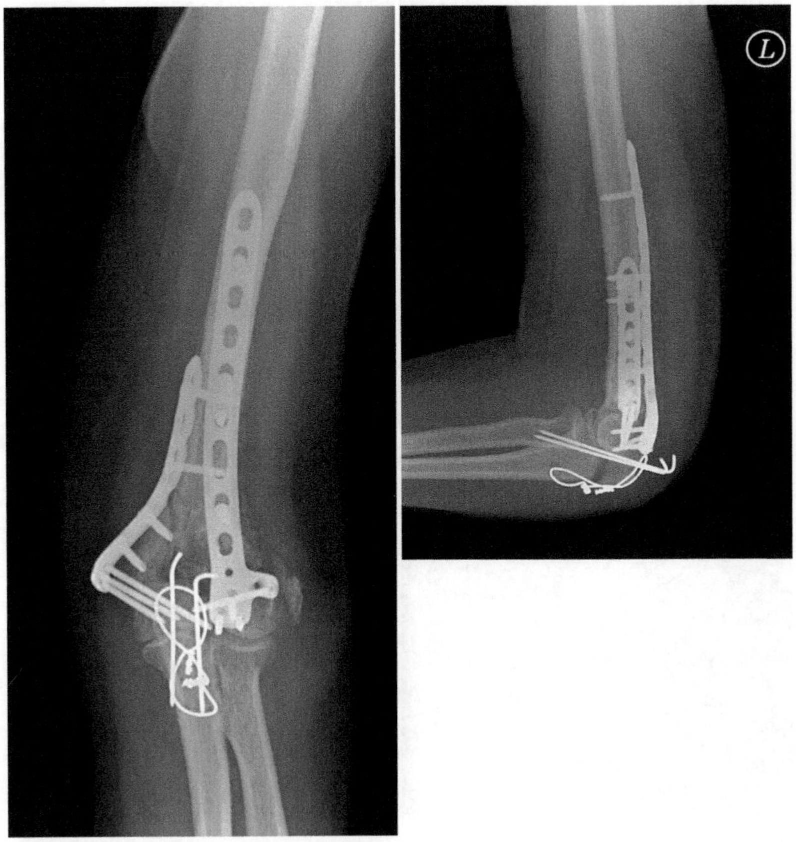


Abb. 9.3

tiert. Die postoperative Röntgenkontrolle zeigt eine gute Lage der gewählten Prothesenkomponenten (Abb. 9.6).

## Verlauf

Postoperativ wird der linke Ellbogen für 3 Wochen in einer Ellbogenschiene gelagert. Aus der Schiene heraus erfolgt die physiotherapeutisch geführte Remobilisation. Eine erste klinische Kontrolle 2 Wochen nach dem Eingriff zeigt eine Ellbogenbeweglichkeit in Flexion/Extension von 100/10/0° bei freier Pro-/Supination. 6 Wochen postoperativ beträgt die Ellbogenbeweglichkeit in Flexion/Extension 120/5/0° bei freier Pro-/Supination. Die Missempfindungen im N.-ulnaris-Bereich sind leicht regredient. Radiologisch besteht eine korrekte Lage der Prothesenkomponenten (Abb. 9.7). Die Physiotherapie wird weitergeführt. 3 Monate nach der Intervention hat die Patientin noch Dysästhesien im N.-ulnaris-Bereich, ist im Übrigen jedoch beschwerdefrei. Die Bewegungsamplitude beträgt in Flexion/Extension 130/0/0° bei freier Pro-/Supination. Radiologisch besteht im Vergleich zur letzten Kontrolle eine identische Lage der Prothesenkomponenten (Abb. 9.8). Die Physiotherapie beginnt mit dosiertem Kraftaufbau bis zu einer Belastung von maximal 4 kg. 6 Monate nach dem Eingriff ist die Patientin, abgesehen von den diskreten Parästhesien im N.-ulnaris-Bereich, beschwerdefrei. Die Ellbogenbeweglichkeit beträgt in Flexion/Extension 140/0/0° bei freier Pro-/Supination. Es besteht noch eine leichte Trizepsschwäche. Radiologisch besteht eine korrekte Stellung der Prothesenkomponenten (Abb. 9.9). Die nächste Kontrolle ist 1 Jahr nach der Operation vorgesehen.

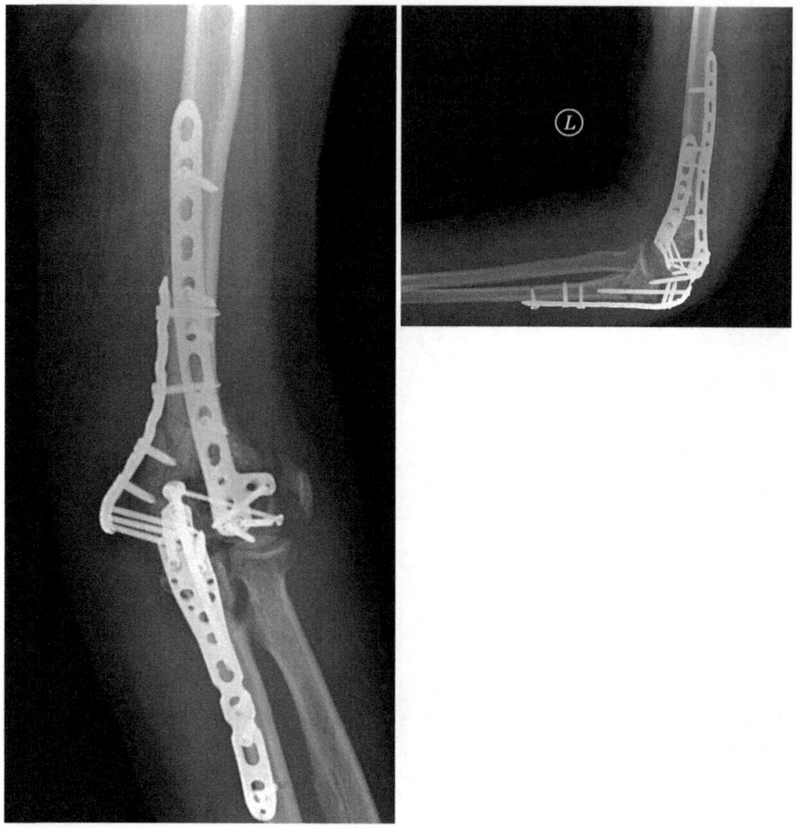


▣ **Abb. 9.4**

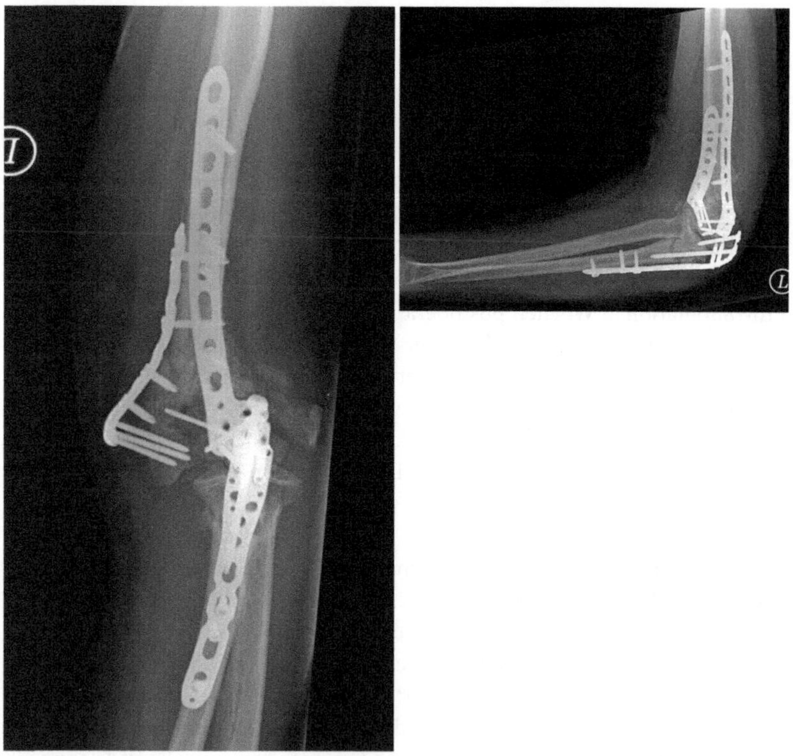

▣ **Abb. 9.5**

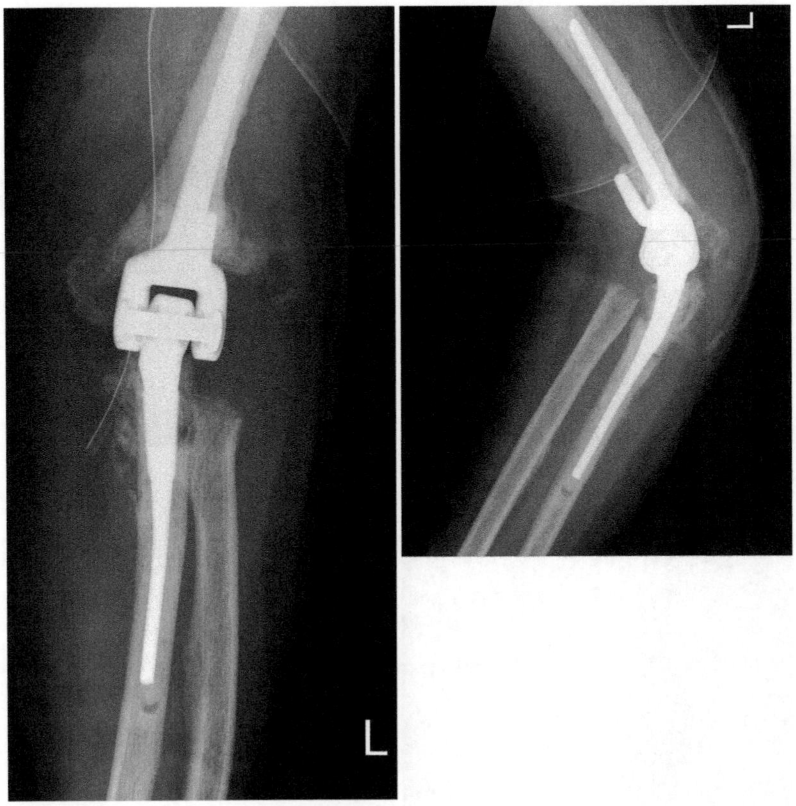


Abb. 9.6

## Diskussion

Bei dieser älteren Patientin mit entsprechender Osteoporose und zusätzlicher diabetischer Stoffwechsellage liegt bereits bei der Primärosteosynthese eine schwierige Situation vor. Man erreicht rasch die Grenzen der Rekonstruierbarkeit trotz winkelstabilen Implantaten. Nach Versagen der Primärosteosynthese hätte man in Anbetracht der ungünstigen Bedingungen auf die Reosteosynthese verzichten können und sekundär die Ellbogenarthroplastik evaluieren müssen. Auch stellt sich hier die Frage, ob nicht bereits primär die Arthroplastik hätte geplant werden sollen. Mittlerweile hat die Patientin sich 3 großen Eingriffen unterziehen müssen. Das erreichte funktionelle Resultat ist erfreulich, obwohl bekannt ist, dass gerade bei solchen Revisionsoperationen die Komplikationsraten hoch sind. Wegen der fehlenden kondylären Abstützung mit entsprechender Instabilität der Kollateralbänder haben wir uns in dieser Situation für die Coonrad-Morrey-Prothese entschieden.

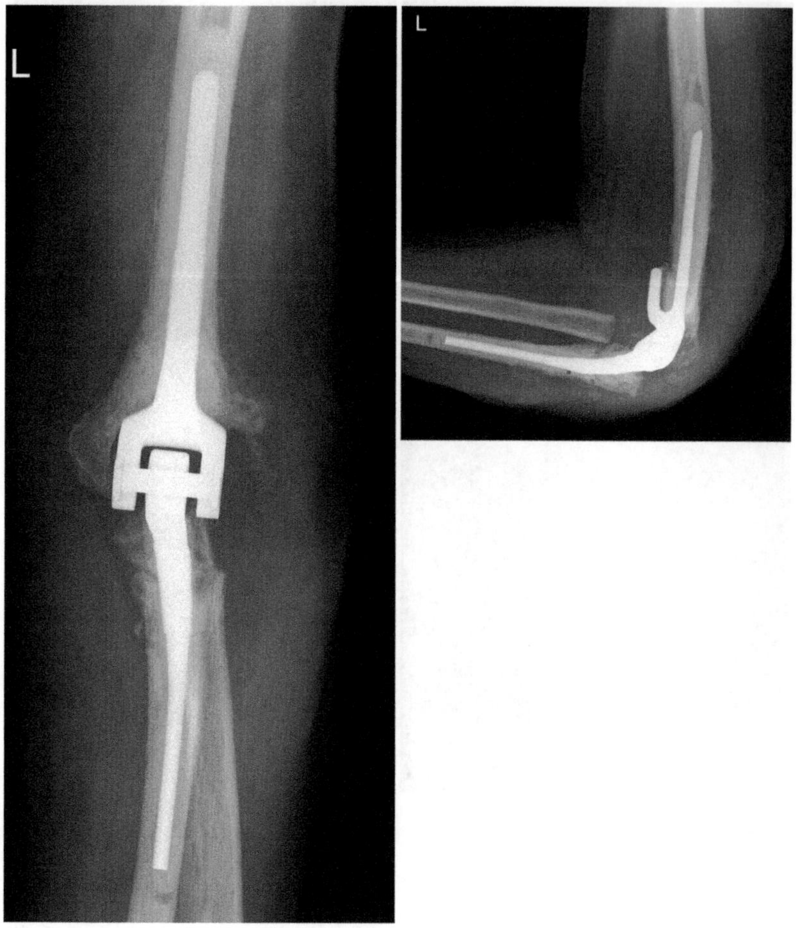


**Abb. 9.7**

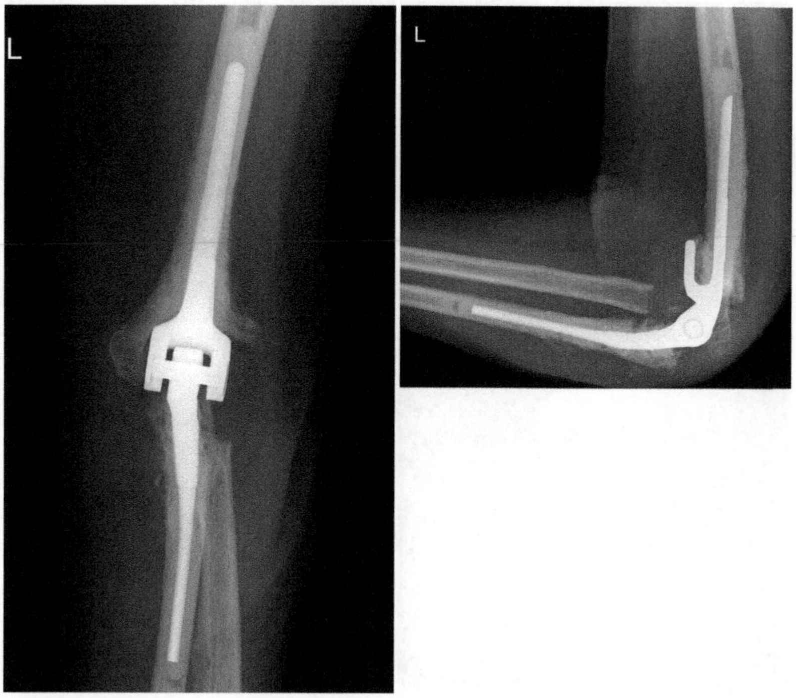


■ **Abb. 9.8**

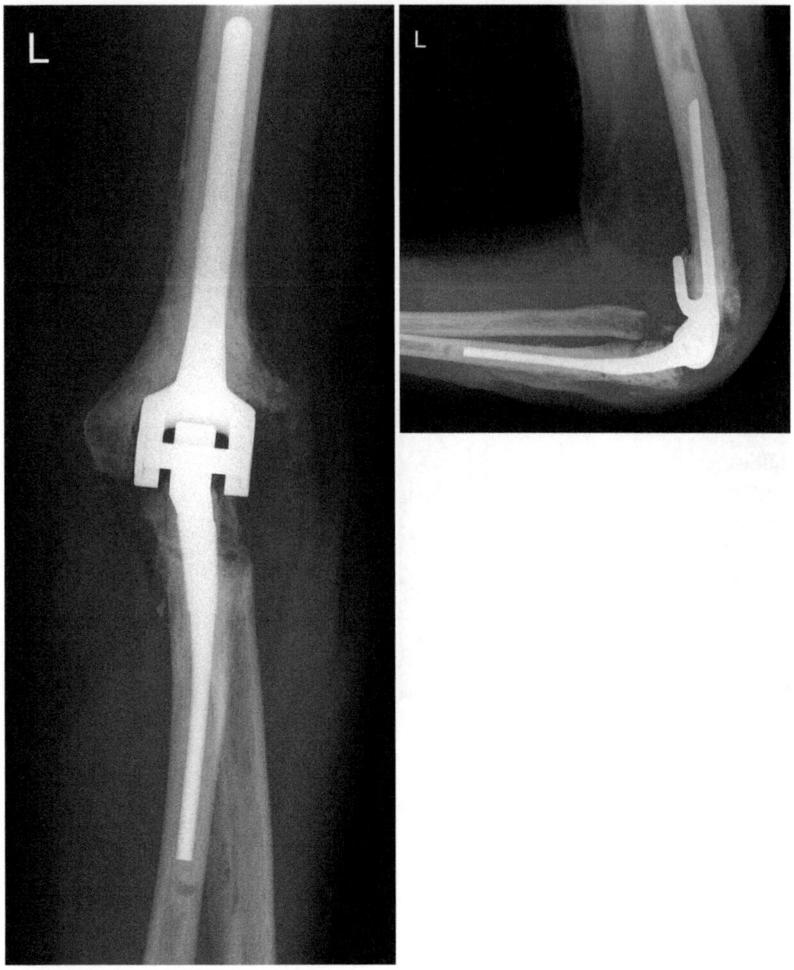


Abb. 9.9

# Pseudarthrose am distalen Humerus nach Osteosynthese einer Y-Fraktur

*R.P. Meyer, F. Moro*

## ▪ Klinischer Fall

Am 15.11.2009 zieht sich ein 37-jähriger Mann im Rahmen eines Polytraumas eine distale intraartikuläre Humerusfraktur rechts zu (◘ Abb. 10.1). Diese Fraktur wird wegen der massiven Zusatzverletzungen initial mit einem gelenküberbrückenden Fixateur externe versorgt (◘ Abb. 10.2). Die Osteosynthese erfolgt am 25.11.2009 mit Doppelplatte und isolierten Schrauben sowie Osteotomie des Olecranons (◘ Abb. 10.3). Die Rekonstruktion der Gelenkfläche gelingt gut. Die Fixation des distalen Knochenblocks am Humerusschaft ist in der Retrospektive jedoch ungenügend. Der postoperative Verlauf ist bezüglich der Funktion ausgezeichnet. Der Patient weist nur eine geringfügige, endständige Einschränkung von 10° in Flexion und Extension auf. Im Rahmen der Verlaufskontrollen zeigt sich aber eine verzögerte Frakturheilung (◘ Abb. 10.4). Die Computertomographie vom 04.11.2010 bestätigt die „non union" sowohl zum ulnaren wie auch zum radialen Pfeiler. Auch die intraartikuläre Komponente des Condylus ulnaris ist nicht eingeheilt. Die Gelenkflächen sind kongruent (◘ Abb. 10.5). Die Indikation zur Reosteosynthese mit Spongiosaplastik und Beckenspaninterposition ist gegeben.

## ▪ Operative Korrektur

Am 07.03.2011 wird von einem posterioren Zugang auf den rechten Ellbogen eingegangen. Der Nervus ulnaris wird freigelegt und angeschlungen. Das Osteosynthesematerial wird vorerst am ulnaren, dann am radialen Pfeiler entfernt. Die distalen Schrauben sind deutlich gelockert. Es zeigt sich die erwartete Pseudarthrose sowohl ulnar- wie radialseits. Die Pseudarthrose am ulnaren Pfeiler wird angefrischt, das pseudarthrotische Gewebe entfernt. Das gleiche Vorgehen erfolgt auch radialseits. Nun werden am rechten Beckenkamm ein trikortikaler Span (2,5×1 cm) sowie Spongiosamaterial entnommen. 2 Bikortikalisspäne werden zurechtgeschnitten, am ulnaren Pfeiler in den vorbereiteten, angefrischten Defekt eingepasst und zusätzlich mit Spongiosa unterfüttert. Am radialen Pfeiler wird ein trikortikaler Span entsprechend dem partiell resultierenden Pseudarthrosedefekt eingebracht und Spongiosa angelagert. Am ulnaren Pfeiler werden 2 3,5-mm-Kortikalisschrauben eingedreht und damit die intraartikuläre Komponente des ebenfalls nicht eingeheilten Condylus ulnaris fixiert. An der Ulna wird eine anatomisch vorgeformte 7-Loch-LCP-Platte angelegt. Am radialen Pfeiler wird eine 5-Loch-LCP-Humerusplatte montiert. Die Montage ist stabil. Die postoperative Röntgenkontrolle zeigt korrekte Stellungsverhältnisse distal ohne Stufenbildung bei guter Lage des gewählten Osteosynthesematerials (◘ Abb. 10.6).

## ▪ Verlauf

Die funktionelle Nachbehandlung ohne Belastung wird für mindestens 3 Monate vorgesehen. Aktiv-assistierte Bewegungsübungen setzen unmittelbar nach dem Eingriff ein. Der Patient erhält zusätzlich eine automatische

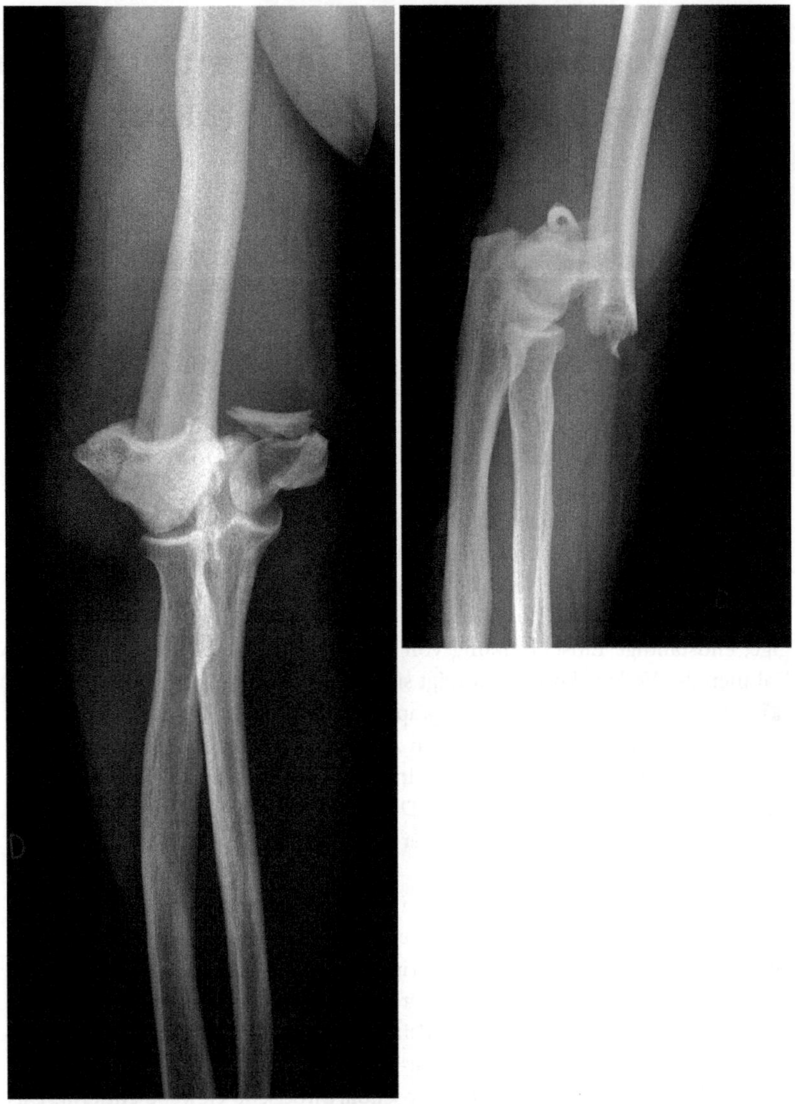

■ **Abb. 10.1**

Bewegungsschiene. 6 Wochen nach dem Eingriff ist der Patient weitgehend beschwerdefrei. Die Ellbogenbeweglichkeit beträgt für die Flexion/Extension 130/5/0°, die Pro-/Supination ist seitengleich und frei. Radiologisch ist der Durchbau im Bereich der ehemaligen Pseudarthrosen weit fortgeschritten mit deutlich reparativen Vorgängen im angelagerten Spongiosabereich. Das Osteosynthesematerial ist stabil (■ Abb. 10.7). 3 Monate nach dem Eingriff ist der Patient beschwerdefrei und sehr zufrieden. Die Ellbogenbeweglichkeit rechts beträgt in Flexion/Extension 130/10/0° bei einer Pro-/Supination von 90/0/80°. Radiologisch besteht eine vollständige Konsolidierung der Pseudarthrosen bei stabilem Osteosynthesematerial (■ Abb. 10.8).

### ■ Diskussion

Weil diese distale Humerusfraktur auswärts osteosynthetisch gut versorgt und die distale Gelenkkongruenz korrekt wiederhergestellt wurde, konnte hier die gelenkerhaltende Chirurgie geplant werden. Zur Pseudarthrose kam es, weil bei der Erstversorgung die Fixation des distalen Gelenkblocks ungenügend war.

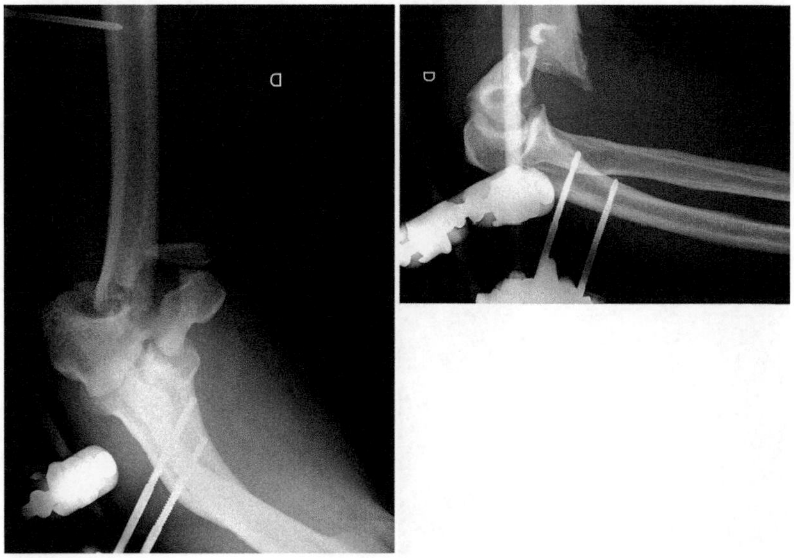


Abb. 10.2

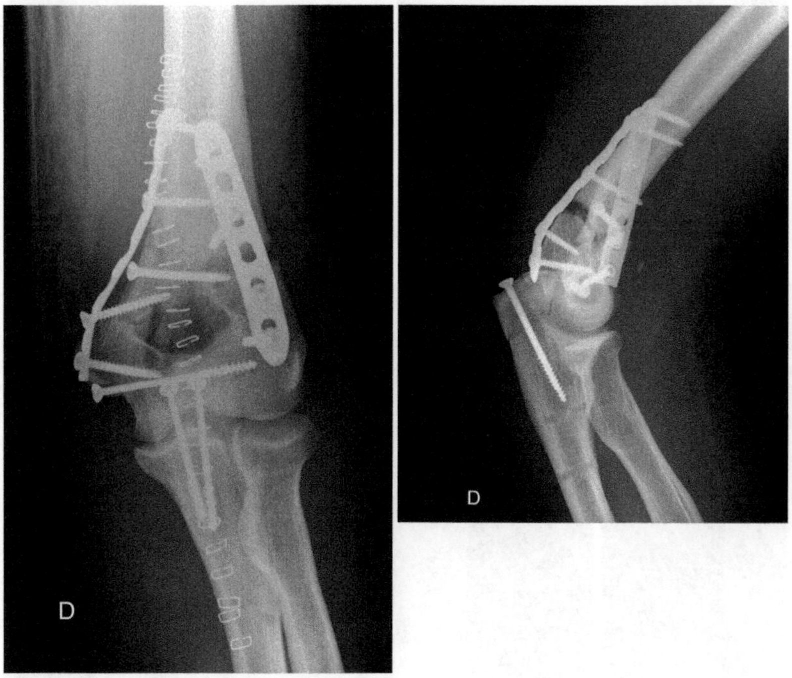


Abb. 10.3

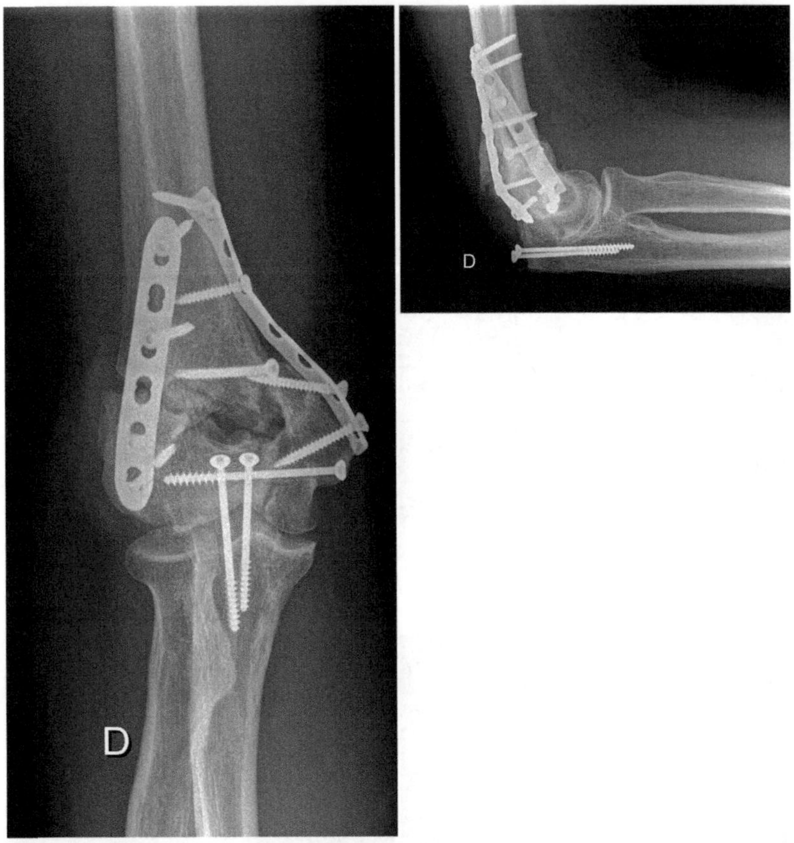


**Abb. 10.4**

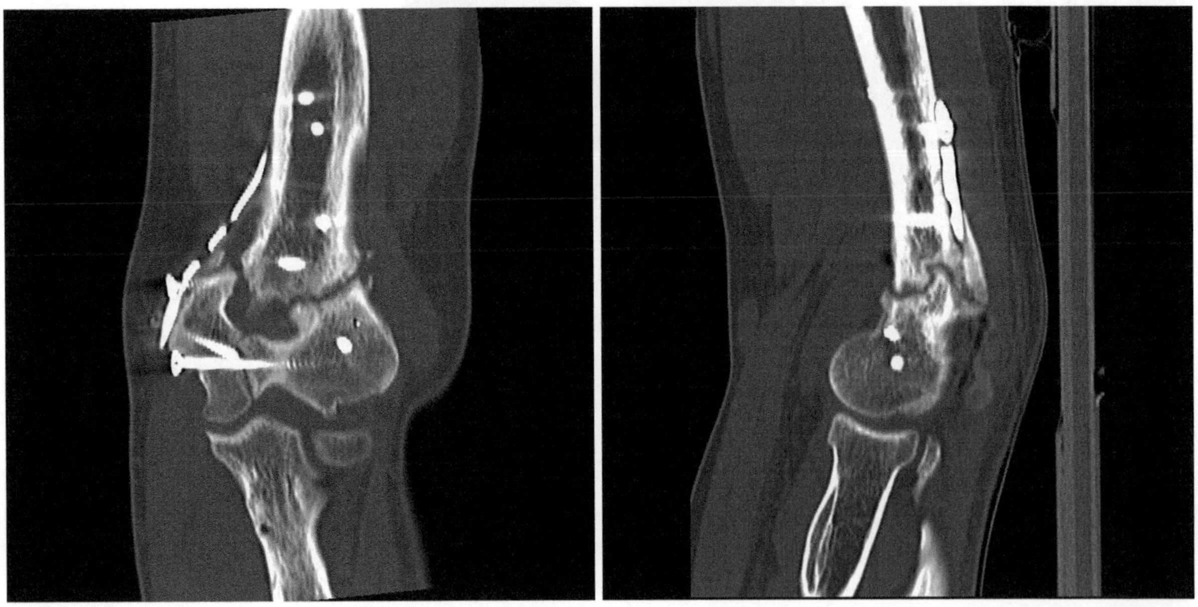

**Abb. 10.5**

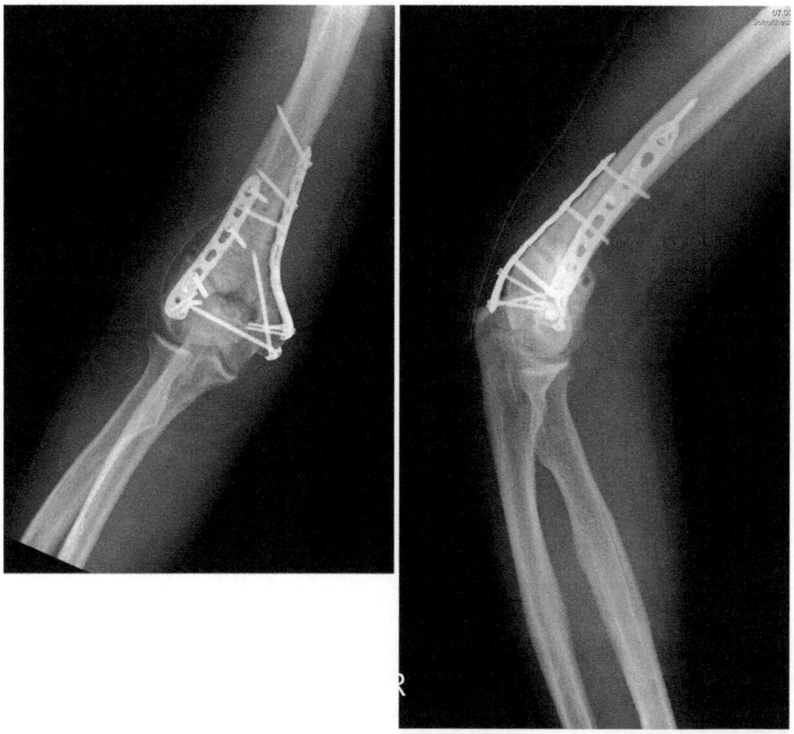

■ Abb. 10.6

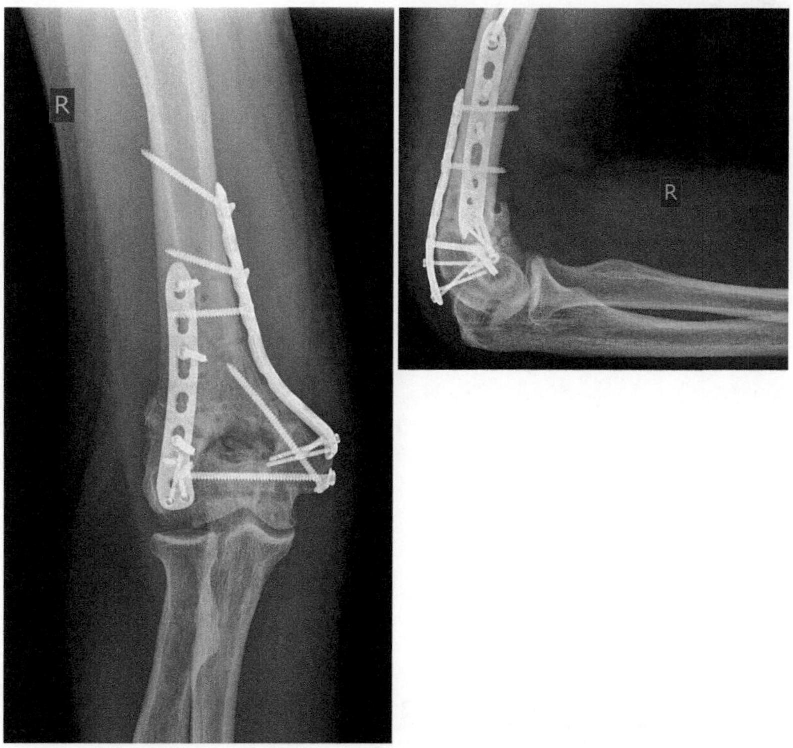


■ Abb. 10.7

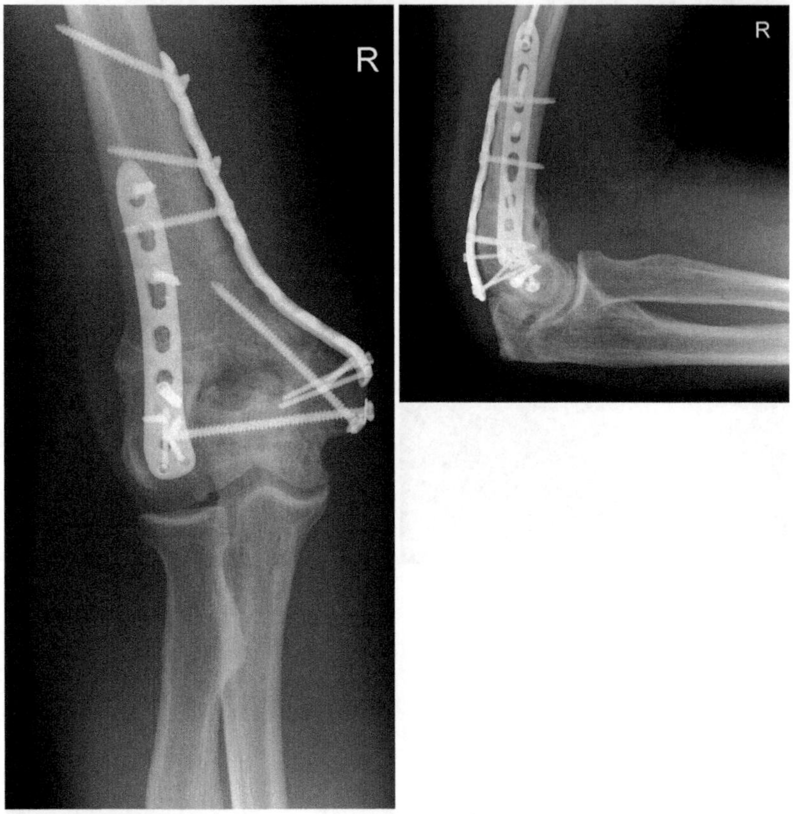


■ **Abb. 10.8**

# Postoperative Pseudarthrose des Condylus humeri lateralis mit Arthrofibrose des Ellbogengelenks

*R.P. Meyer, F. Moro*

## ▪ Klinischer Fall

Ein 57-jähriger Mann stürzt am 05.01.2010 auf Glatteis und zieht sich dabei eine distale intraartikuläre Trümmerfraktur des distalen Humerus rechts zu (◘ Abb. 11.1). Nach zusätzlicher computertomographischer Untersuchung (◘ Abb. 11.2) wird in einem auswärtigen Krankenhaus die Osteosynthese durchgeführt. Die postoperativen Röntgenbilder zeigen eine ungenügende distale Fixation des radialen Pfeilers (◘ Abb. 11.3), was sich im postoperativen Verlauf rasch negativ auswirkt. Bereits bei der Kontrolluntersuchung am 24.02.2010, 6 Wochen nach dem Eingriff, zeigt sich auf den konventionellen Röntgenbildern eine verzögerte Frakturheilung mit zunehmender Dislokation des radialen Kondylus und daraus resultierender intraartikulärer Lage der Schraubenenden (◘ Abb. 11.4). Diese Destabilisierung des radialen Pfeilers ist progredient, wie die konventionellen Röntgenbilder vom 01.04.2010 (◘ Abb. 11.5) und die zusätzlich veranlasste computertomographische Untersuchung vom 04.06.2010 (◘ Abb. 11.6) dokumentieren. Im auswärtigen Krankenhaus wird die Reosteosynthese empfohlen. Der Patient wünscht eine Zweitmeinung durch uns. Die präoperative klinische Untersuchung zeigt bei reizloser posteriorer Narbe eine beträchtliche Funktionseinschränkung des rechten Ellbogens mit einer Flexion/Extension von 100/50/0° und einer Pro-/Supination von 70/0/30°. Zusätzlich besteht ein EMG-dokumentiertes sensomotorisches Ausfallsyndrom des Nervus ulnaris. Die Indikation zur Revisionsoperation ist gegeben. Bei noch vorhandener Gelenkkongruenz ist unser Ziel die gelenkerhaltende Reosteosynthese. Die Möglichkeit des intraoperativen Wechsels auf einen prothetischen Ersatz wurde mit dem Patienten besprochen. Gleichzeitig ist die Dekompression des N. ulnaris mit Vorverlagerung geplant.

## ▪ Operative Korrektur

Der Eingriff erfolgt am 09.08.2010 in Linksseitenlage bei gleichzeitig abgedecktem rechtem Beckenkamm. Es wird der trizepserhaltende Zugang gewählt in Hinblick auf den möglichen prothetischen Ersatz. Nach Freilegen des ulnaren Pfeilers zeigt sich eine starke Verklebung des N. ulnaris. Der Nerv wird im Sulcus befreit und bis weit nach proximal und distal präpariert unter Resektion des Septum intermusculare proximal. Die ulnare Osteosyntheseplatte wird entfernt. Der ulnare Kondylus ist konsolidiert. Nach Mobilisation des Trizeps radialseits sowie am Olecranon bestätigt sich die Pseudarthrose des radialen Pfeilers mit Verkippung des Fragments. Das Osteosynthesematerial wird entfernt. Das pseudarthrotische Gewebe wird reseziert, die Pseudarthrose angefrischt. Es besteht ein erheblicher Knorpelschaden der radialen Säule. Nach provisorischer Kirschner-Drahtfixation des reponierten lateralen Pfeilers ergibt sich unter Bildverstärkerkontrolle eine korrekte Reposition. Dank dem trizepserhaltenden Zugang besteht gute Einsicht ins Gelenk. Es wird eine ausgedehnte Arthrolyse durchgeführt. Die definitive Fixation des radialen Pfeilers erfolgt nun durch Doppelplatten: eine dorsal angebrachte 5-Loch-LCP-Humerusplatte

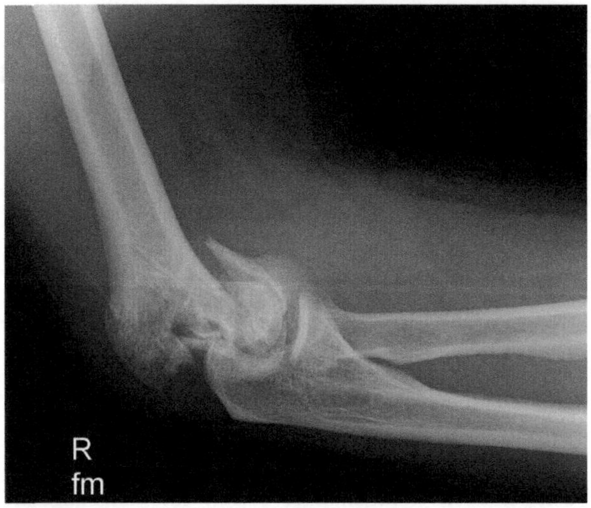


Abb. 11.1

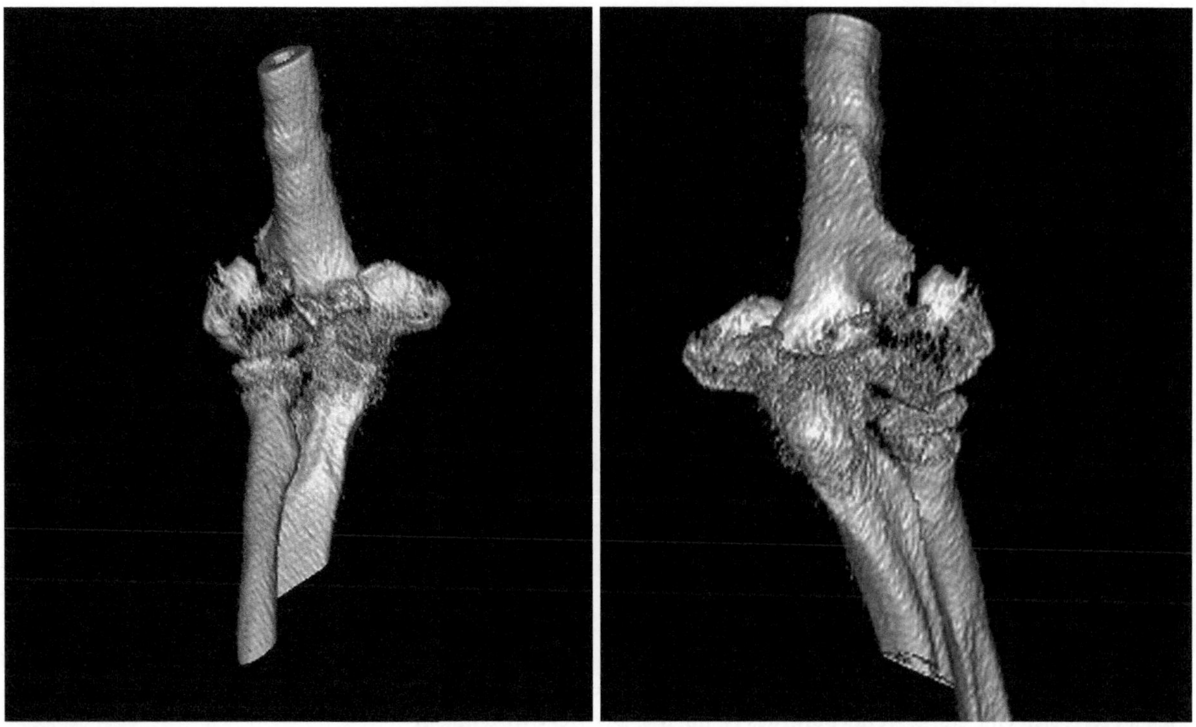

Abb. 11.2

sowie eine 3,5-mm-LCP-Rekoplatte, die an der der lateralen Säule entsprechenden Kurvatur anmodelliert wird. Unter Bildverstärkerkontrolle zeigt sich eine korrekte Platten- und Schraubenlage. Die Osteosynthese ist übungsstabil. Es ergibt sich eine intraoperative Bewegungsamplitude in Flexion/Extension von 120/20/0°. Das Osteosynthesematerial am Olecranon wird entfernt. Die Olecranonosteotomie ist konsolidiert. Nun wird dem rechten Beckenkamm entnommene Spongiosa vermischt mit heterologer Spongiosa sowohl dorsal wie ventral auf Höhe der Pseudarthrose angelagert. Zum Schluss wird der mobilisierte N. ulnaris subkutan vorverlagert. Die postoperative Röntgenkontrolle bestätigt die gute Lage des gewählten Osteosynthesematerials (Abb. 11.7).

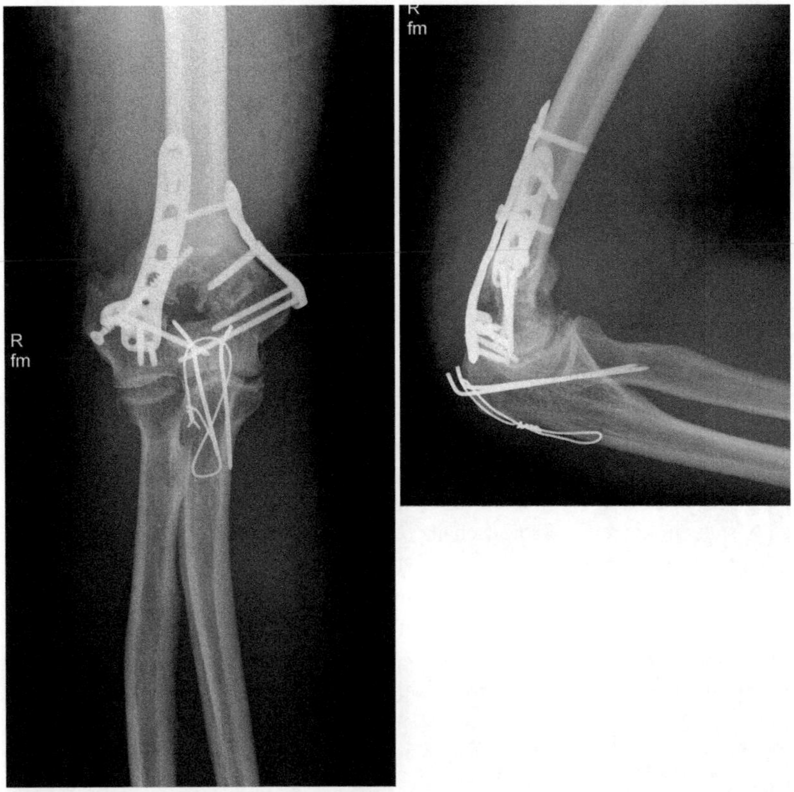


Abb. 11.3

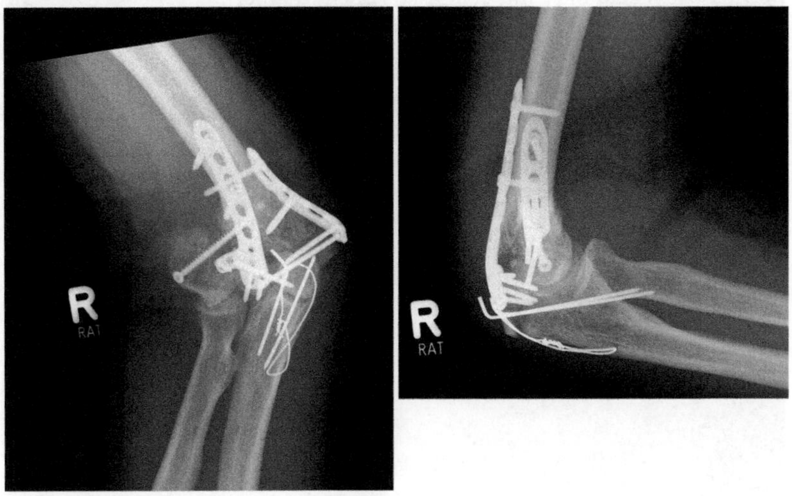


Abb. 11.4

## Verlauf

Die physiotherapeutisch geführte aktiv-assistierte Remobilisation erfolgt in den ersten 6 Wochen ohne Belastung. Eine automatische Ellbogenbewegungsschiene zur passiven Mobilisation wird dem Patienten nach Hause mitgegeben. 6 Wochen nach dem Eingriff ist der Patient weitgehend beschwerdefrei. Die Bewegungsamplitude beträgt in Flexion/Extension 120/40/0° bei einer Pro-/Supination von 90/0/80°. Es persistieren die Kribbelparästhesien im N.-ulnaris-Bereich. Die Röntgenkontrolle zeigt korrekt liegendes Osteosynthesematerial

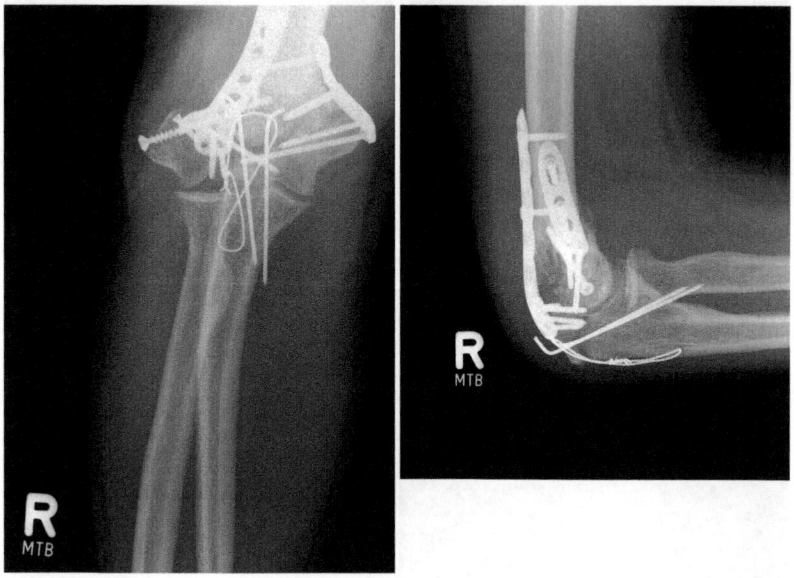


**Abb. 11.5**

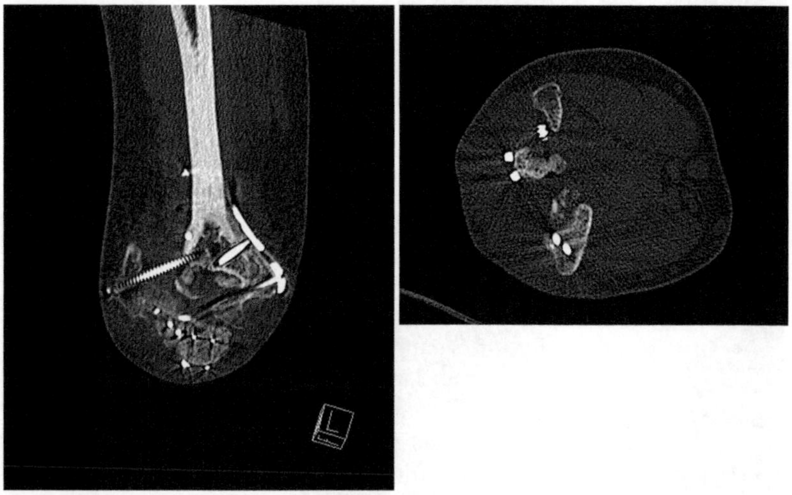

**Abb. 11.6**

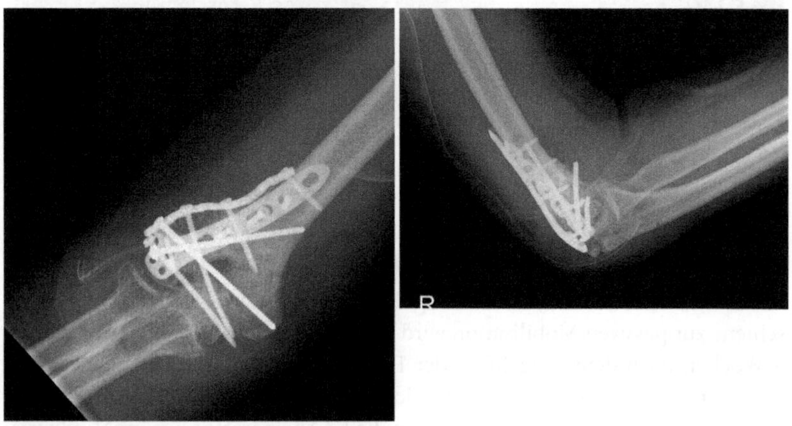


**Abb. 11.7**

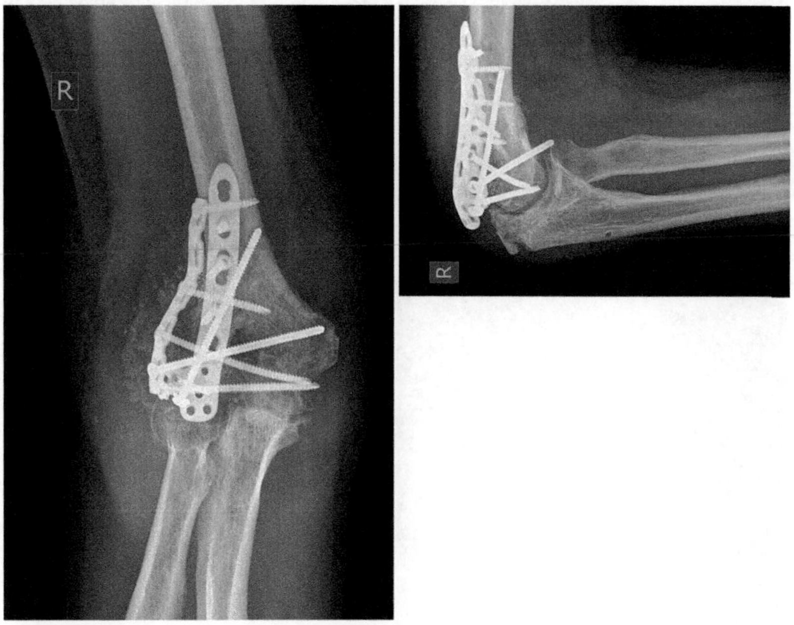


■ Abb. 11.8

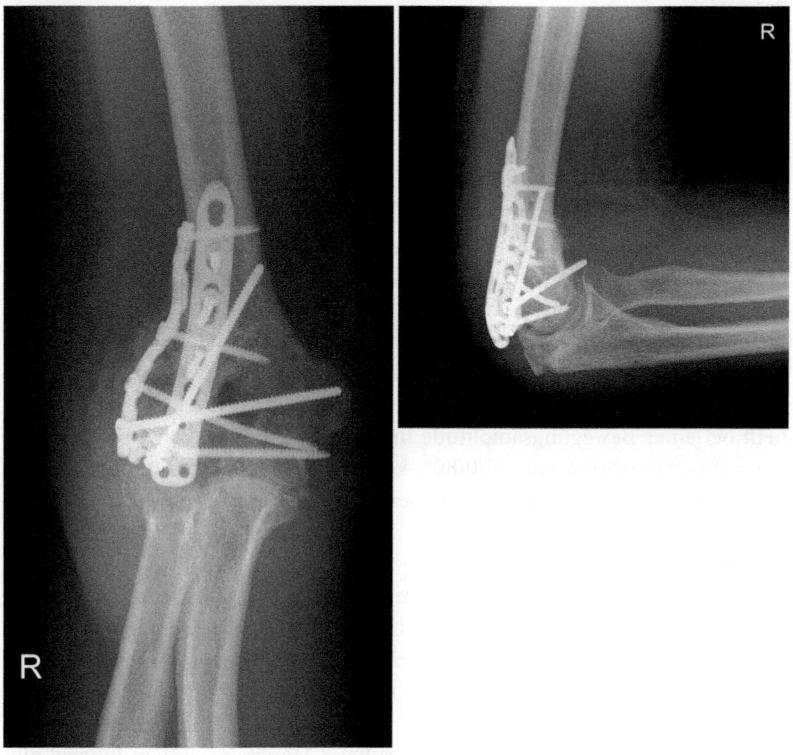


■ Abb. 11.9

bei sich abzeichnenden reparativen Vorgängen (■ Abb. 11.8). 3 Monate postoperativ ist der Patient schmerzfrei. Einzig die sensorisch betonte Ulnarisneuropathie ist in etwa unverändert. Die Ellbogenbeweglichkeit beträgt in Flexion/Extension 130/30/0° bei einer Pro-/Supination von 90/0/80°. Radiologisch wird ein fortschreitender Durchbau der Pseudarthrose dokumentiert (■ Abb. 11.9).

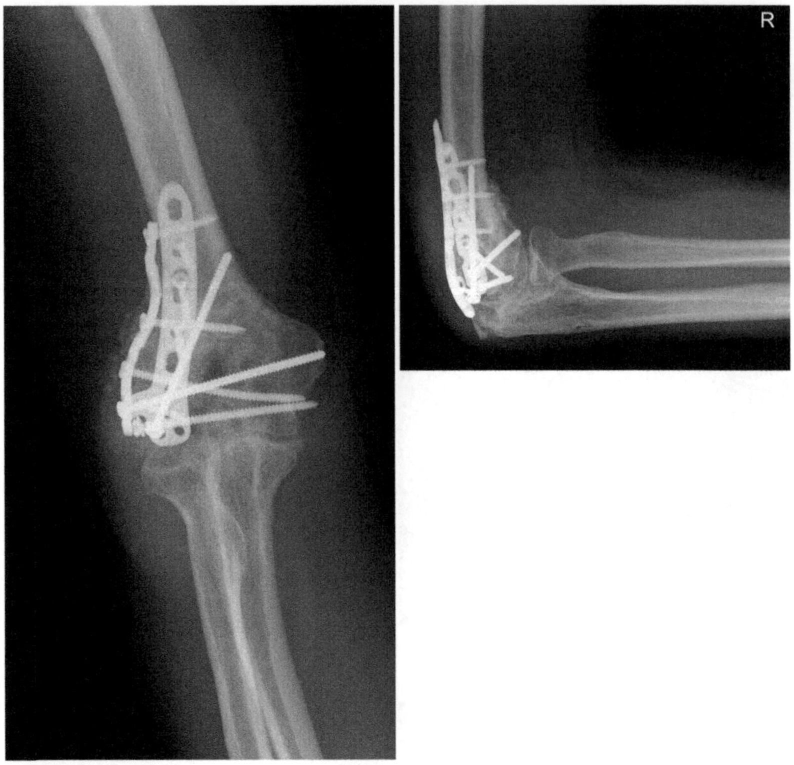




**Abb. 11.10**

Bei der Halbjahreskontrolle bestehen nach wie vor Kribbelparästhesien im N.-ulnaris-Bereich bei schmerzfreier Ellbogenbeweglichkeit mit unverändert guter Bewegungsamplitude. Radiologisch ist die Pseudarthrose durchgebaut bei stabilem Osteosynthesematerial (Abb. 11.10). Die Physiotherapie wird zwecks Flexionsgewinns weitergeführt. Bezüglich des Extensionsdefizits wird kaum mehr mit einer zusätzlichen Verbesserung zu rechnen sein. Zur Beurteilung der Ulnarisneuropathie ist eine Wiederholung des EMGs bei der nächsten Kontrolle vorgesehen. 8 Monate nach dem Eingriff ist die Pseudarthrose geheilt bei einer Bewegungsamplitude in Flexion/Extension von 130/30/0° und einer Pro-/Supination von 90/0/80°. Wegen des sensorisch betonten Ausfallsyndroms des N. ulnaris wird der Patient von den Neurologen weiterbetreut.

### ▪ Diskussion

Das Vorgehen bei den hochkomplexen distalen Humerusfrakturen wird meist kontrovers diskutiert. Lohnt sich wie hier in unserem Fall der aufwendige sekundäre Revisionseingriff bei bekanntem vorbestehendem Knorpelschaden oder soll direkt die prothetische Versorgung gewählt werden? Die noch vorhandene Gelenkkongruenz sowie das Alter des Patienten gaben für uns den Ausschlag zur Rekonstruktion. Das Resultat 8 Monate nach dem Eingriff gibt uns recht. Der Patient hat einen funktionstüchtigen rechten Ellbogen. An das Streckdefizit von 30° hat er sich adaptiert. Bei später auftretender posttraumatischer Arthrose kann der prothetische Ersatz diskutiert werden.

# Olecranonpseudarthrose

*R.P. Meyer, B.R. Simmen, F. Moro*

## ▪ Klinischer Fall

Ein 45-jähriger Mann stürzt am 15.08.2009 auf nasser Unterlage und kontusioniert sich dabei seinen dominanten rechten Ellbogen massiv. Der indolente Mann arbeitet trotz erheblicher Schmerzen, Schwellung und Bewegungseinschränkung weiter. Er meldet sich erst einige Tage später bei seinem Hausarzt. Die radiologische Abklärung ergibt eine dislozierte Olecranonschrägfraktur rechts. Aus nicht mehr rekonstruierbaren Gründen verzögert sich die osteosynthetische Versorgung der Fraktur. Am 16.09.2009, d. h. 1 Monat nach dem Unfallereignis, erfolgt die Fixation der Fraktur mit einer Zuggurtungsosteosynthese in einem auswärtigen Krankenhaus. Die Metallentfernung wird ein halbes Jahr nach der Osteosynthese durchgeführt. In der Folge wird der Patient nie ganz beschwerdefrei. Eine sportliche Aktivität ist nicht mehr möglich. Auch in seinem Beruf als Medizinaltechniker ist der Mann zunehmend behindert.

Der Patient wird am 10.01.2011 zur Einschätzung und weiteren Therapie an unsere Klinik überwiesen. Klinisch zeigen sich verbreiterte Ellbogenkonturen rechts. Das Olecranon ist druckdolent. Die Ellbogenbeweglichkeit beträgt in Flexion/Extension rechts 145/20/0°, links 145/0/10° bei seitengleicher Pro-/Supination. Das Ellbogengelenk ist beidseits stabil. Neurologisch bestehen unauffällige Verhältnisse. Die konventionellen Röntgenbilder des rechten Ellbogens vom 10.01.2011 zeigen einen Status nach Zuggurtungsosteosynthese mit nicht konsolidiertem, deutlich disloziertem Olecranonfragment (▪ Abb. 12.1). Die von uns zur präoperativen Planung zusätzlich veranlasste Feinschicht-CT-Untersuchung mit 2D- und 3D-Rekonstruktion bestätigt die straffe Pseudarthrose mit einer Dehiszenz von gut 15 mm (▪ Abb. 12.2). Wir empfehlen dem Patienten die operative Revision des rechten Ellbogens mit Resektion der Pseudarthrose, Interposition eines Beckenspans und Stabilisierung mit winkelstabiler Spezialplatte.

## ▪ Operative Korrektur

Der Eingriff erfolgt am 13.04.2011 in Linksseitenlage mit Lagerung des rechten Arms auf einer Armstütze. Es wird durch die alte, dorsale Längsinzision eingegangen. Der Streckapparat wird bis zu den Epikondylen freigelegt. Das Ellbogengelenk wird durch subperiostale Ablösung des Streckapparats dargestellt. Es liegt eine straffe Pseudarthrose des Olecranons vor. Die Pseudarthrose wird freipräpariert, das überbrückende Bindegewebe reseziert. Distal und proximal werden schmale Knochenscheiben reseziert, bis gut vaskularisierter, spongiöser Knochen vorliegt. Ein vom rechten Beckenkamm entnommener trikortikaler Beckenspan von 2,5×2 cm wird in den Knochendefekt eingepasst und so der Pseudarthrosespalt solide und vollständig überbrückt. Mit vorgeformter, winkelstabiler Titanspezialplatte wird die mit dem Beckenspan überbrückte Pseudarthrosezone axial komprimiert und stabilisiert. Intraartikulär verbleibt ein kleiner Knorpeldefekt im ehemaligen Pseudarthrosebereich. Die Osteosynthese ist bewegungsstabil. Die postoperative Röntgenkontrolle zeigt korrekten Implantatsitz bei mit Beckenspan überbrückter Pseudarthrosezone (▪ Abb. 12.3).

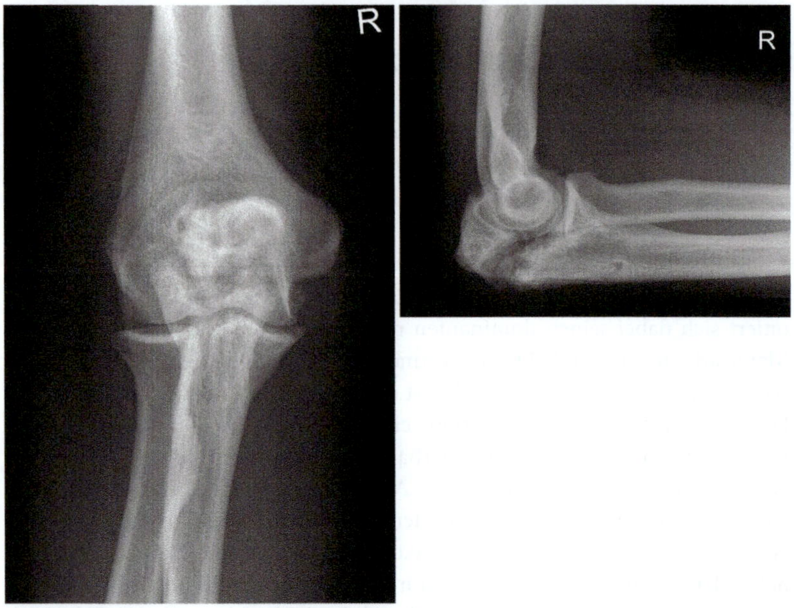


◘ Abb. 12.1

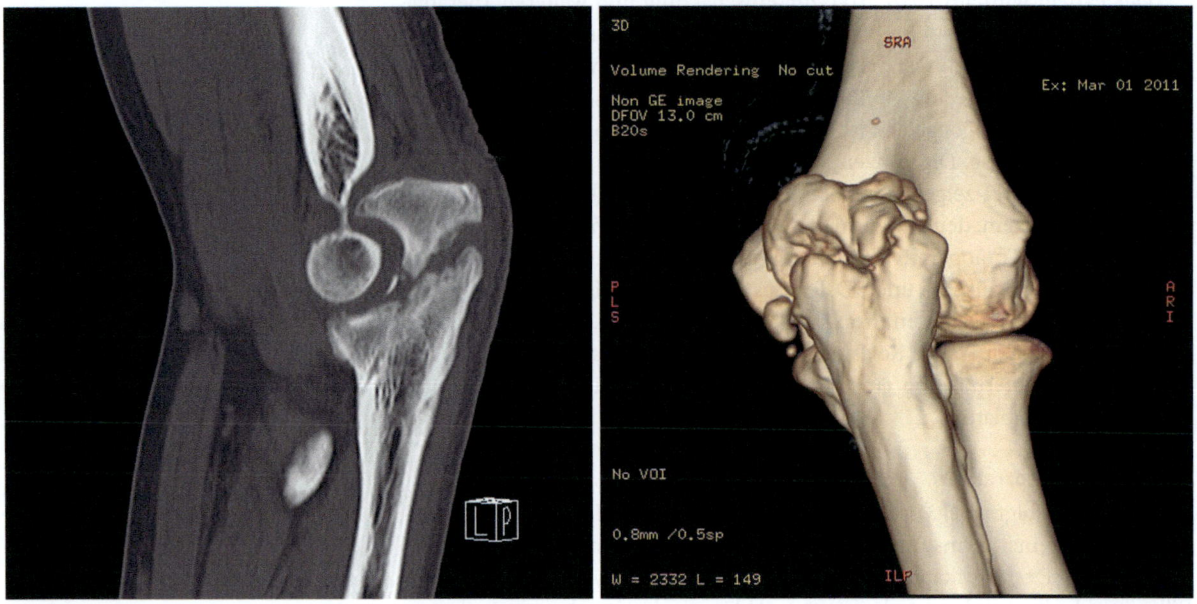


◘ Abb. 12.2



## ▪ Verlauf

Es erfolgt eine funktionelle Nachbehandlung mit unmittelbar postoperativ einsetzender Bewegungstherapie ohne Einschränkung der Bewegungsamplitude. 3 Wochen nach dem Eingriff beträgt das Bewegungsausmaß in Flexion/Extension 110/60/0° bei freier Pro-/Supination. Die funktionelle, belastungsfreie Nachbehandlung wird weitergeführt. 5 Wochen nach dem Eingriff verbessert sich bei weitgehender Beschwerdefreiheit die Bewegungsamplitude auf eine Flexion/Extension von 140/30/0° bei freier Pro-/Supination. Radiologisch liegt eine beginnende Konsolidierung mit Teilintegrierung des Spans vor. Das Osteosynthesematerial ist stabil (◘ Abb. 12.4). Die Bewegungstherapie wird ohne Kraftaufbau fortgeführt. 3 Monate nach dem Eingriff ist der

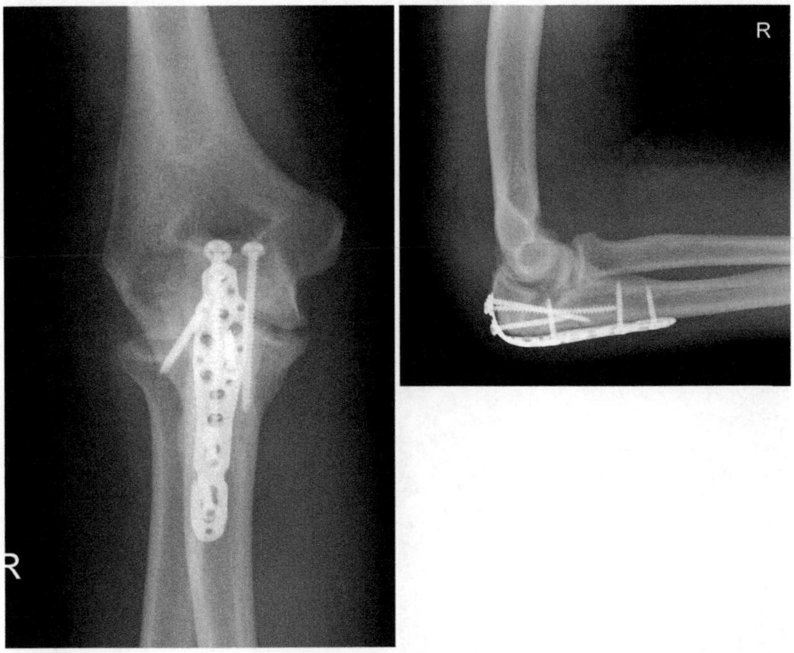


■ Abb. 12.3

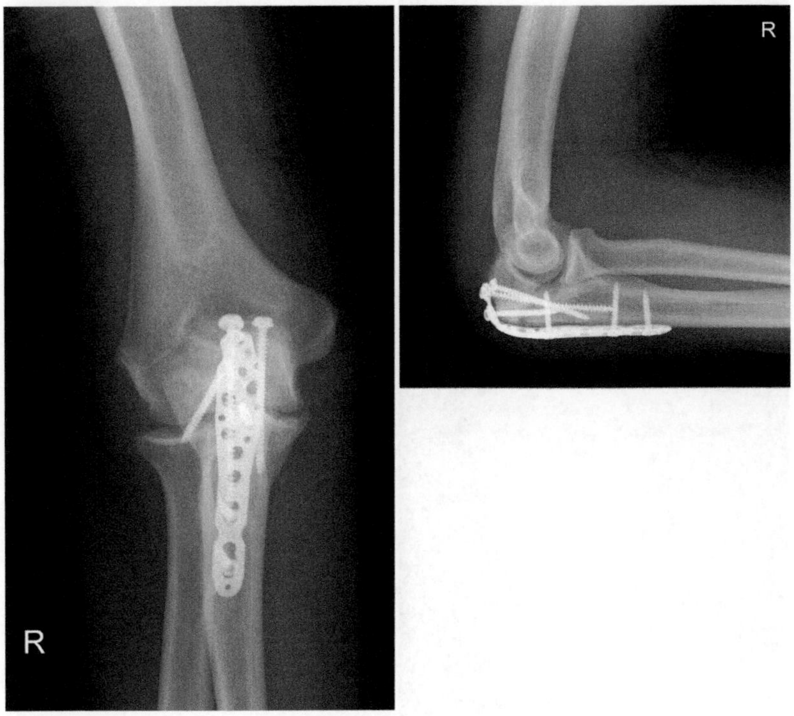


■ Abb. 12.4

Patient schmerzfrei. Der rechte Ellbogen weist eine Beweglichkeit in Flexion/Extension von 145/25/0° bei freier Pro-/Supination auf. Radiologisch ist die Pseudarthrose konsolidiert (■ Abb. 12.5). Die Bewegungstherapie wird nun mit zunehmendem Kraftaufbau weitergeführt, wobei frühestens nach dem vollendeten 4. Monat die volle Belastbarkeit einsetzen darf. 7 Monate nach

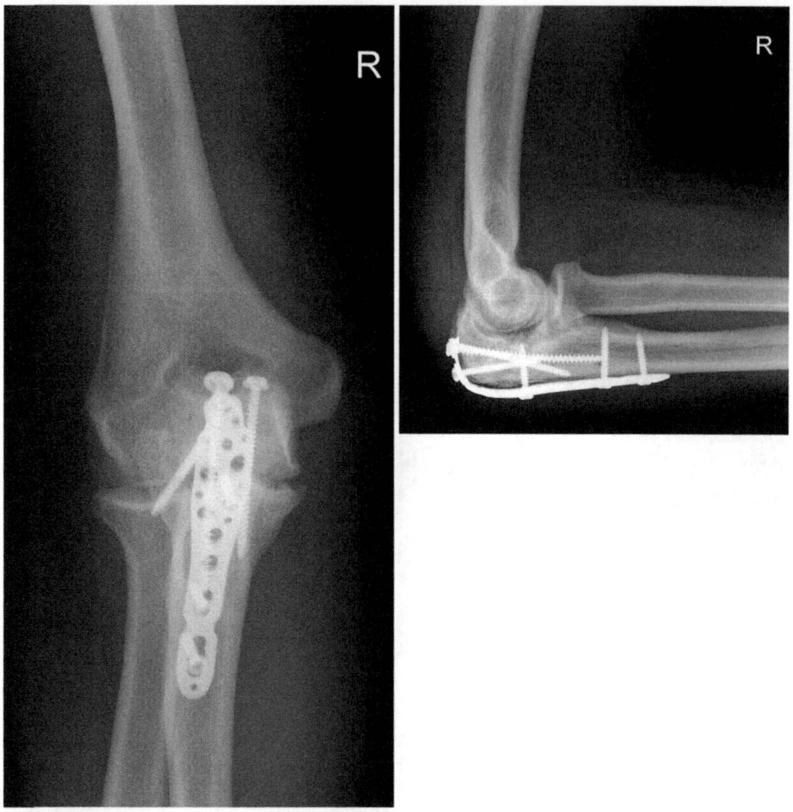




**Abb. 12.5**

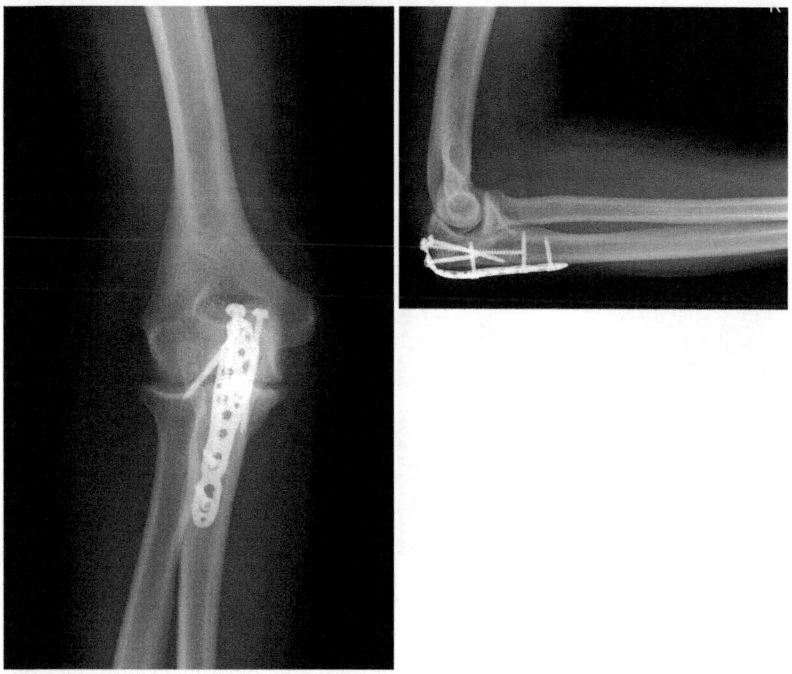

**Abb. 12.6**

dem Revisionseingriff ist der Patient schmerzfrei, beruflich wieder voll integriert und sportlich aktiv. Die Ellbogenbeweglichkeit beträgt in Flexion/Extension 145/20/0° bei freier und seitengleicher Pro-/Supination von 90/0/90°. Radiologisch ist die Pseudarthrose konsolidiert bei guter Gelenkkongruenz (◘ Abb. 12.6). Die nächste klinische und radiologische Kontrolle soll 1 Jahr nach der Intervention stattfinden.

## ▪ Diskussion

In unseren Breitengraden finden sich Olecranonpseudarthrosen nur mehr selten. Meist ist es eine Verkettung von verschiedenen Faktoren wie beispielsweise technisch inkorrekt durchgeführte Osteosynthese, fehlende Compliance des Patienten oder zu frühe Metallentfernung, die zur Pseudarthrose führen können. In der Regel werden frische, wenig komplexe Olecranonfrakturen mit einer Zuggurtungsosteosynthese versorgt. Seit einiger Zeit favorisieren wir, je nach Situation, die Plattenosteosynthese. Die winkelstabilen, vorgeformten Spezialplatten erleichtern den Eingriff und auch die Nachsorge deutlich. Bei Revisionsoperationen sind solche Platten von unschätzbarem Vorteil.

# Posttraumatisch-postoperative proximale radioulnare Synostose

*R.P. Meyer, H.K. Schwyzer, F. Moro*

## ▪ Klinischer Fall

Ein 53-jähriger Mann meldet sich am 06.11.2008 an unserer Klinik. Er zog sich vor 6 Jahren bei einem Verkehrsunfall eine komplexe Ellbogenfraktur auf der adominanten linken Seite zu. Insgesamt wurde der Patient an seinem linken Ellbogen 3-mal operiert. Unter anderem wurde auch eine Radiusköpfchenprothese implantiert. Diese wurde vor knapp einem Jahr entfernt. Nun ist der Patient vor allem durch die fehlende Vorderarmrotation gehandicapt. Das Extensionsdefizit von 35° kann er im Alltag gut kompensieren. Bei der Erstuntersuchung an unserer Klinik zeigen sich am linken Ellbogen reizlose, breite Narben dorsoradialseits sowie auch ventral. Die Flexion/Extension beträgt links 130/35/0°. Die Pro-/Supination ist in 10° Pronation blockiert. Rechts beträgt die Bewegungsamplitude in Flexion/Extension 140/0/0° bei einer Pro-/Supination von 80/0/80°. Neurologisch und vaskulär bestehen unauffällige Verhältnisse. Die Röntgenkontrolle des linken Ellbogens a.-p./seitlich dokumentiert den Status nach Radiusköpfchenprothesenresektion mit entsprechendem ossärem Defekt des proximalen Radius. Es besteht eine vollständige ossäre Zerstörung des Capitulum humeri. Im Bereich des Radiusendes findet sich ein erheblicher Knochenanbau, einer wahrscheinlich weitgehenden Synostose entsprechend (◘ Abb. 13.1). Die Röntgenaufnahmen des linken Handgelenks a.-p./seitlich zeigen einen Ulnavorschub im Handgelenkbereich links von ca. 2–3 mm im Vergleich zur Gegenseite ohne zusätzliche ossäre Läsionen (◘ Abb. 13.2). Die CT-Untersuchung des linken Ellbogens vom 06.11.2008 bestätigt eine erhebliche Nearthrose mit nicht sicherer ossärer Synostose radioulnar bei allerdings deutlichen osteophytären Reaktionen sowohl ulnar wie radial (◘ Abb. 13.3). Der Patient ist vor allem gestört durch die blockierte Vorderarmrotation bei einer Blockade in 10° Pronation. Weniger stört das Extensionsdefizit von 35° bei schmerzfreier Flexion/Extension am adominanten linken Ellbogen. Die bildgebende Untersuchung ergibt eine weitgehende radioulnare Synostose proximal sowie eine beginnende Arthrose humeroulnar. Da die Flexion/Extension schmerzfrei ist, profitiert der Patient aktuell von einer Ellbogenprothese nicht. Infrage kommt eine Revision der Synostose radioulnar mit dem Ziel, wieder eine gewisse Umwendbewegung zu ermöglichen. Die erneute Versorgung mittels einer Radiusköpfchenprothese kommt in Anbetracht des destruierten Capitulums sowie der destruierten ulnaren Gelenkfläche des proximalen Radioulnargelenks nicht in Betracht. Am effizientesten kann dem Patienten aus unserer Sicht mit einer proximalen Sauvé-Kapandji-Intervention, d. h. mit Resektion eines gut 1 cm langen Radiussegments unmittelbar distal der Synostose, geholfen werden. Dadurch sollten gewisse Vorderarmumwendbewegungen wieder möglich sein. Eine volle Pro-/Supination ist bei dieser Intervention nicht zu erwarten, jedoch ein Bewegungsausmaß von ca. 90° im funktionellen Bereich. Die Indikation zur proximalen Segmentresektion am Radius ist für uns gegeben. Der Patient ist mit unserem Vorschlag einverstanden.

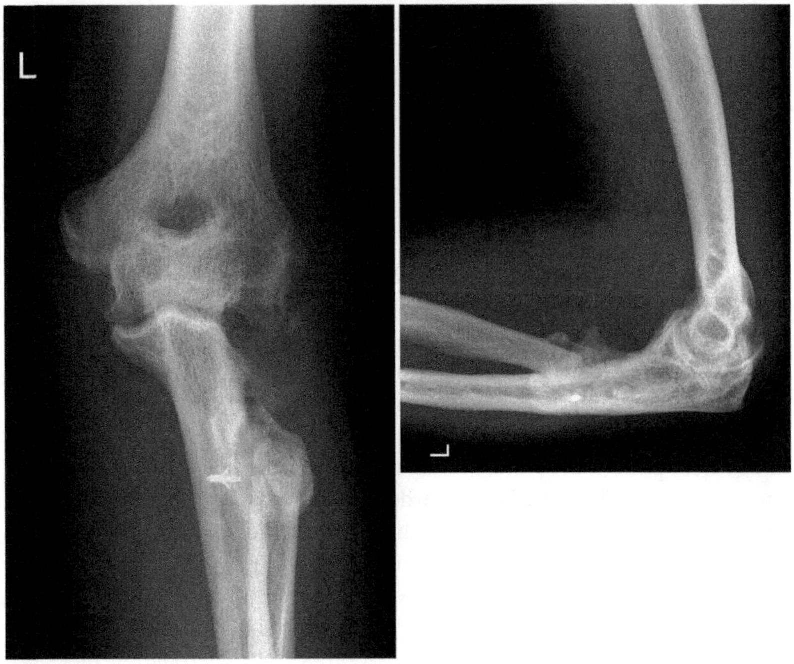


■ Abb. 13.1



### ▪ Operative Korrektur

Der Eingriff erfolgt am 04.02.2009 in Rückenlage unter Plexusanästhesie. Über einen vorderen Zugang nach Henry wird der M. brachioradialis nach radial weggehalten. Der N. radialis wird freigelegt. Anschließend wird ulnarseits der Bizepsinsertion direkt auf die Synostose eingegangen und der M. supinator abgelöst, der M. pronator eingekerbt. So kann distal der Synostose der Radius mit 2 Hohmann-Haken umfahren werden. Mit der oszillierenden Säge erfolgt die Resektion eines gut 1,5 cm dicken Radiussegments. Die Supination ist nun wieder bis 70° möglich, ebenso die Pronation. Mit Knochenwachs werden die Markhöhlen abgedeckt. Die postoperative Röntgenkontrolle zeigt korrekte Resektionslänge mit guter Fragmentstellung (■ Abb. 13.4).

### ▪ Verlauf

Postoperativ wird eine Quengelschiene in Supination sowie Pronation angepasst. Es erfolgt eine alternierende Lagerung des Arms in der Schiene. Zusätzlich wird Physiotherapie mit Mobilisation der Vorderarmumwendbewegung, insbesondere der Supination, durchgeführt. Zum Schutz vor ektopen Ossifikationen im Bereich der Segmentresektion erhält der Patient für 3 Wochen 75 mg Indocid täglich. 6 Wochen nach dem Eingriff ist der Patient zufrieden. Er macht unter konsequenter Physiotherapie stetige Fortschritte. Die aktive Supination beträgt 80°. Die Physiotherapie wird weitergeführt. 3½ Monate nach der Intervention zeigt sich ein weiterhin guter Verlauf. Der Patient ist an seinem linken Ellbogen beschwerdefrei. Die aktive Supination beträgt 75° mit entsprechend günstiger funktioneller Auswirkung im Alltag. Radiologisch zeigen sich bei korrekter Fragmentstellung keine ektopen Ossifikationen im Bereich der Segmentresektion (■ Abb. 13.5). Kräftigungsübungen für die Vorderarmmuskulatur werden weitergeführt. 8½ Monate nach dem Eingriff ist der Patient mit dem erzielten Resultat sehr zufrieden. Die aktive Supination beträgt 75°. Bei Hand-/Vorderarmbelastungen in Supination/Flexion

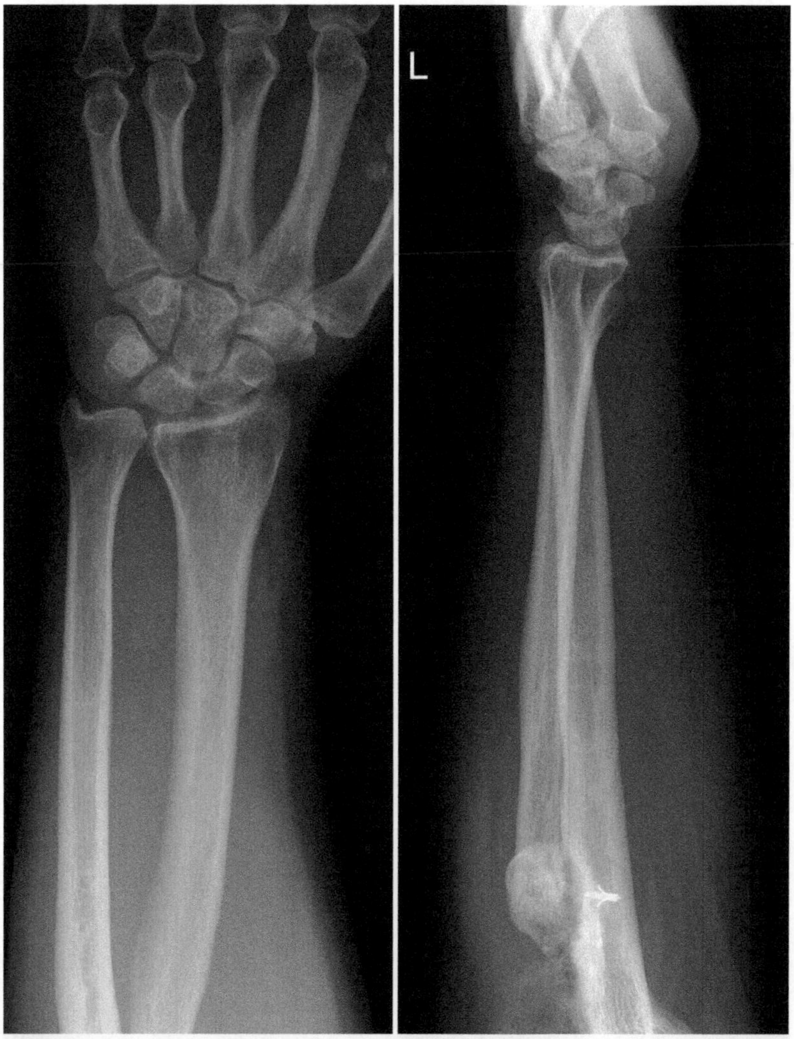


Abb. 13.2

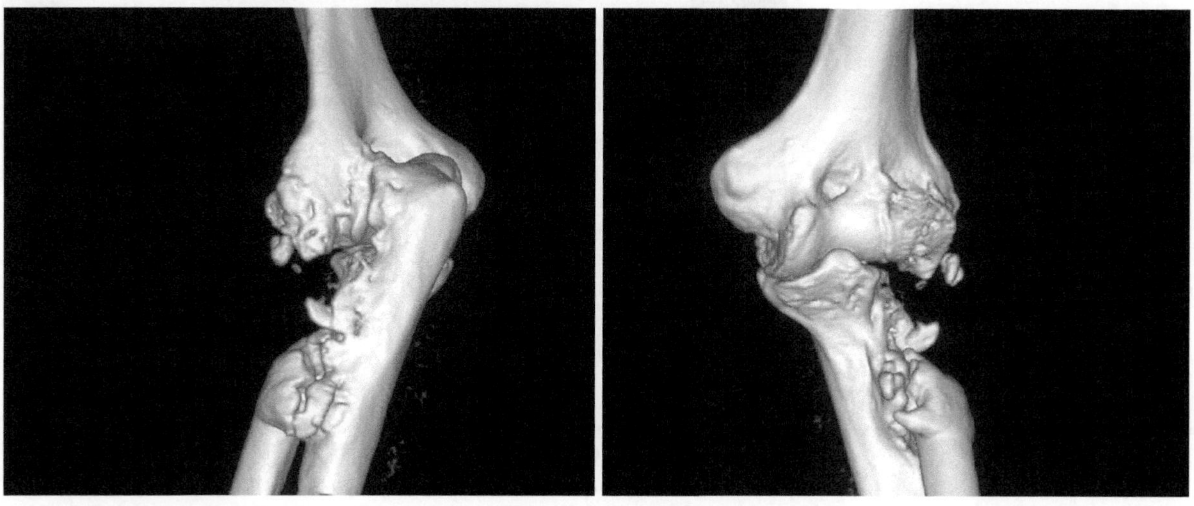

Abb. 13.3

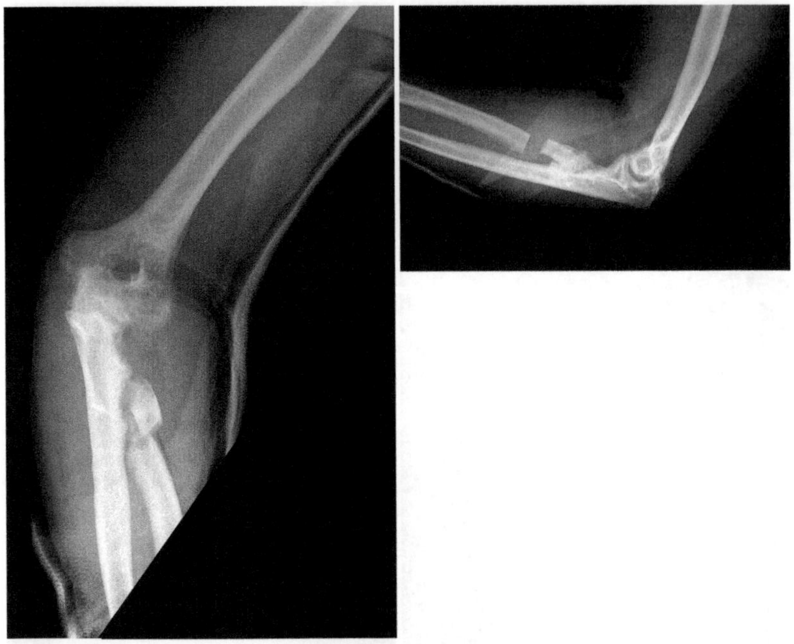

■ Abb. 13.4

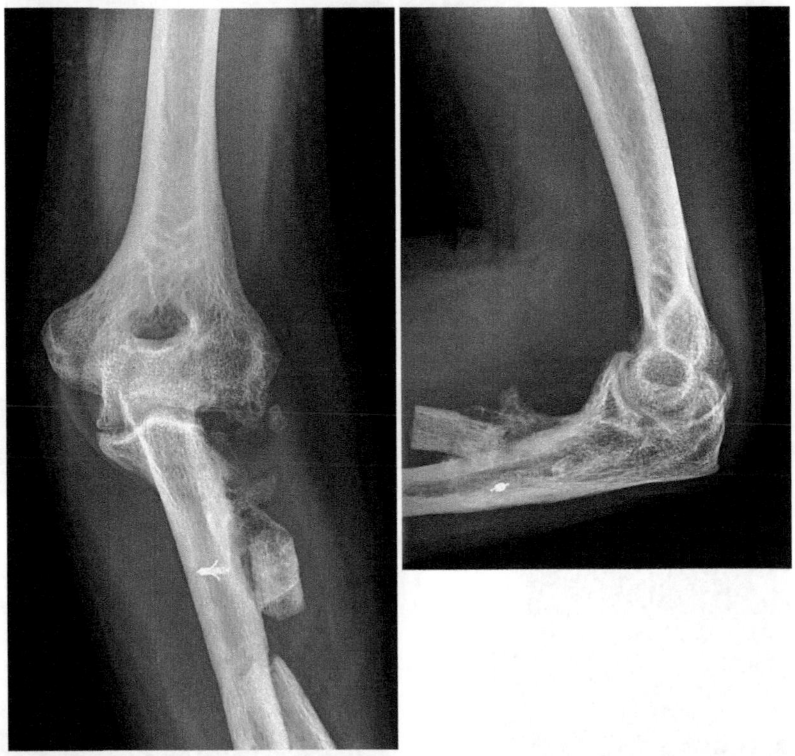

■ Abb. 13.5

des Ellbogens treten Schmerzen im Bereich der Handwurzel palmar auf. Es findet sich keine umschriebene Druckdolenz im linken Handgelenkbereich, insbesondere nicht über dem distalen Ulnaende. Der Patient wird die Vorderarmkräftigungsübungen weiterführen. Bei Persistieren der Schmerzen im Handwurzelbereich wird er sich melden. Eine radiologische Kontrolle mit der

Fragestellung eines eventuell größer werdenden Ulnavorschubs bei proximaler Radiussegmentresektion wäre dann indiziert.

## ■ Diskussion

Die in 10° Pronation blockierten Vorderarmumwendbewegungen wirken sich nicht nur im beruflichen Alltag, sondern auch insgesamt schwerwiegend aus. Der als Polizist tätige Mann war nur noch bedingt einsetzbar. Durch eine operationstechnisch einfache, in der postoperativen Nachfolge jedoch aufwendige Intervention konnte eine im Alltag funktionell günstige Vorderarmrotation erzielt werden. Ein prothetischer Ersatz als Alternative wäre in den Konsequenzen wesentlich eingreifender gewesen und hätte kaum ein besseres subjektives und objektives Resultat erbracht.

# Radiusköpfchenfrakturen

# Radiusköpfchenmeißelfraktur mit massiver Impression der Gelenkfläche

*R.P. Meyer, F. Moro*

## ▪ Klinischer Fall

Beim Landhockeyspielen stürzt eine 17-jährige Sportlerin am 28.01.2009 auf ihren extendierten rechten Arm. Bei der Primärabklärung an einem auswärtigen Krankenhaus wird eine Meißelfraktur am Radiusköpfchen rechts mit erheblicher Abkippung diagnostiziert. Die operative Sanierung wird vorgeschlagen. Die Patientin wendet sich zur Einholung einer Zweitmeinung an uns. Die klinische Beurteilung findet am 04.02.2009 an unserer Klinik statt. Die Beweglichkeit des rechten Ellbogens sowohl in Flexion/Extension wie in Pro-/Supination ist schmerzbedingt massiv eingeschränkt. In der Cubita findet sich ein Hämatom. Die konventionellen Röntgenbilder des rechten Ellbogens a.-p./seitlich dokumentieren die Meißelfraktur mit Impression der Gelenkfläche und Abkippung von gut 30° (◘ Abb. 14.1). Die Nativ-MRI-Untersuchung zeigt, dass die Gegenwand zur Meißelfraktur intakt ist (◘ Abb. 14.2). Die Indikation zur offenen Reposition und Osteosynthese wird gestellt.

## ▪ Operative Korrektur

Am 12.02.2009 wird durch einen lateralen Zugang auf das rechte Ellbogengelenk eingegangen. Die Gelenkkapsel und das Ligamentum anulare werden eröffnet, das Radiusköpfchen wird dargestellt. Es bestätigt sich die starke Impression der Fraktur, wobei die Fraktur am Radiushals inkomplett ist und die Gegenkortikalis noch steht. Es besteht auch ein zusätzliches Meißelfragment. Dieses Fragment wird als erstes reponiert und mit 2 2,0-mm-Schrauben fixiert. Nun wird die stark imprimierte Gelenkfläche unter Schonung der intakten Gegenkortikalis am Radiushals mit dem Meißel vorsichtig angehoben. Das Radiusköpfchen kann so in toto reponiert werden. Ein Allograft (Tutoplast) wird in den nach der Reposition resultierenden Defekt impaktiert. Das Radiushalsfragment ist dadurch gut abgestützt. Eine zusätzliche Fixation ist nicht notwendig. Es besteht eine übungsstabile Situation (◘ Abb. 14.3). Das rekonstruierte Radiusköpfchen zentriert sich korrekt auf das Capitulum. Die postoperative Röntgenkontrolle zeigt ein gutes Repositionsergebnis mit korrekter Schraubenlage (◘ Abb. 14.4).

## ▪ Verlauf

Die funktionelle Nachbehandlung mit physiotherapeutisch geführter Rehabilitation setzt ab dem 1. postoperativen Tag ein, ohne Belastung bis zur radiologischen Verlaufskontrolle 6 Wochen nach dem Eingriff. 6 Wochen nach Intervention besteht eine symmetrische, schmerzfreie Ellbogenbeweglichkeit. Radiologisch zeigen sich gute Stellungsverhältnisse bei stabilen Schrauben und bereits weitgehend inkorporiertem Allograft (◘ Abb. 14.5). Die Freigabe zur Belastung erfolgt 8 Wochen nach der Operation. 1 Jahr nach Osteosynthese weist die Patientin eine symmetrische Ellbogengelenkbeweglichkeit auf, ist schmerzfrei und voll sportfähig. Radiologisch liegen die Schrauben unauffällig in situ bei kongruenten Gelenkflächen (◘ Abb. 14.6). Eine Osteosynthesematerialentfernung ist nicht vorgesehen.

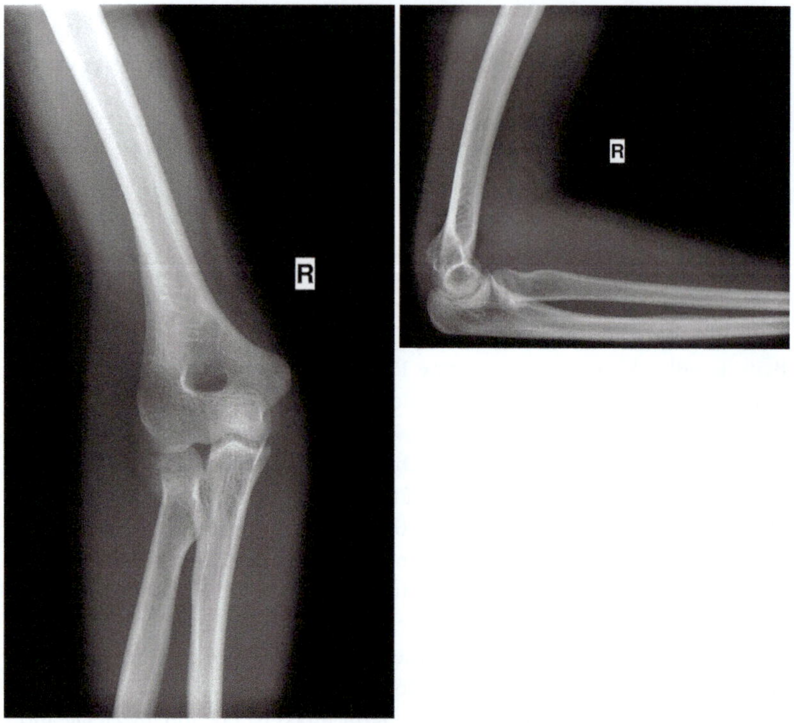


■ **Abb. 14.1**



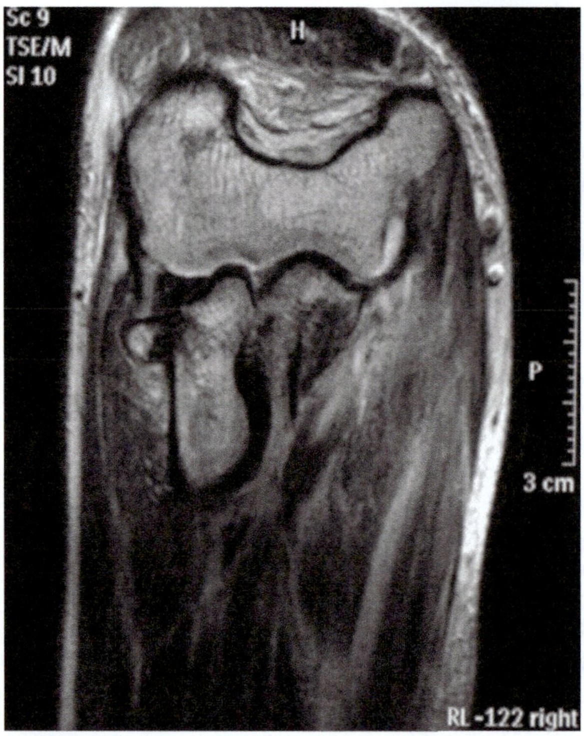


■ **Abb. 14.2**

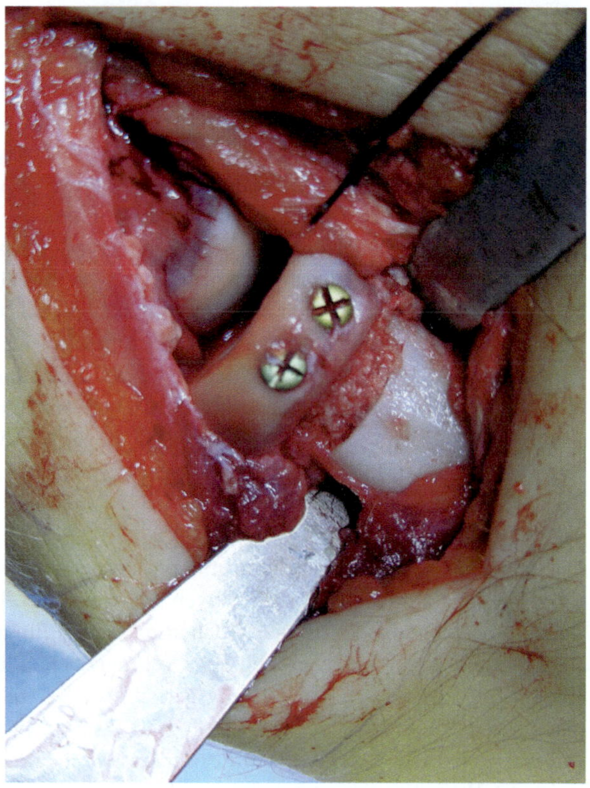

■ **Abb. 14.3**

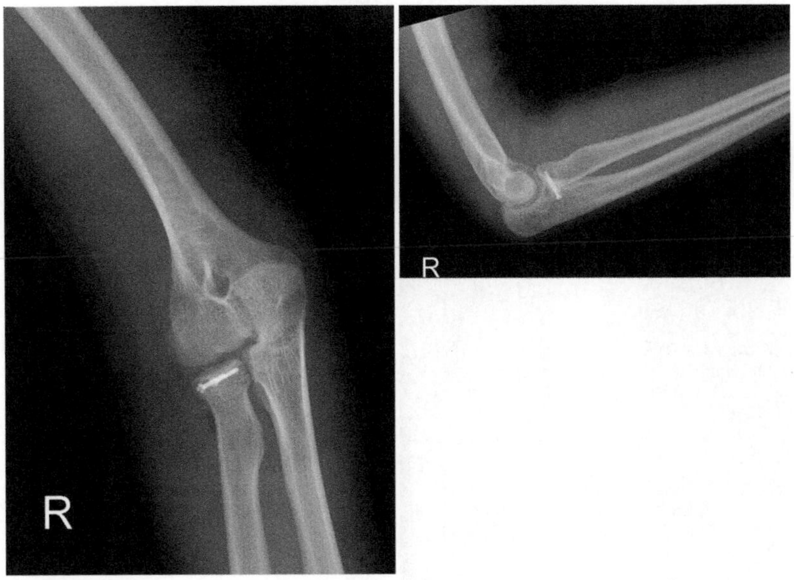


Abb. 14.4

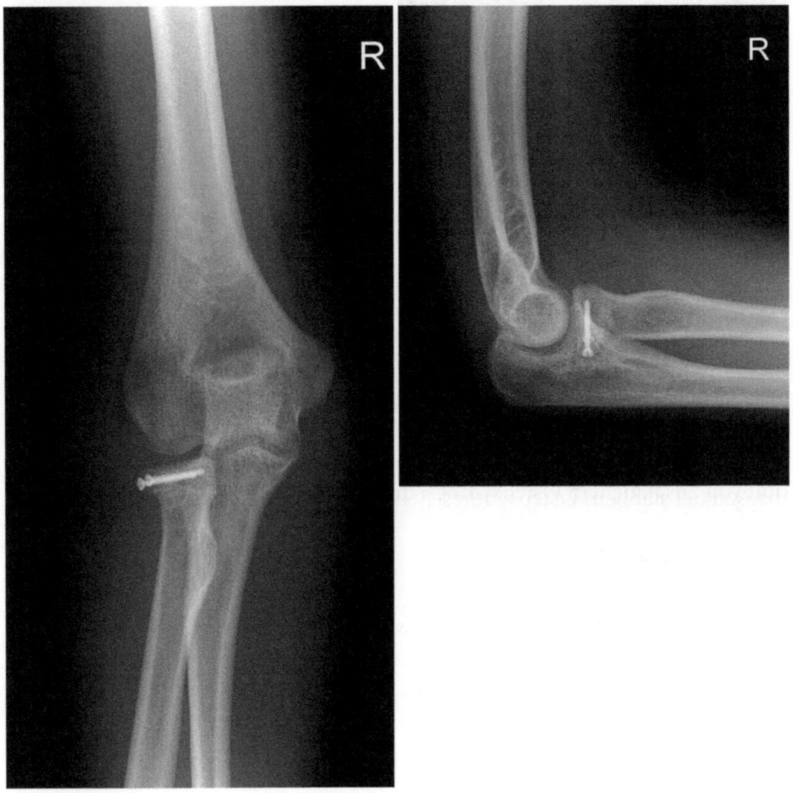


Abb. 14.5

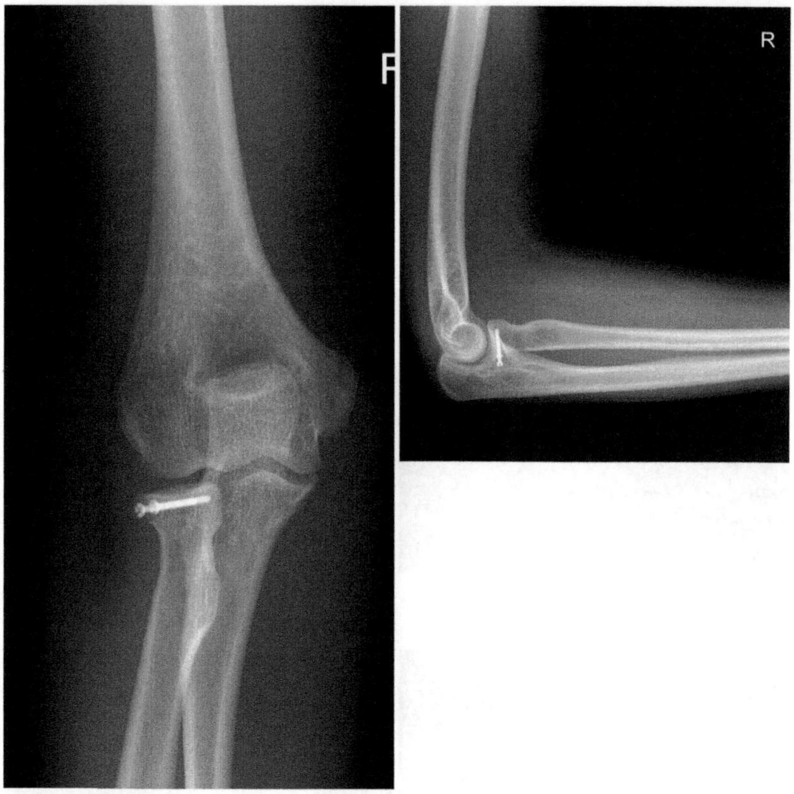


■ Abb. 14.6

#### ■ Diskussion

Die Indikation zur primären, offenen Reposition dieser komplexen Radiusköpfchenfraktur stand nie zur Diskussion. Instruktiv an diesem Fall ist die subtile Osteosynthesetechnik mit Minimalfixation durch 2 isolierte Schrauben. Dies ist nur möglich bei sorgfältiger Schonung der weitgehend intakten Gegenkortikalis. Diese kann als Abstützung und Gegenlager bei der Impaktion des Allografts genutzt werden. Dadurch erübrigt sich auch die Implantation von zusätzlichem Osteosynthesematerial.

# Radiusköpfchentrümmerfraktur mit Läsion der medialen Kapsel-Band-Strukturen

*R.P. Meyer, F. Moro*

## ■ Klinischer Fall

Eine 67-jährige Patientin stürzt in ihrer Heimat in Indien am 23.03.2010 auf ihren ausgestreckten rechten Arm. Sie zieht sich dabei, vermutlich durch Subluxation, eine mehrfragmentäre Radiusköpfchenfraktur rechts mit zusätzlicher Läsion der ulnaren Seitenbandstrukturen zu (◘ Abb. 15.1). Am erstbehandelnden Krankenhaus in Bangalore wird in Vollnarkose ein Repositionsversuch gemacht. Die Frakturzone kann jedoch nicht stabilisiert werden. Die Patientin wünscht den Transfer an unsere Klinik. Wir beurteilen die Situation am 01.04.2010. Die Ellbogenbeweglichkeit rechts ist schmerzbedingt deutlich eingeschränkt mit merklicher Weichteilschwellung. Neurologisch liegen keine pathologischen Befunde vor. Die zusätzlich veranlasste Computertomographie vom 06.04.2011 zeigt eine stark nach ventral-proximal dislozierte mehrfragmentäre Radiusköpfchenfraktur sowie eine kleine Abscherverletzung am Processus coronoideus (◘ Abb. 15.2). Die Operationsindikation ist eindeutig. Der Patientin werden 3 Optionen erläutert: Radiusköpfchenresektion oder Rekonstruktionsversuch und bei Nichtgelingen desselben, je nach intraoperativer Instabilität, Implantation einer Radiusköpfchenprothese.

## ■ Operative Korrektur

Der Eingriff wird am 09.04.2010 in Rückenlage durchgeführt. Über einen lateralen Zugang erfolgt die Arthrotomie mit Durchtrennung des Ligamentum anulare. Es bestätigt sich die mehrfragmentäre Radiusköpfchenfraktur mit 2 großen Hauptfragmenten und zusätzlicher Radiushalsfraktur. Das Radiusköpfchen ist in toto deperiostiert. Die einzelnen Meißelfragmente sind nicht mehr im Verbund mit den Weichteilen. Die Indikation zur Radiusköpfchenresektion ist gegeben. Nach der Resektion erfolgt die dynamische Untersuchung des rechten Ellbogengelenks unter dem Bildverstärker. Im Valgusstress zeigt sich medial eine vermehrte Aufklappbarkeit als Zeichen einer Läsion der medialen Kapsel-Band-Strukturen. Somit ist der Radiusköpfchenersatz notwendig. Nach Resektion am Radiushals und Präparation des Radiusmarkkanals wird der Probeschaft eingebracht, der Prothesenhals auf die Bistyloidebene ausgerichtet und der Probekopf aufgesetzt. Die Funktionsprüfung unter Bildverstärker zeigt eine ideale Gelenkbeweglichkeit bei korrekter Lage der Prothesenkomponenten ohne Hinweise für Hyperpression. Die definitive Prothese wird einzementiert. Die Flexion/Extension sowie Pro-/Supination sind ideal. Die postoperative Röntgenkontrolle dokumentiert die korrekte Lage der Radiusköpfchenprothese bei guter Zentrierung (◘ Abb. 15.3; ◘ Abb. 15.4).

## ■ Verlauf

Eine Ellbogenschiene wird für 2 Wochen angepasst. Die Physiotherapie wird ab dem 1. postoperativen Tag ohne Einschränkung des Bewegungsausmaßes

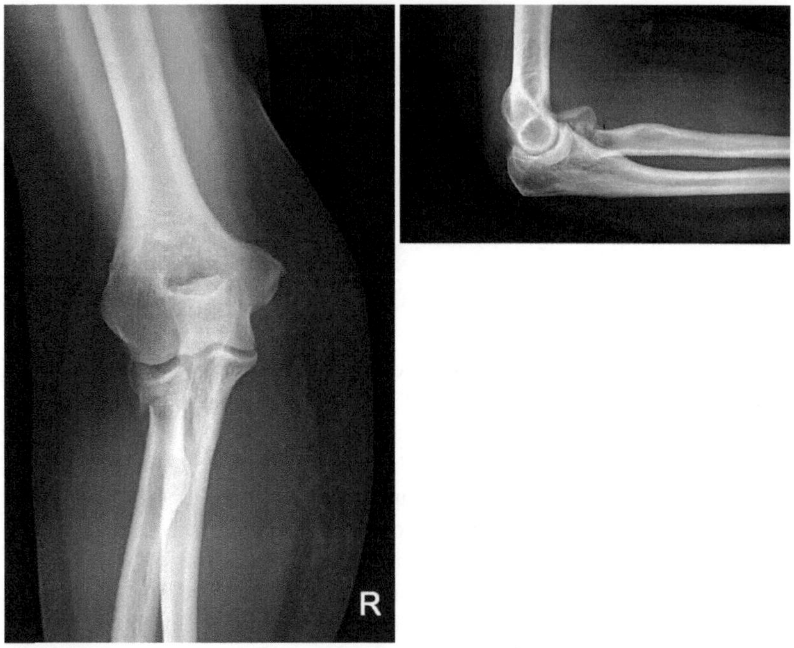


■ **Abb. 15.1**

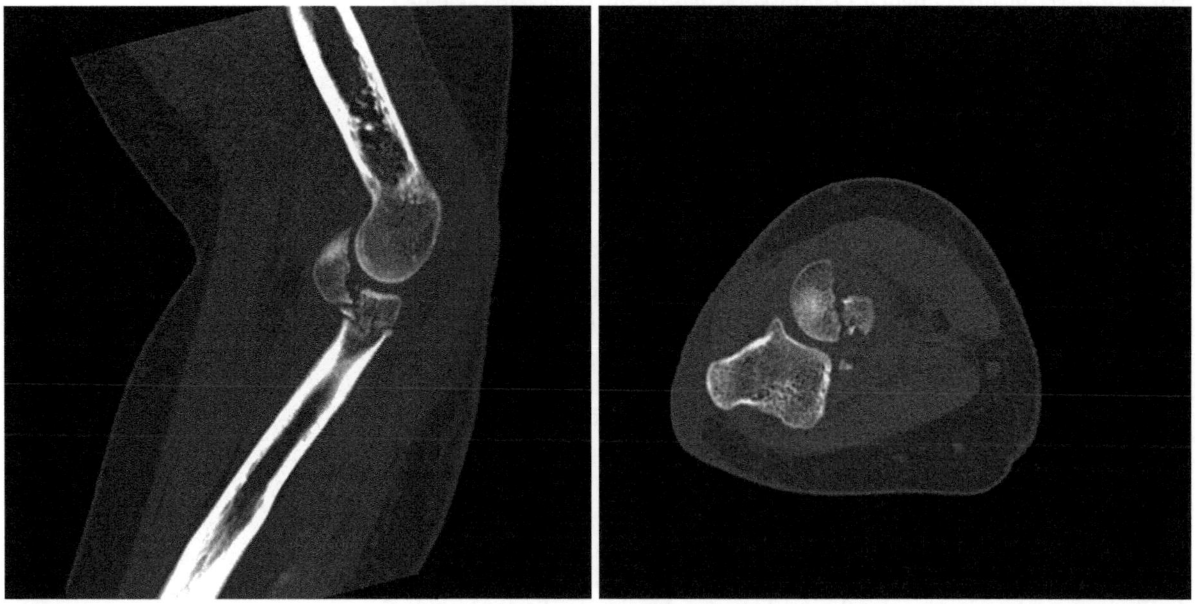

■ **Abb. 15.2**

aus der Schiene heraus durchgeführt. 6 Wochen nach dem Eingriff ist die Patientin weitgehend beschwerdefrei. Die Ellbogenbeweglichkeit beträgt in Flexion/Extension 100/5/0° bei freier Pro-/Supination. Die Röntgenkontrolle zeigt den korrekten Prothesensitz mit guter Zentrierung auf das Capitulum (■ Abb. 15.5). 7 Monate postoperativ ist die Patientin schmerzfrei bei symmetrischer Ellbogenbeweglichkeit. Radiologisch liegt eine unverändert gute Situation vor (■ Abb. 15.6). Die Patientin nimmt ihr Fitnesstraining wieder auf. Die Jahreskontrolle bestätigt den subjektiv und objektiv idealen Verlauf. Radiologisch finden sich keine Hinweise für ektope Verkalkungen (■ Abb. 15.7). Weitere Kontrollen sind nicht vorgesehen.

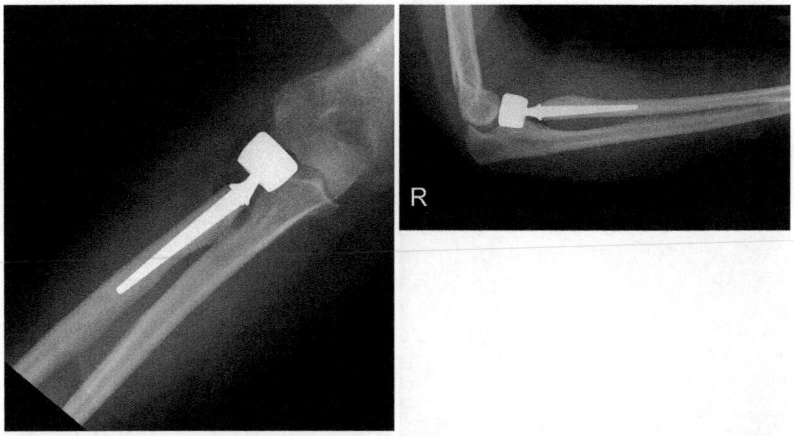


Abb. 15.3

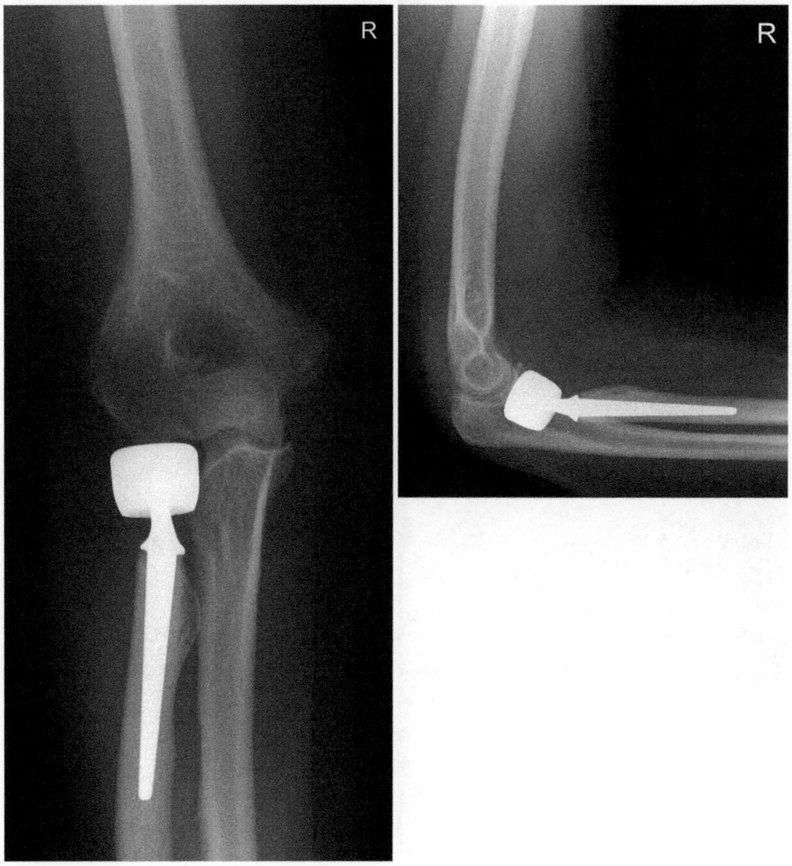


Abb. 15.4

## Diskussion

Die Indikation zur Implantation einer Radiusköpfchenprothese bei nicht rekonstruierbarer Radiusköpfchentrümmerfraktur und Radiusköpfchenresektion wird, wie auch hier, meist durch die gleichzeitig vorliegende ulnare Kapsel-Band-Läsion oder/und durch weitere Zusatzverletzungen diktiert. Das hier implantierte Prothesenmodell vom Typ Judet bewährt sich aus unserer Sicht. Nach wie vor sind die Langzeitresultate der Radiusköpfchenprothesen jedoch mit einem Fragezeichen zu versehen. Langzeitstudien sind notwendig.

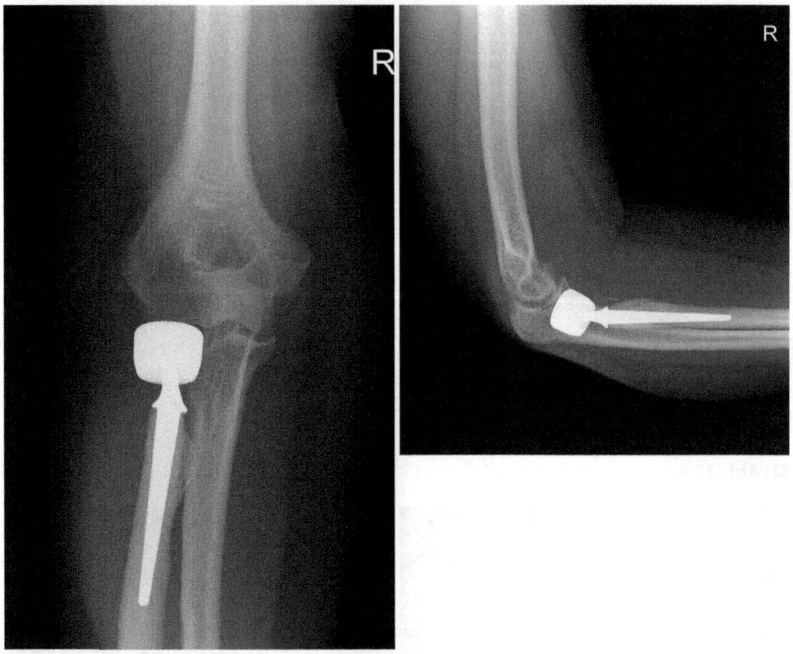


Abb. 15.5

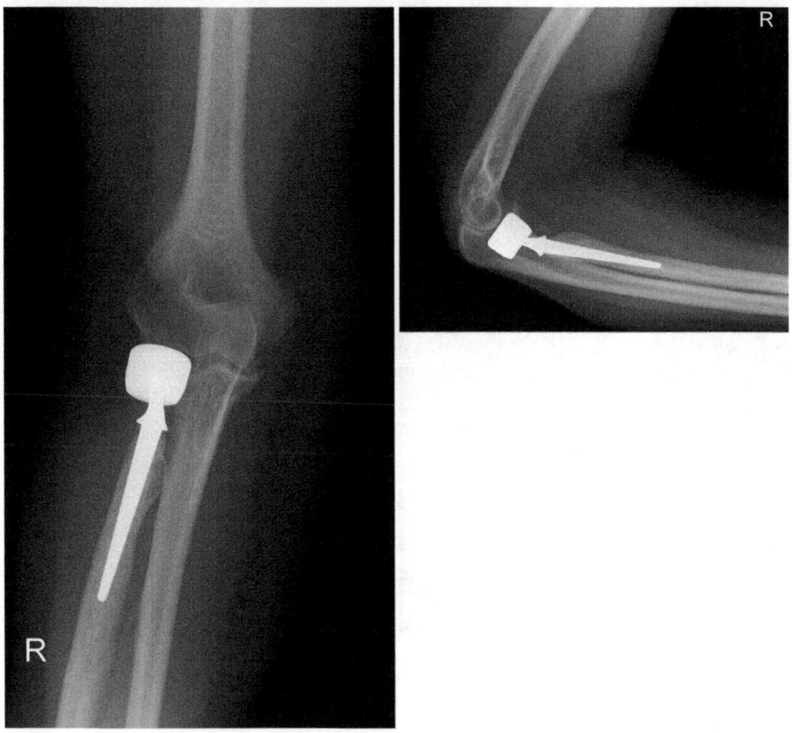


Abb. 15.6

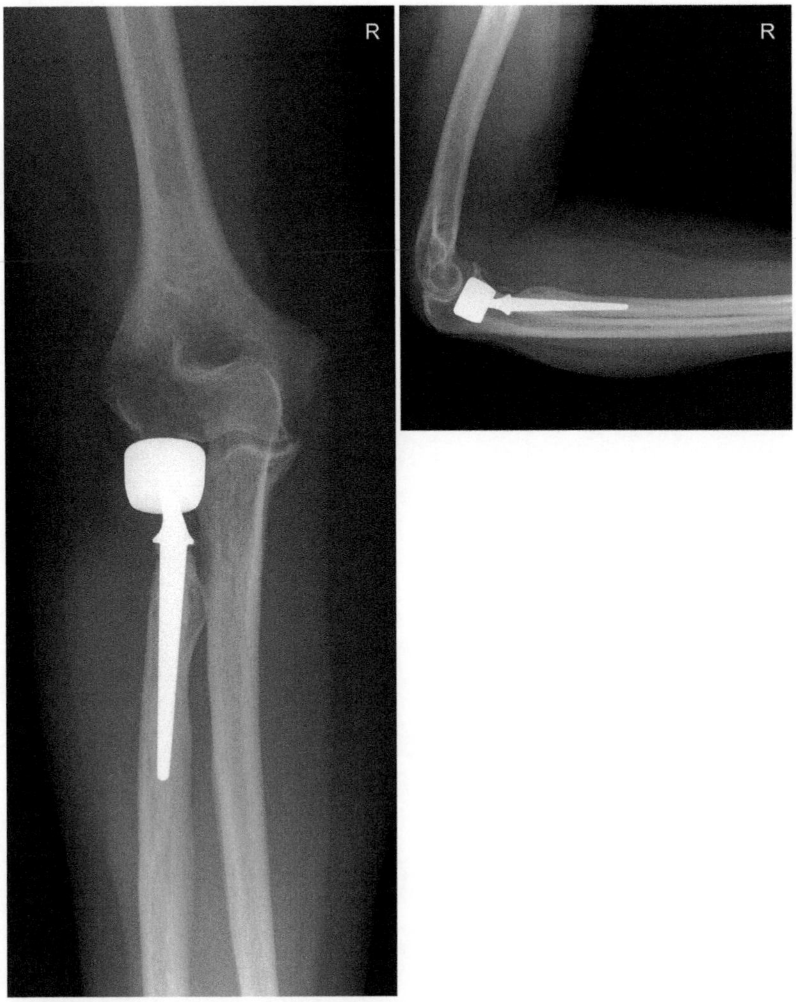


Abb. 15.7

# Kombination einer Ellbogenluxation mit einer gleichzeitigen Radiusfraktur

*H. Durchholz, F. Moro*

## Anamnese

Ein Patient zieht sich im Rahmen eines Sturzes eine Ellbogenluxation rechts mit gleichzeitiger Radiusschaftfraktur ipsilateral zu (■ Abb. 16.1a,b). Der deutliche Ulnavorschub posttraumatisch lässt differenzialdiagnostisch eine mögliche Galeazzi-Fraktur nicht vollständig ausschließen (■ Abb. 16.1c,d). Eine CT-Abklärung kann knöcherne Begleitverletzungen im Sinne einer Radiusköpfchenfraktur oder einer Fraktur des Processus coronoideus ausschließen.

In einem auswärtigen Krankenhaus erfolgt die geschlossene Ellbogenreposition mit gleichzeitiger Plattenosteosynthese am Radiusschaft direkt posttraumatisch mittels einer 7-Loch-3,5-mm-LCP-Platte (■ Abb. 16.2). Die Fehlstellung im distalen Radioulnargelenk kann damit anatomisch behoben werden. Radiologische Hinweise für eine Rotationsfehlstellung ergeben sich nicht. Am Ellbogen lässt sich ulnarseitig bereits zu diesem Zeitpunkt eine kleine Ossifikation auf Höhe des Epikondylus nachweisen. Dies ist als Zeichen eines deutlichen Weichteilschadens auch medial bei Status nach Ellbogenluxation und möglicher ulnarer Seitenbandläsion zu werten (■ Abb. 16.2d).

6 Wochen postoperativ stellt sich in der ersten klinischen und radiologischen Kontrolle eine Subluxationsstellung des Radiusköpfchens mit deutlicher radialer Gelenkinstabilität dar (■ Abb. 16.3). Auch computertomographisch kann eine begleitende ossäre Komponente im Sinne einer Begleitverletzung oder eines Interponats wiederum ausgeschlossen werden (■ Abb. 16.4). Die Stellungskontrolle des Handgelenks lässt einen Stellungsverlust oder ein Osteosynthesematerialversagen ausschließen (■ Abb. 16.5).

Im gleichen Krankenhaus erfolgt eine Reoperation am rechten Ellbogen mit Arthrolyse, Reinsertion des lateralen Kapsel-Band-Apparats und Raffung radialseitig bei posteroradialer Instabilität mittels 2 Knochenanker ca. 8 Wochen nach dem Erstereignis. Intraoperativ zeigt sich eine massive Pannusbildung humeroradial. Dieses Gewebe wird ausgiebig entfernt. Ein mechanisches Hindernis kann auch intraoperativ bis auf das Pannusgewebe ausgeschlossen werden.

Die erste postoperative Kontrolle nach der Revision zeigt wiederum ein in Subluxation stehendes Radiusköpfchen (■ Abb. 16.6). Der Patient wird nun zur Beurteilung der Situation sowie der möglichen therapeutischen Optionen an unsere Klinik überwiesen.

## Befund 2 Monate nach dem Erstereignis

- Es bestehen reizlose Narbenverhältnisse am rechten Ellbogen sowie am rechten Unterarm volarseitig, eine lokale Rötung oder Infektzeichen gibt es nicht.
- Ellbogen rechts: Eine passive Beweglichkeit im rechten Ellbogengelenk kann mit einer Flexion/Extension von 110/70/0° durchgeführt werden. Eine Überprüfung der Bandstabilität ist aufgrund einer deutlichen Schmerzangabe nicht möglich.

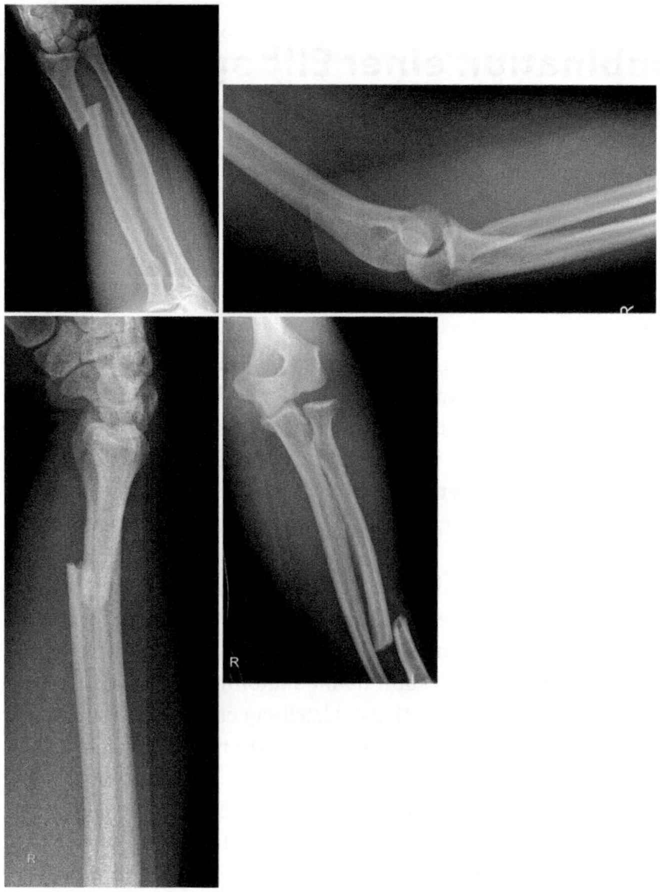

**Abb. 16.1**

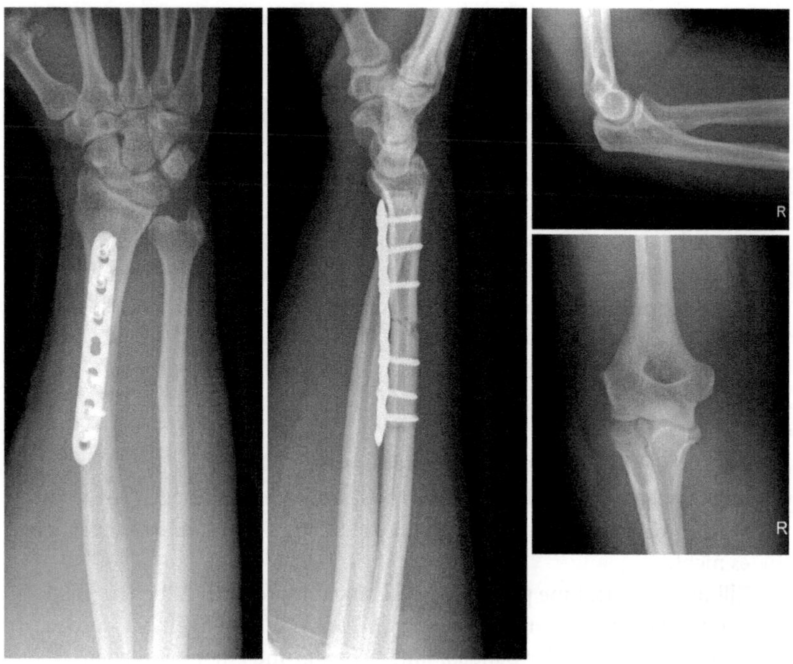

**Abb. 16.2**

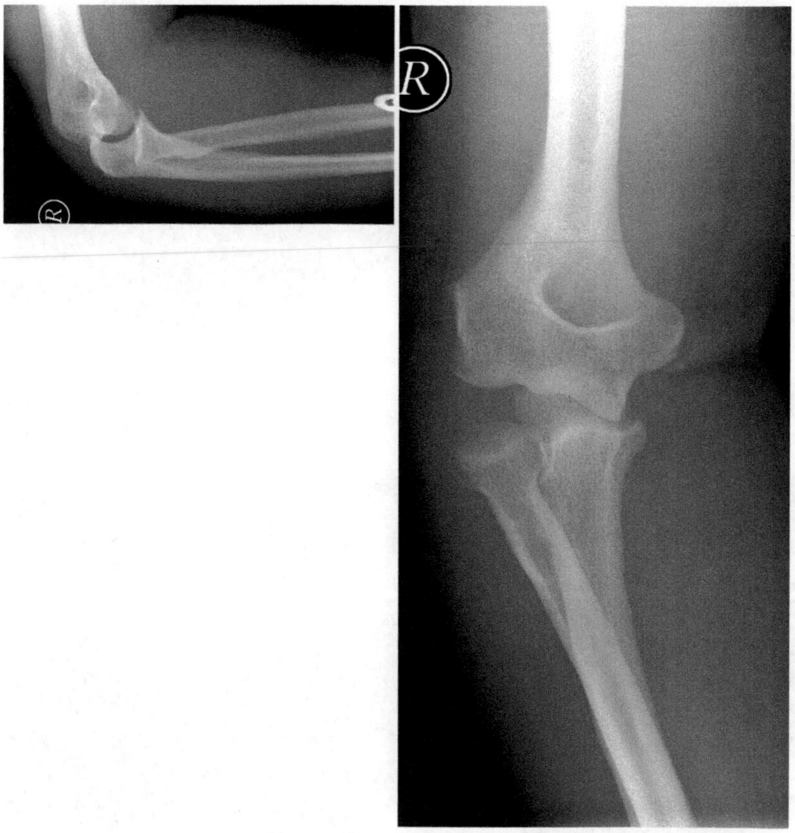


**Abb. 16.3**

- Unterarm, Hand rechts: Auffallend beim Patienten ist eine in Neutralstellung fixierte Haltung des rechten Unterarms. Eine aktive Pro- und Supination ist praktisch nicht möglich. Passiv kann eine Pro- und Supination von je 15–20° mit deutlicher Schmerzangabe erreicht werden. Bei der Überprüfung vor allem der aktiven Extension im Handgelenk, im Daumen sowie an den Langfingern zeigt sich eine deutliche Schwäche der Extensoren. Eine aktive Extension ist hier kaum möglich. Auch die Flexion ist deutlich abgeschwächt. Hier ist allerdings ein aktiver Faustschluss mit einem Finger-Thenar-Abstand von 2 cm möglich.
- Die periphere Durchblutung und Sensibilität sind klinisch unauffällig.
- Gemäß den Angaben des Patienten war initial das distale Radioulnargelenk ebenfalls schmerzhaft. Bei der heutigen Untersuchung, die aufgrund der fixierten Haltung nur bedingt möglich ist, zeigt sich lokal keine Druckdolenz oder deutlich vermehrte Mobilisation des Ulnaköpfchens.

### Erstbeurteilung

Anhand der vorliegenden Röntgenbilder bestätigt sich die Ellbogenluxation rechts mit begleitender Radiusfraktur. Diese ist im Sinne eines Galeazzi-Äquivalents zu bewerten. In den vom Patienten mitgebrachten Unfallbildern kann eine Begleitverletzung des distalen Radioulnargelenks in Verbindung mit der Radiusschaftfraktur nicht vollständig ausgeschlossen werden.

Der nahezu in Neutralstellung fixierte Unterarm ohne aktive Pro- und Supinationsmöglichkeit, die deutlich abgeschwächte Funktion vor allem der Extensorenmuskulatur am Handgelenk sowie an den Langfingern und am

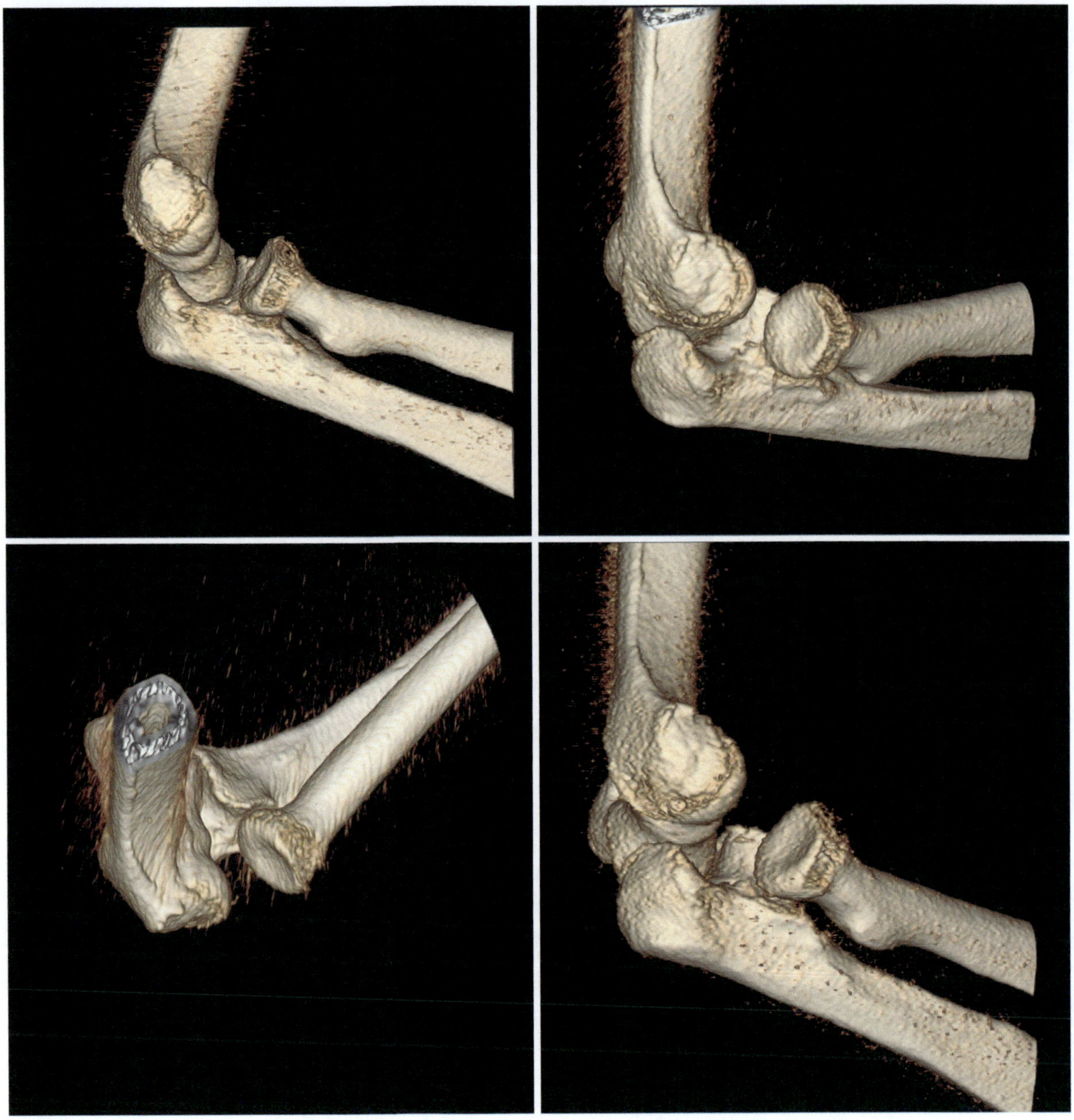

**Abb. 16.4**



Daumen lässt eine Läsion des N. interosseus posterior vermuten, die primär neurologisch beurteilt werden muss.

## ▪ Verlauf

Sowohl klinisch als auch elektrophysiologisch zeigen sich keine Hinweise einer isolierten Radialisschädigung im Bereich des Unterarms. Eine Schädigung das Ramus profundus nervi radialis bei der Durchtrittsstelle durch den Musculus supinator kann ebenfalls ausgeschlossen werden. Aufgrund der komplexen Ellbogeninstabilität (posterolateral und evtl. medial) bei funktioneller Ankylose stellen wir die Indikation zur Revision.

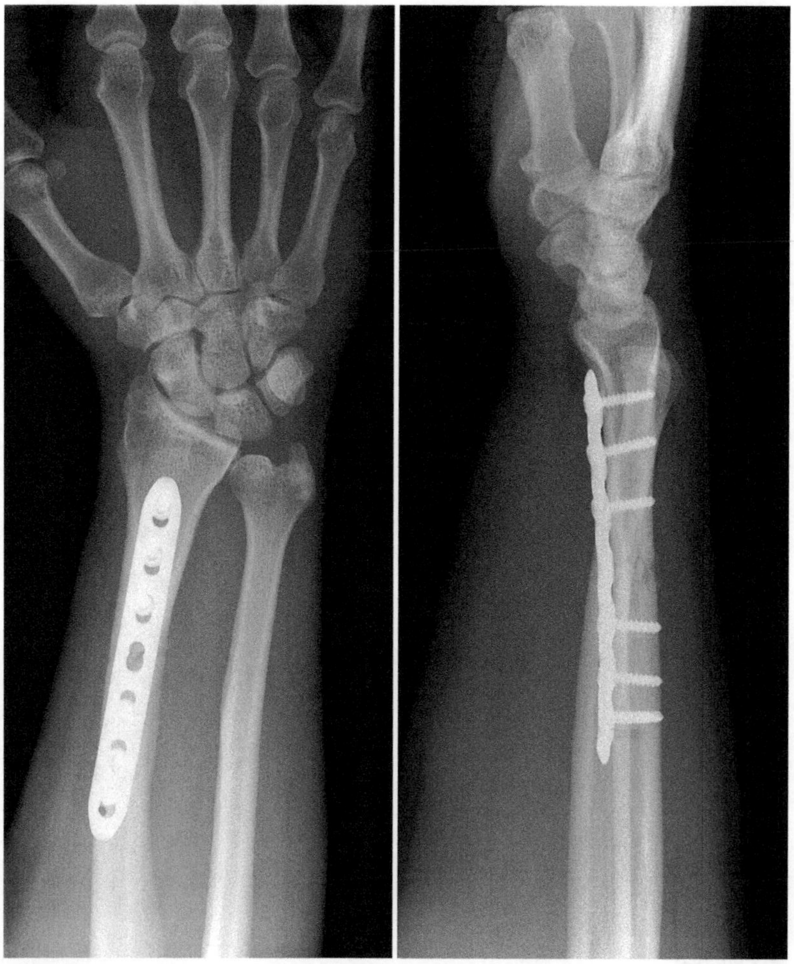

Abb. 16.5

## Operationsplanung

Über einen erweiterten lateralen Zugang ist eine ausgiebige Arthrolyse sowie eine Seitenbandrekonstruktion radial („lateral collateral ligament") mit Semitendinosusallograft in einer Dockingtechnik vorgesehen. Gemäß intraoperativem Befund wird über eine mögliche ulnare Seitenbandrekonstruktion („ulnar collateral ligament") entschieden. Zum Schutz der rekonstruierten Seitenbänder muss ein Bewegungsfixateur angelegt werden.

## Operation 3 Monate nach dem Unfall

Über einen erweiterten lateralen Zugang wird auf das rechte Ellenbogengelenk eingegangen. Es zeigt sich eine komplette Avulsion des lateralen Bandkomplexes. Begleitend findet sich eine ausgeprägte Arthrofibrose. Nach ausgiebiger Arthrolyse zentriert sich das Radiusköpfchen in Streck- und Beugestellung auf das Capitulum humeri. Zur Verbesserung der Umwendbewegung wird ein Längssplit im Bereich der Extensoren vorgenommen und auch hier der Pannus entfernt. Soweit intraoperativ beurteilbar, lässt sich nach der Arthrolyse ein Bewegungsumfang in der Flexion/Extension von 130/15/0° und eine Pro-/Supination von 60/0/60° erreichen. Anschließend wird der Bewegungsfixateur am rechten Ellbogen unter Beachtung des Drehzentrums montiert. Danach wird der Bewegungsumfang erneut geprüft: Er wird durch die Montage nicht

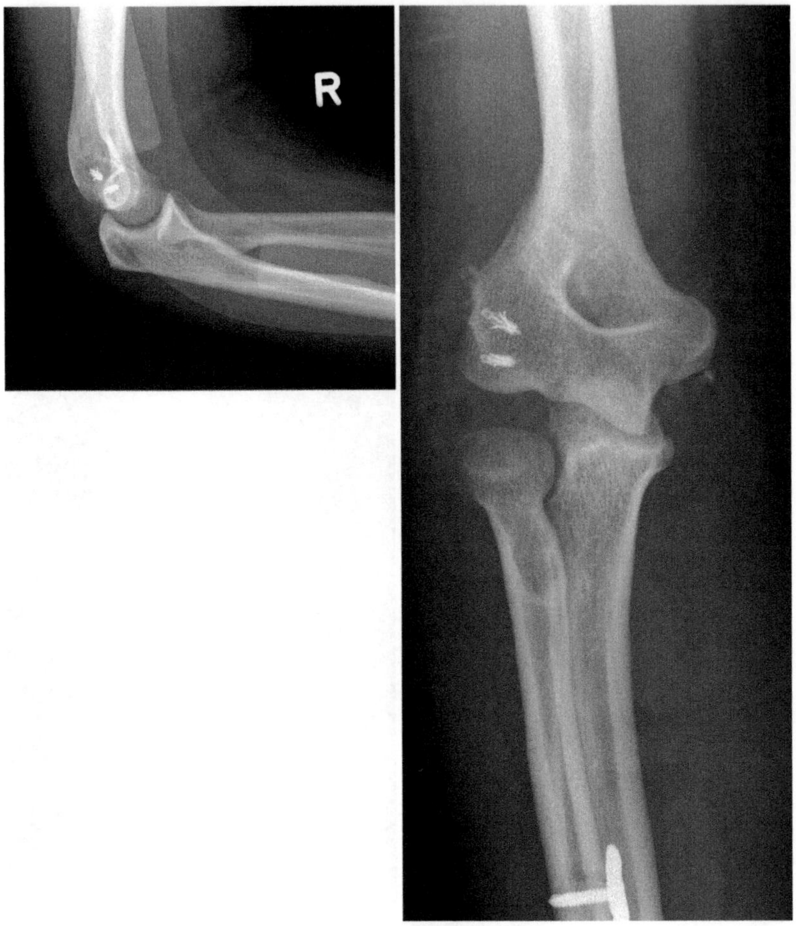


Abb. 16.6

eingeschränkt. Nun wird das „lateral collateral ligament" mit einem Semitendinosusallograft in Double-docking-Technik rekonstruiert und in 90° Flexion mit 2 4,75×15-mm-Interferenzschrauben fixiert. Es zeigt sich eine gute Isometrie. Die abschließende Reinsertion des Kapsel-Band-Apparats mit Raffung wird teils transossär, teils mit 3,0-mm-BioComposite-SutureTak-Ankern durchgeführt.

Die BV-Kontrolle sowie die Röntgenkontrolle zeigen eine wiederhergestellte Kongruenz des Humeroradialgelenks. In der a.-p.- sowie seitlichen Aufnahme projiziert sich das Radiusköpfchen zentriert auf das Capitulum. Beim Anlegen des Bewegungsfixateurs haben wir eine leichte Distraktion um wenige Millimeter eingebaut (Abb. 16.7).

- **Postoperativer Verlauf**

Der Patient führt aktiv-assistierte Bewegungsübungen unter physiotherapeutischer Anleitung aus. Der Bewegungsfixateur soll sicher für 6 Wochen belassen werden. Die Röntgenkontrolle 2 Wochen postoperativ zeigt identische Stellungsverhältnisse bei kongruentem Humeroradialgelenk. Die seitliche Beurteilung ist durch den Fixateur erschwert (Abb. 16.8).

Klinisch stellt sich der Verdacht einer beginnenden Algodystrophie. Die Analgesie wird entsprechend angepasst und eine begleitende Therapie mit Vitamin C und Miacalcic-Nasenspray angeordnet. 4 Wochen postoperativ ist die

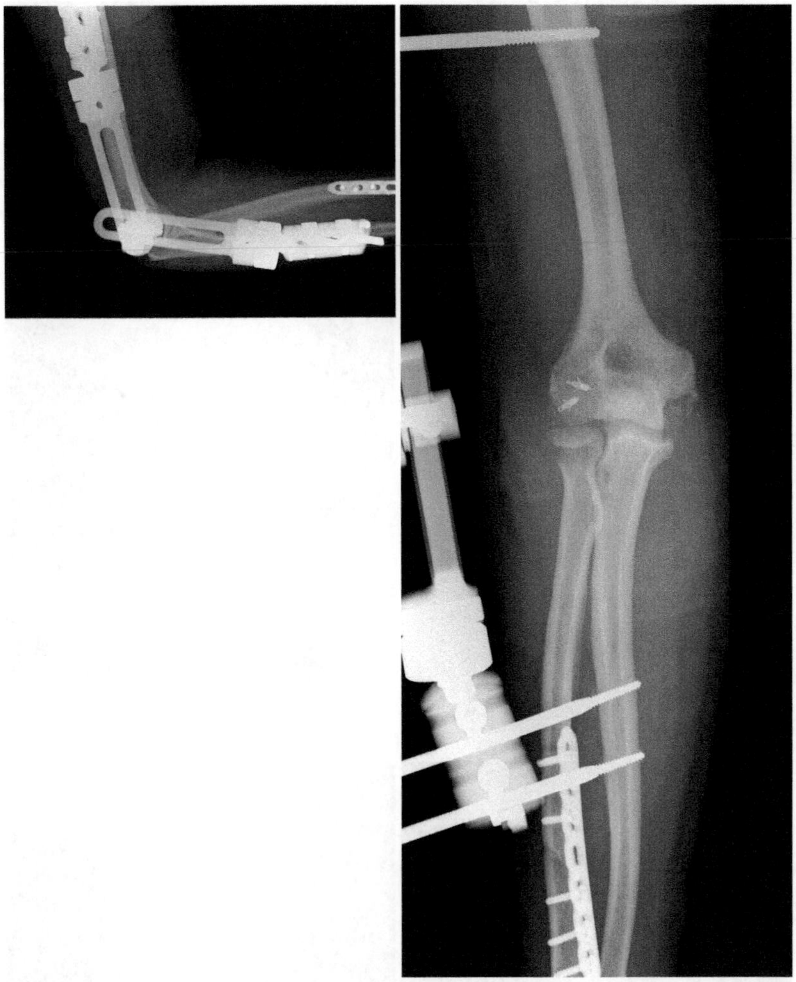

■ Abb. 16.7

Algodystrophie unter entsprechender Medikation rückläufig. Die Beweglichkeit ist deutlich eingeschränkt mit einer Flexion/Extension von 80/20/0°.

8 Wochen postoperativ wird der Bewegungsfixateur abmontiert. Unter BV-Kontrolle wird die Stabilität beurteilt; diese zeigt sich in der Flexion stabil, in maximaler Extension ist eine Subluxation möglich. Anschließend wird der Arm vorsichtig mobilisiert und nochmals die Stabilität unter BV-Kontrolle geprüft. Die Stabilität ist unverändert, es wird eine Bewegungsamplitude passiv mit einer Flexion/Extension von 110/20/0° und einer Pro-/Supination von 60/0/20° erreicht.

Radiologisch stellt sich das rechte Ellbogengelenk 10 Wochen nach dem Revisionseingriff und 2 Wochen nach Fixateur-Entfernung zentriert dar. Es gibt keine Hinweise für eine residuelle posteroradiale Instabilität (■ Abb. 16.9).

3 Monate nach Fixateur-Entfernung zeigt sich ein positiver Verlauf in Bezug auf die Algodystrophie. Auch der Bewegungsumfang konnte verbessert werden. Die Flexion/Extension beträgt aktiv 100/40/0°, passiv 110/30/0°, die Pro-/Supination aktiv 80/0/45°.

Bei einer weiteren Kontrolle 6 Monate nach dem letzten Eingriff stellt sich der Patient mit einem zeitgerechten Verlauf bezüglich der verbesserten Mobilisation vor. Die Flexion/Extension aktiv beträgt 105/25/0°, die Pro-/Supi-

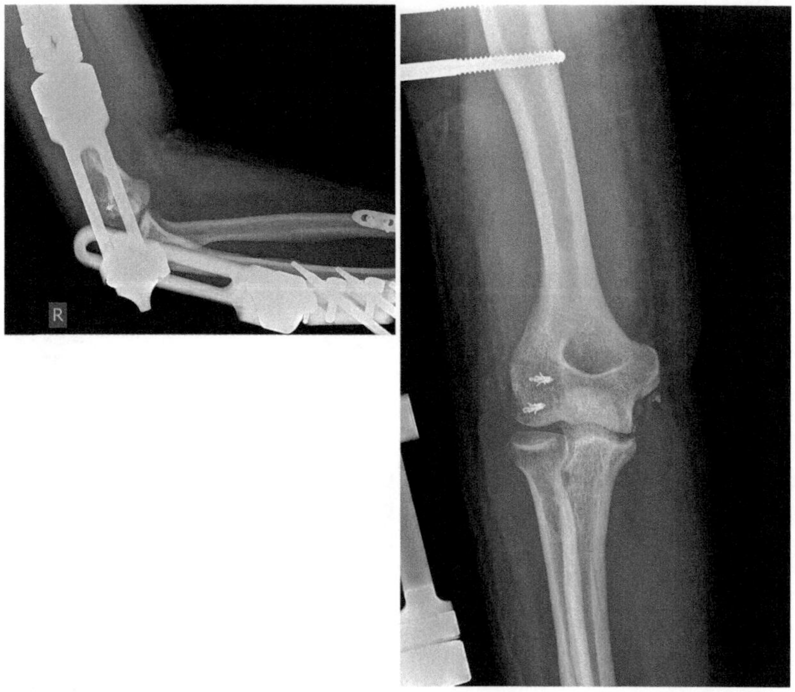


**Abb. 16.8**

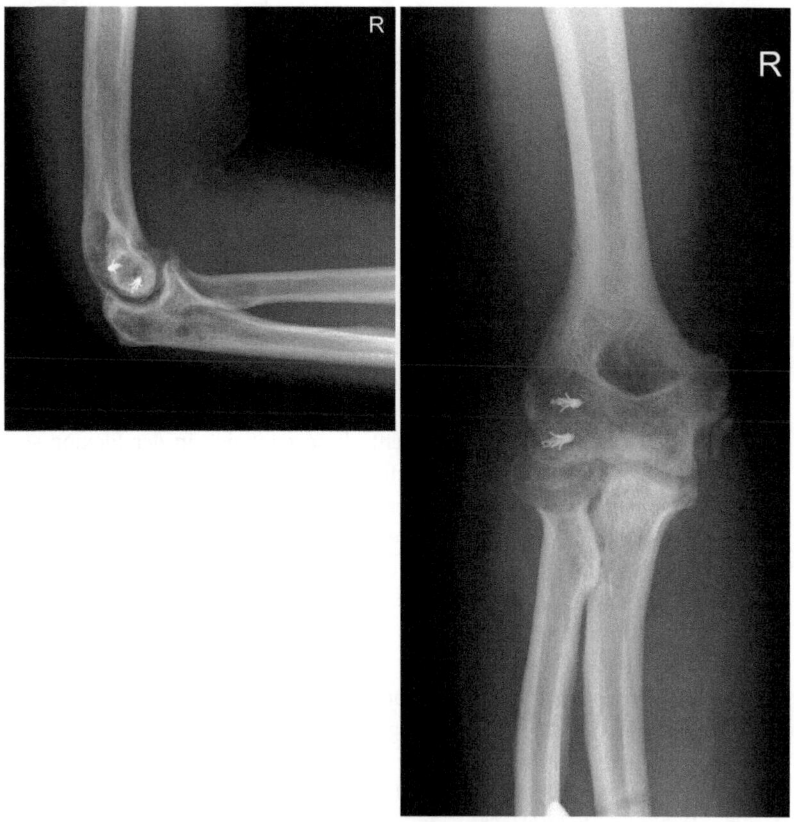


**Abb. 16.9**

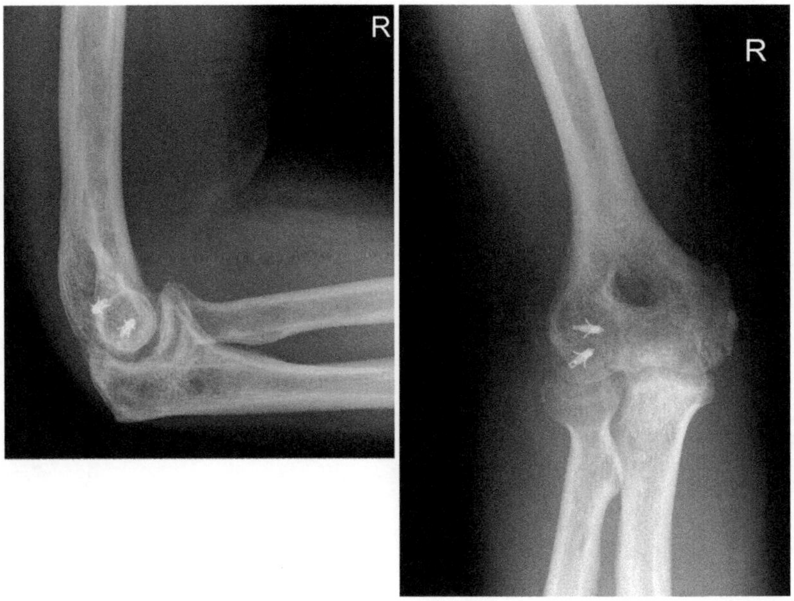


■ Abb. 16.10

nation aktiv 80/0/90°. Radiologisch gibt es keine Hinweise auf eine residuelle Restinstabilität, insbesondere keine Hinweise für eine posterolaterale Instabilität. Die Gelenkverhältnisse sowohl in der a.-p.-Projektion wie auch in der seitlichen Projektion sind kongruent. Das Radiusköpfchen ist weiterhin zentriert auf das Capitulum (■ Abb. 16.10).

### ■ Diskussion

Die Ellbogenluxation stellt per se bereits eine schwerwiegende Weichteilverletzung des Ellbogens dar. Zusätzliche ossäre Verletzungen können die Situation in der Versorgung noch deutlich erschweren. Die Evaluation der Instabiliät ist präoperativ praktisch nicht möglich und benötigt in Narkose eine zusätzliche Stabilitätsbeurteilung unter dem Bildwandler. Eine genaue Untersuchung ist hier für die Planung der Therapie unabdingbar. Auch intraoperativ ist dann eine entsprechende Beurteilung notwendig, Kompromisse in der Stabilität werden postoperativ kaum toleriert und führen rasch zu einer Sub-/Luxationsstellung.

Für die operative Behandlung der Ellbogenluxation muss der Operateur in der Lage sein, den Eingriff entsprechend den Gegebenheiten anpassen und auch erweitern zu können. Nebst der Rekonstruktion der radialen Kapsel-Band-Stabilität ist allenfalls auch eine Versorgung ulnarseitig notwendig. Möglicherweise ist zusätzlich auch die temporäre Applikation eines Bewegungsfixateurs zur Sicherung der Bandrekonstruktion oder auch zur Zentrierung des Gelenks nötig. Der Operateur sollte auf diese Probleme vorbereitet sein.

# Die Essex-Lopresti-Läsion – eine „non single solution"

*R.P. Meyer, F. Moro*

## ▪ Klinischer Fall

Ein 43-jähriger Mann erleidet am 09.07.2010 beim Mountainbiking einen Unfall. Er zieht sich dabei eine Essex-Lopresti-Verletzung am rechten Arm zu mit Radiusköpfchentrümmerfraktur (▪ Abb. 17.1) und Läsion des distalen Radioulnargelenks. Der Patient wird am 10.07.2010 in einem auswärtigen Krankenhaus operiert. Es erfolgt die Plattenosteosynthese des Radiusköpfchens mit gleichzeitiger Transfixation des distalen Radioulnargelenks mittels eines Kirschner-Drahts (▪ Abb. 17.2). Der Kirschner-Draht wird am 26.08.2010 entfernt. Es verbleibt eine Dissoziation im distalen Radioulnargelenk mit deutlichem Ulnavorschub (▪ Abb. 17.3). Wegen sekundärer Dislokation der Osteosynthese am Radiusköpfchen mit Subluxation und Schraubenlockerung (▪ Abb. 17.4; ▪ Abb. 17.5) wird am 14.09.2010 die Reosteosynthese des Radiusköpfchens mit Doppelplatte und Spongiosaunterfütterung durchgeführt (▪ Abb. 17.6). Auch diese Reosteosynthese führt zu keiner stabilen Fixation der Radiusköpfchentrümmerfraktur. Es tritt eine erneute sekundäre Redislokation des Radiusköpfchens mit zusätzlicher posterolateraler Subluxation ein. Am rechten Handgelenk besteht ein ulnokarpales Impingement bei sekundärem Ulnavorschub mit dorsaler Subluxation des Ulnaköpfchens (▪ Abb. 17.7). Durch Schraubenperforation tritt erschwerend ein Infekt am rechten Ellbogen mit Fistelbildung auf. Der Patient wird am 19.10.2010 zur Weiterbehandlung an unsere Klinik überwiesen. Die Sanierung der Infektsituation drängt sich auf. Nach kurzem antibiotikafreiem Intervall wird der Eingriff durchgeführt.

## ▪ Erste operative Korrektur

Am 22.10.2010 wird die Wundrevision mit Entfernung des Osteosynthesematerials, Jet-Lavage und Radiusköpfchenresektion durchgeführt. Die Antibiotikatherapie wird mit unserem Infektiologen präoperativ abgesprochen. Es wird durch die alte Inzision eingegangen mit spindelförmigem Ausschneiden der proximalen Fistel. Das Osteosynthesematerial ist locker. Das Radiusköpfchen wird durch die Osteosynthese nicht mehr gehalten und steht in posterolateraler Subluxation. Es erfolgt eine ausgiebige Spülung mit Ringer-Lösung unter Zuhilfenahme der Jet-Lavage. Nach Synovektomie wird das Osteosynthesematerial entfernt und das Radiusköpfchen reseziert. Ein einzelnes Fragment wird für die Histologie asserviert. Zudem werden 5 Biopsien für die Bakteriologie entnommen. Nach Biopsieentnahme erfolgt noch intraoperativ die Antibiotikatherapie.

## ▪ Verlauf

Eine milde Physiotherapie setzt unmittelbar postoperativ ein. 2 Wochen nach der Intervention bestehen reizlose Narbenverhältnisse. Die Ellbogenbeweglichkeit beträgt in Flexion/Extension 100/10/0° bei mäßiggradig eingeschränkter Pro-/Supination im Rahmen der bekannten Fehlstellung am distalen Radioulnargelenk. Radiologisch besteht keine Dezentrierung des Radius

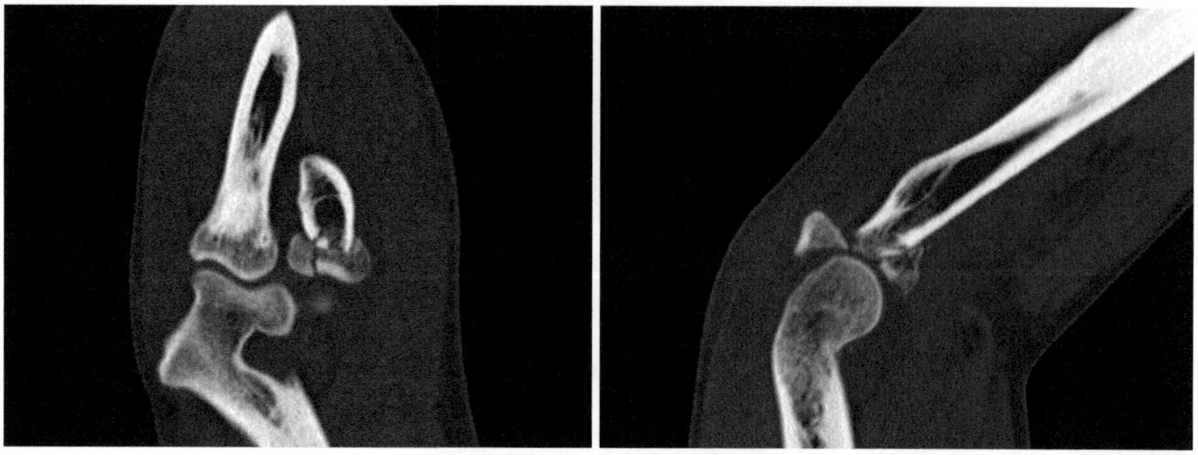

■ Abb. 17.1

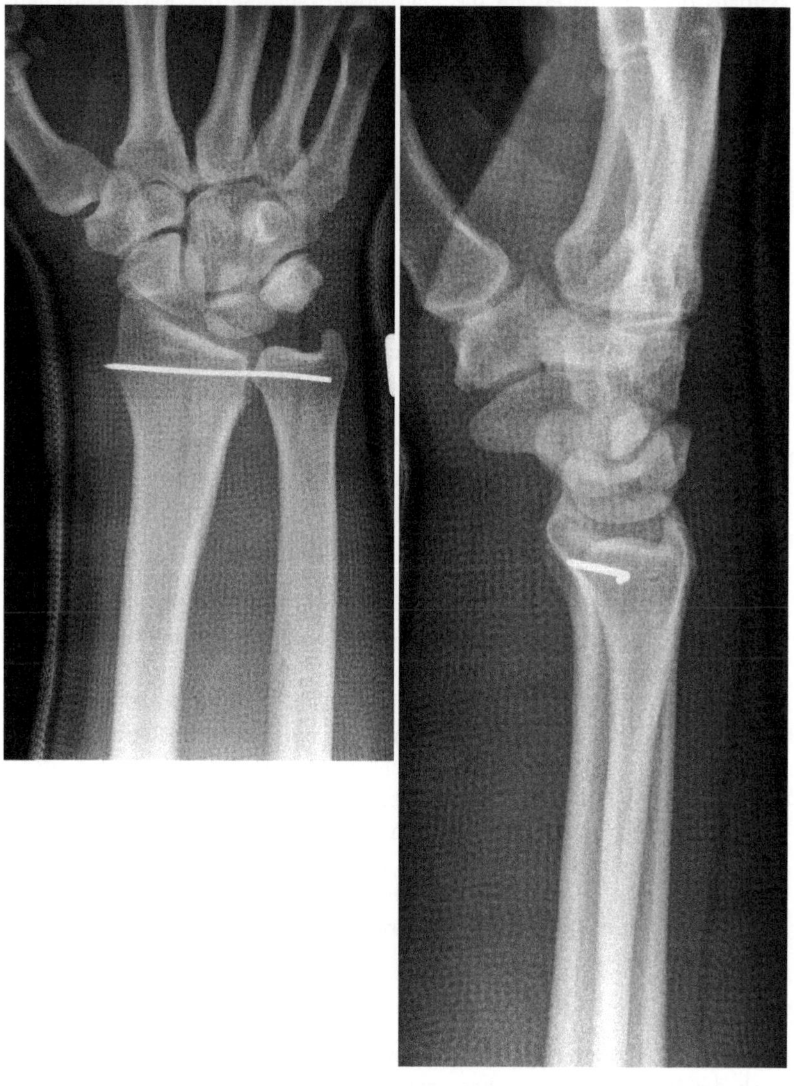

■ Abb. 17.2

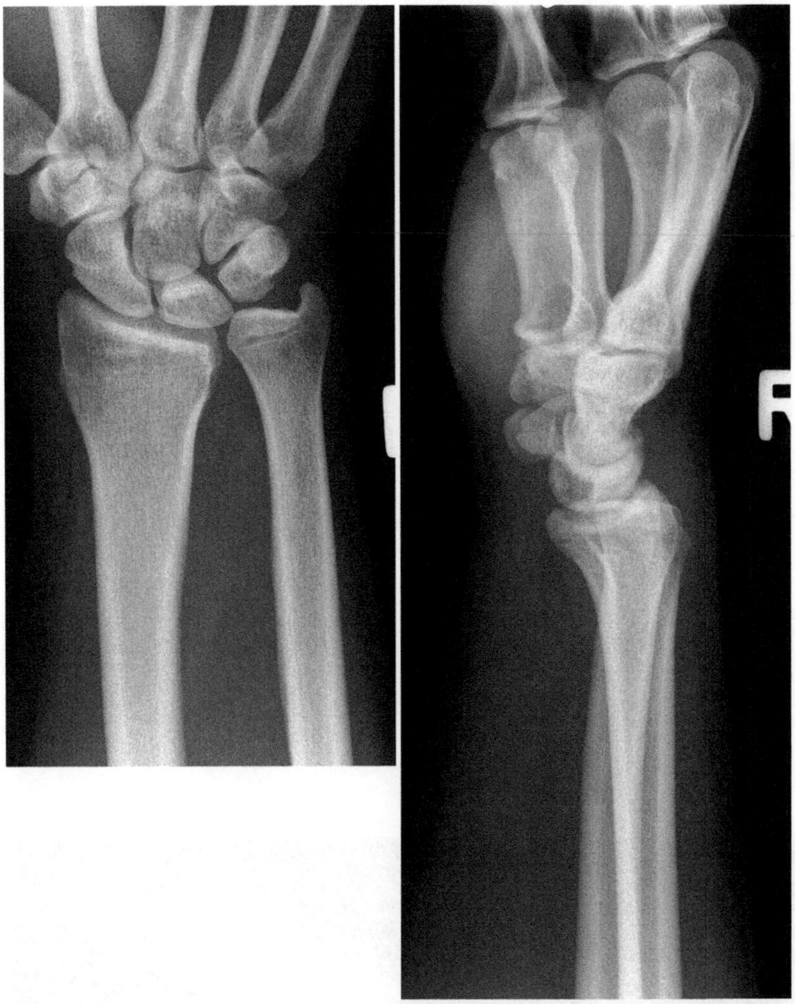

Abb. 17.3

bei Zustand nach Radiusköpfchenresektion (Abb. 17.8). Die Physiotherapie wird fortgesetzt. Die etablierte duale Antibiotikatherapie wird bis zur nächsten Kontrolle, d. h. für 12 Wochen insgesamt, fortgeführt. 3 Monate nach Intervention besteht ein zeitgerechter Heilungsverlauf. Die Bewegungsamplitude beträgt in Flexion/Extension 140/5/0°. Die Pro-/Supination ist endphasig mit 70/0/40° weiterhin eingeschränkt. Radiologisch ist die Situation unverändert (Abb. 17.9). Die Antibiotikatherapie wird gestoppt, ein freies Antibiotikumintervall für 4 Wochen vorgesehen. Sollte in 4 Wochen die Blutbildkontrolle unauffällig sein, kann die Ulnaverkürzungsosteotomie geplant werden. 4 Monate nach dem Eingriff und 4 Wochen nach Absetzen der Antibiotikatherapie liegt ein reizloser Lokalbefund vor bei unauffälligem Blutbild. Die Flexion/Extension ist frei bei weiterhin eingeschränkter Pro-/Supination bedingt durch das schmerzhafte ulnokarpale Impingement. Die Ulnaverkürzungsosteotomie ist vorgesehen.

### Zweite operative Korrektur

Am 11.04.2011 wird bei ulnokarpalem Impingementsyndrom im Rahmen einer Essex-Lopresti-Verletzung mit relativem Ulnavorschub die Ulnaverkürzungsosteotomie mit 7-Loch-LCDC-Platte rechts durchgeführt. Der Ulnavor-

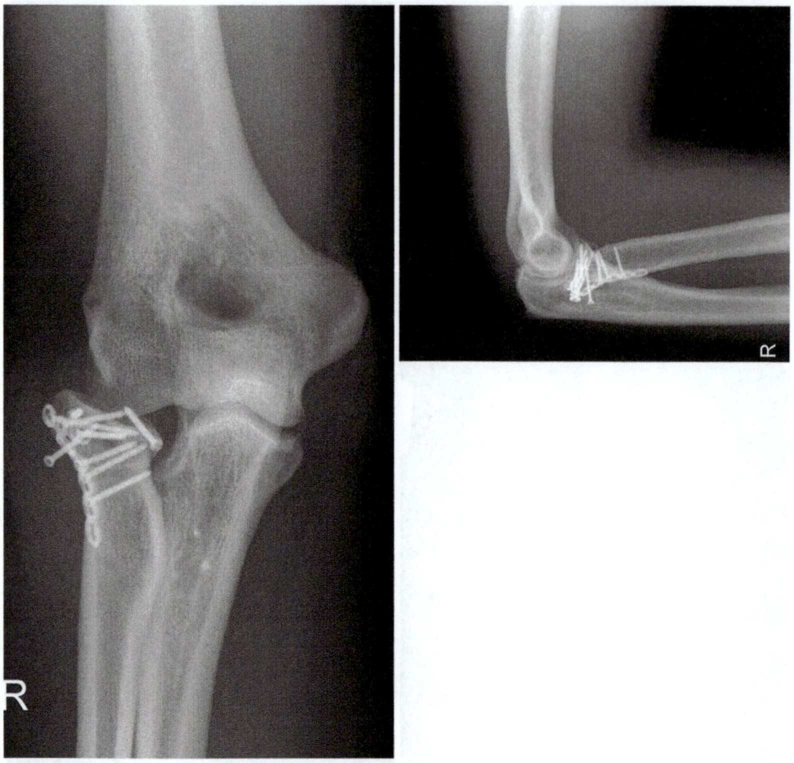


Abb. 17.4

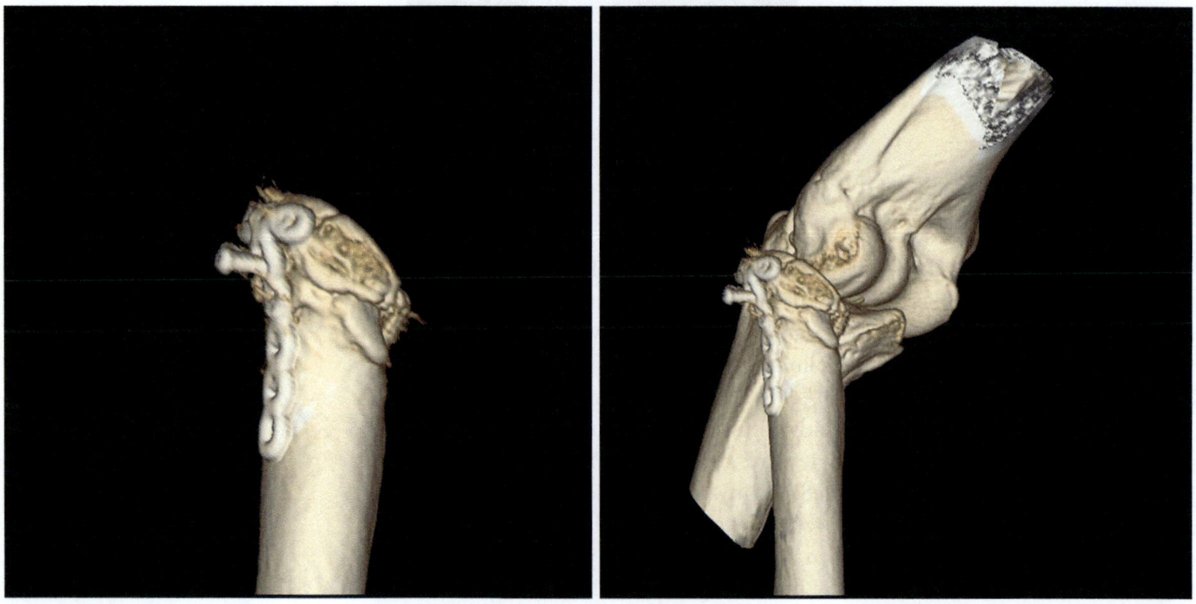

Abb. 17.5



schub beträgt rund 1 cm bei distaler radioulnarer Dissoziation mit dorsaler Subluxation des Ulnaköpfchens. Der Zugang erfolgt im Septum intermusculare, um die Platte bei guter Weichteildeckung palmar anlegen zu können. Nach Abschieben des M. pronator quadratus wird die 7-Loch-Platte angepasst und die 2 distalen Schraubenlöcher vorgebohrt. Das gleiche Vorgehen erfolgt auch proximal. Die Platte wird abgehoben und die Schrägosteotomie markiert.

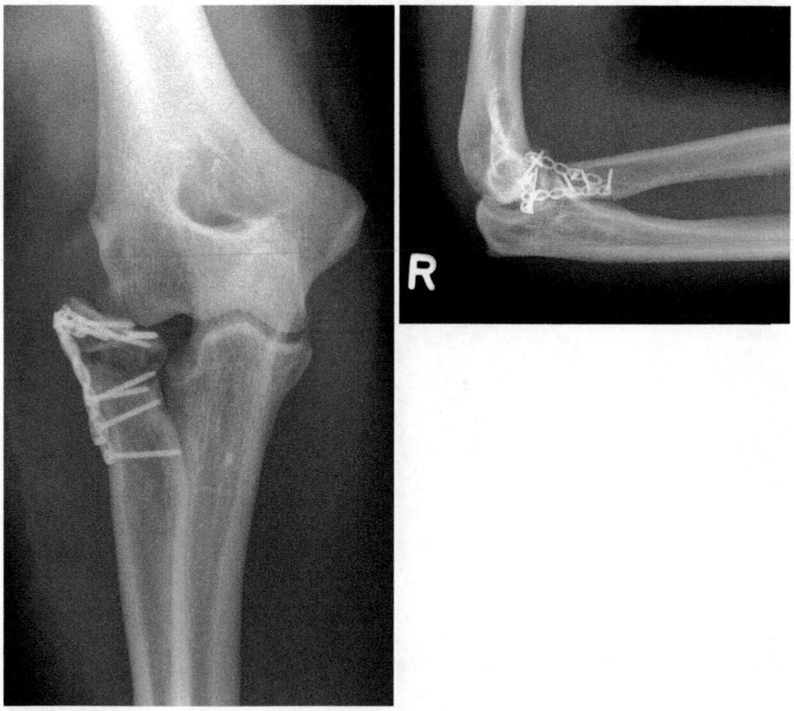


Abb. 17.6

Eine Knochenscheibe von gut 8 mm wird reseziert. Die 2 distalen Schraubenlöcher werden besetzt. Nach Reposition und schlüssiger Adaptation der Osteotomieflächen mittels Repositionszangen werden unter Beachtung der Rotation auch die 2 proximalsten Löcher besetzt. Die Kontrolle unter Bildverstärker zeigt eine suffiziente Ulnaverkürzung. Es erfolgt die definitive Plattenfixation, wobei auf Höhe der Osteotomie 2 Zugschrauben eingesetzt werden. Die Osteosynthese ist übungsstabil. Die postoperative Röntgenkontrolle zeigt eine korrekte Implantatlage mit Ulna-Null-Variante (Abb. 17.10).

## Verlauf

Postoperativ wird eine Handgelenkmanschette für 6 Wochen getragen. Es erfolgen aktiv-assistierte Bewegungsübungen unter ergotherapeutischer Anleitung ohne Belastung. 6 Wochen nach dem Eingriff hat der Patient bezüglich der Umwendbewegungen funktionell profitiert. Die Ellbogenbeweglichkeit ist in Flexion/Extension frei. Die Umwendbewegungen sind endgradig noch eingeschränkt bei einer passiven Pro-/Supination von 60/0/60°. Die Handgelenkbeweglichkeit ist in Palmarflexion frei. Die Dorsalextension weist noch ein minimales Restdefizit im Vergleich zur Gegenseite auf. Die Röntgenaufnahmen des rechten Ellbogens a.-p. und seitlich zeigen keine Zunahme der Proximalisierung des Radius. Auch ein Konflikt zum Stumpf des Radiushalses lässt sich nicht dokumentieren (Abb. 17.11). Bezüglich der durchgeführten Osteotomie liegt das Osteosynthesematerial reizlos in situ mit ausgeglichener Länge der Ulna nach rund 1 cm Verkürzung. Die Osteotomie ist in Konsolidierung (Abb. 17.12). Die Physio- und Ergotherapie werden weitergeführt. 3 Monate nach dem Eingriff bestehen noch geringfügige bewegungsabhängige Beschwerden im Handgelenk bei belasteten Umwendbewegungen bedingt durch die dorsale Subluxation des Ulnaköpfchens. Die Bewegungsamplitude im Ellbogen beträgt in Flexion/Extension 145/5/0° bei einer aktiven Pro-/

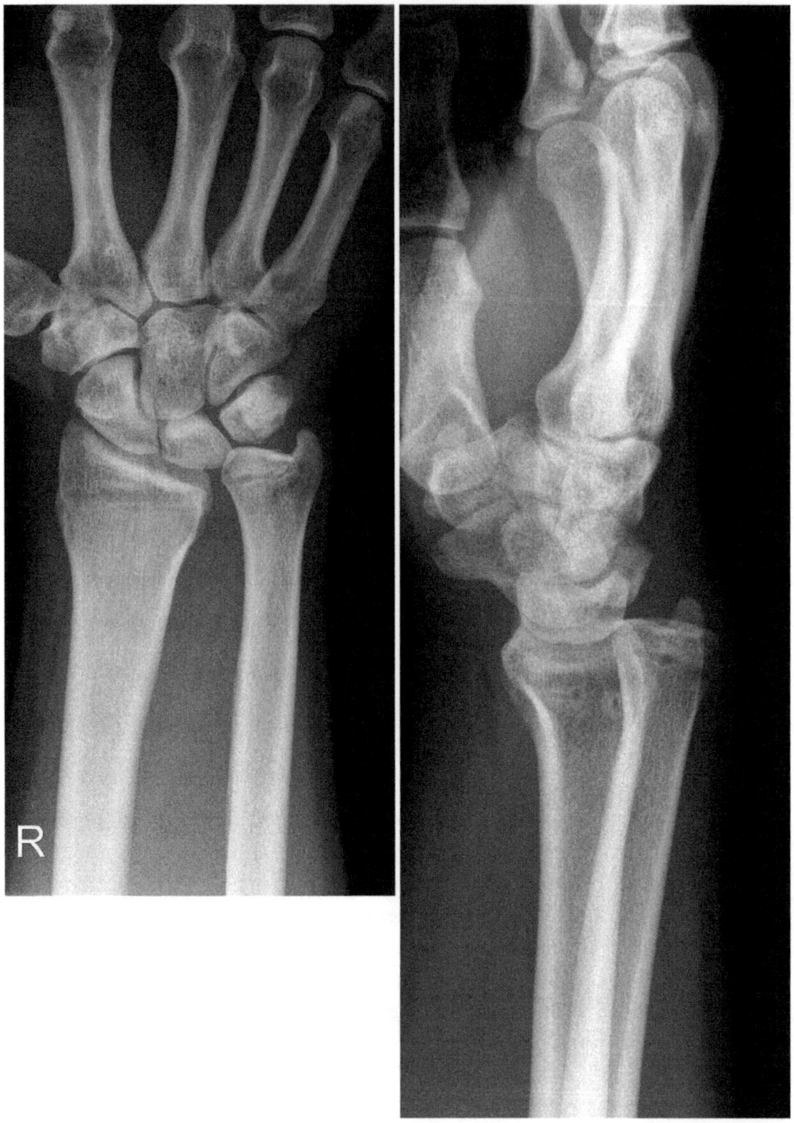


◘ **Abb. 17.7**



Supination von 60/0/60°. Im Handgelenk sind die Dorsalextension und die Palmarflexion symmetrisch. Es bestehen leichtgradige Schmerzen bei Ulnardeviation. Radiologisch zeigen sich im Bereich des Ellbogens keine Hinweise für eine Gelenkinkongruenz. Am Capitulum findet sich die erwartete Involutionsosteopenie nach Radiusköpfchenresektion (◘ Abb. 17.13). Die Ulnaosteotomie ist konsolidiert. Es besteht ein ausgeglichenes Alignement distalradioulnar bei diskreter dorsaler Subluxation des Caput ulnae (◘ Abb. 17.14). Der Patient beginnt mit gezieltem Kraftaufbau. Die Ergotherapie wird bis zur nächsten Kontrolle in 3 Monaten fortgesetzt.

## ■ Diskussion

Die hier vorliegende Radiusköpfchentrümmerfraktur Typ Mason-III ist osteosynthetisch sehr schwierig zu rekonstruieren. Es stellt sich die Frage, ob nicht primär der prothetische Radiusköpfchenersatz hätte vorgesehen werden sollen. Die Essex-Lopresti-Läsion mit Dissoziation des distalen Radioulnarge-

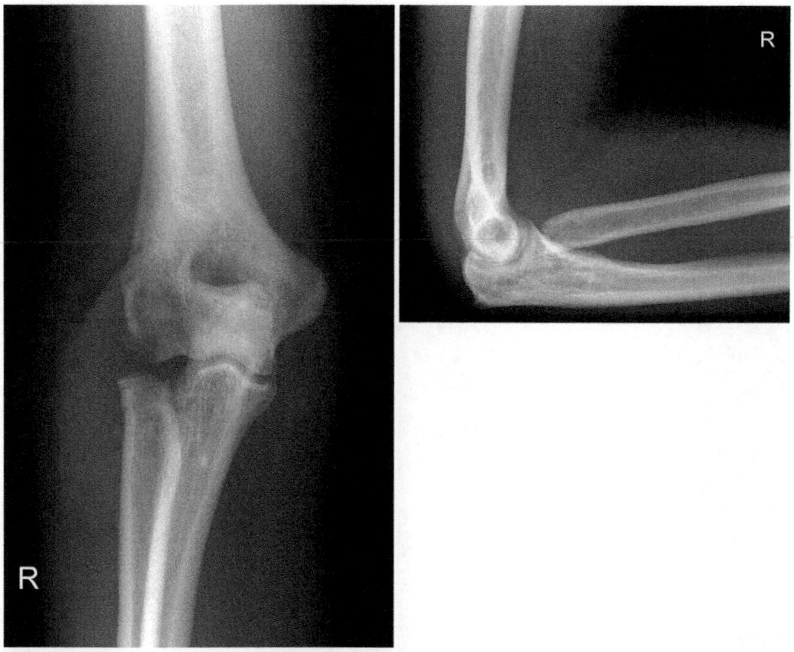


■ Abb. 17.8

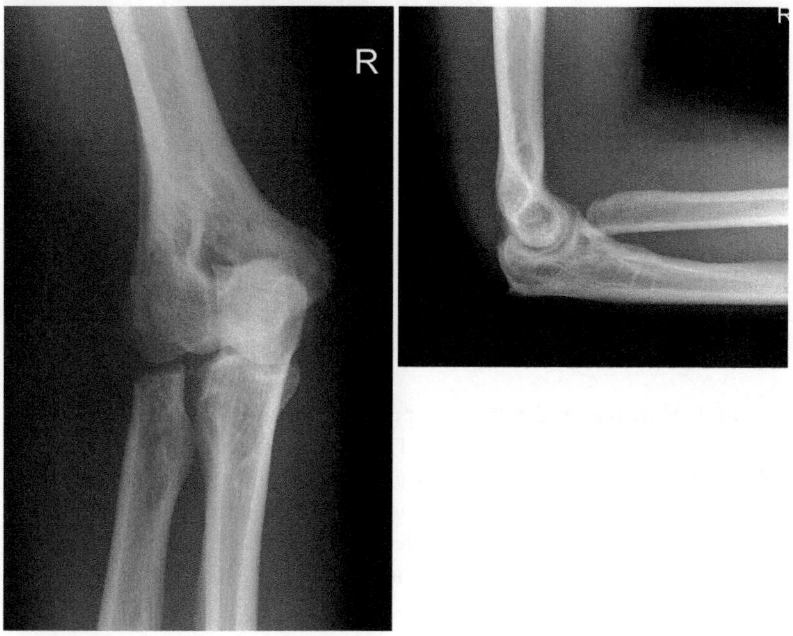


■ Abb. 17.9

lenks wurde erkannt und mit Kirschner-Drahtfixation angegangen. Nachdem die Osteosynthese der Radiusköpfchentrümmerfraktur sich destabilisierte, das distale Radioulnargelenk nach Kirschner-Drahtentfernung nach dorsal subluxierte, wurde eine Reosteosynthese der Radiusköpfchenfraktur mit Doppelplatte versucht. Auch diese Osteosynthese scheitert. Es kommt zur radialen Subluxation des Radiusköpfchens mit Lockerung des Osteosynthesematerials und Hautperforation durch eine Schraube, was zum Infekt führt.

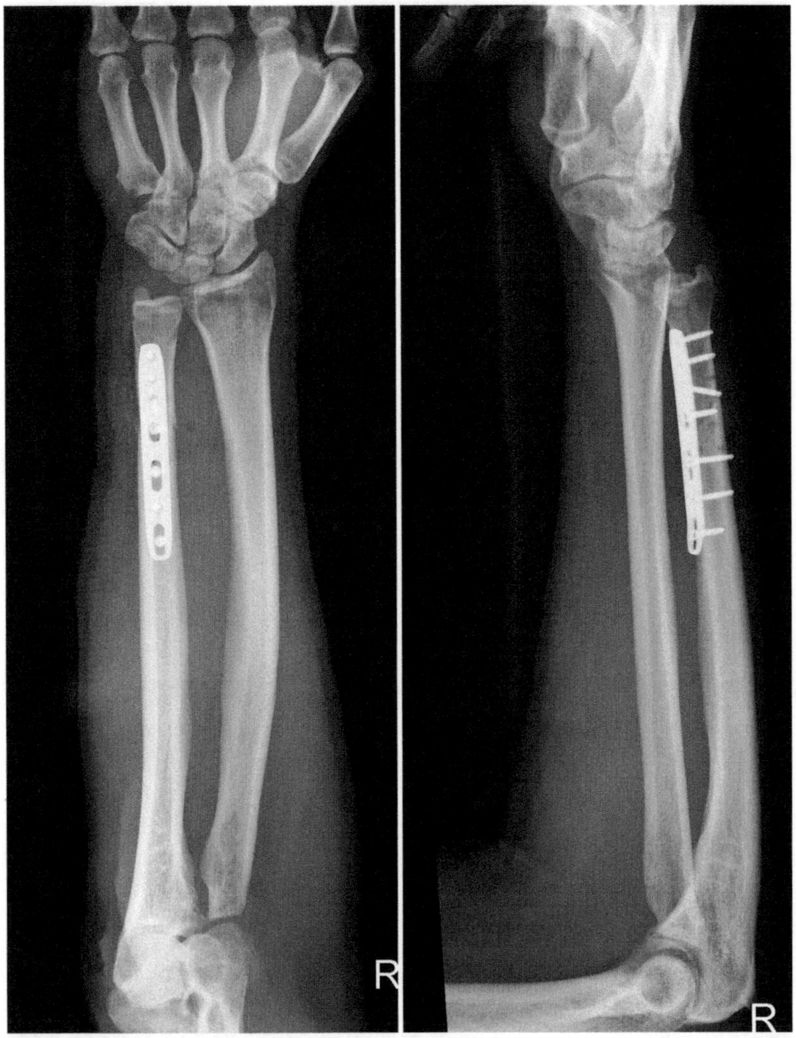


Abb. 17.10

Die Eigendynamik der Essex-Lopresti-Läsionen ist im Letzten nicht bekannt und wird häufig unterschätzt. Durch ein zweitzeitiges operatives Vorgehen kann das Problem in der Folge gelöst werden. Heute bewegt der Patient sowohl seinen Ellbogen wie sein Handgelenk wieder frei. Es persistieren lediglich leichte Schmerzen im Handgelenk bei belasteten Umwendbewegungen wegen der dorsalen Subluxation des Caput ulnae.

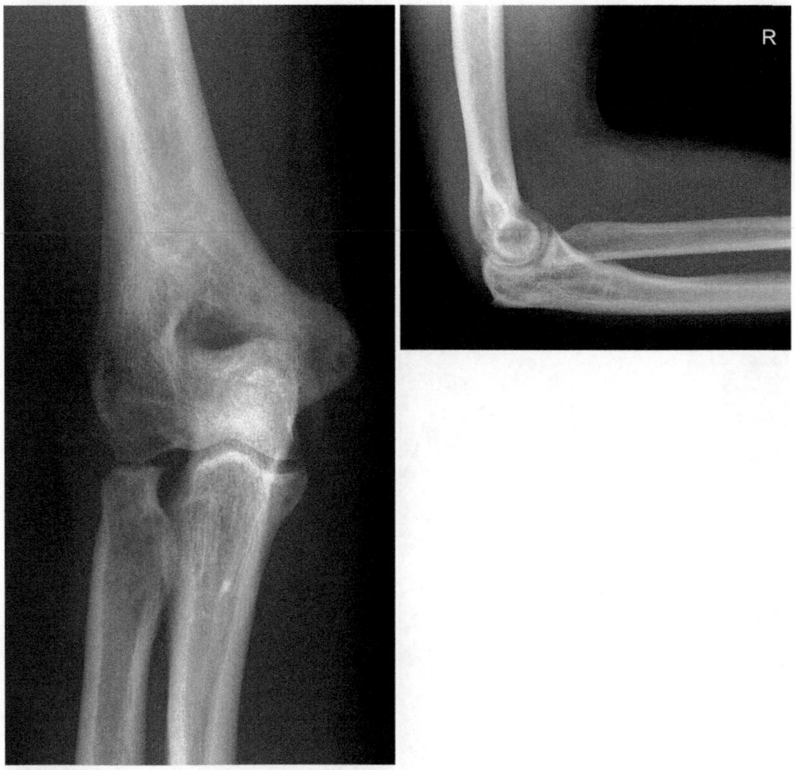


**Abb. 17.11**

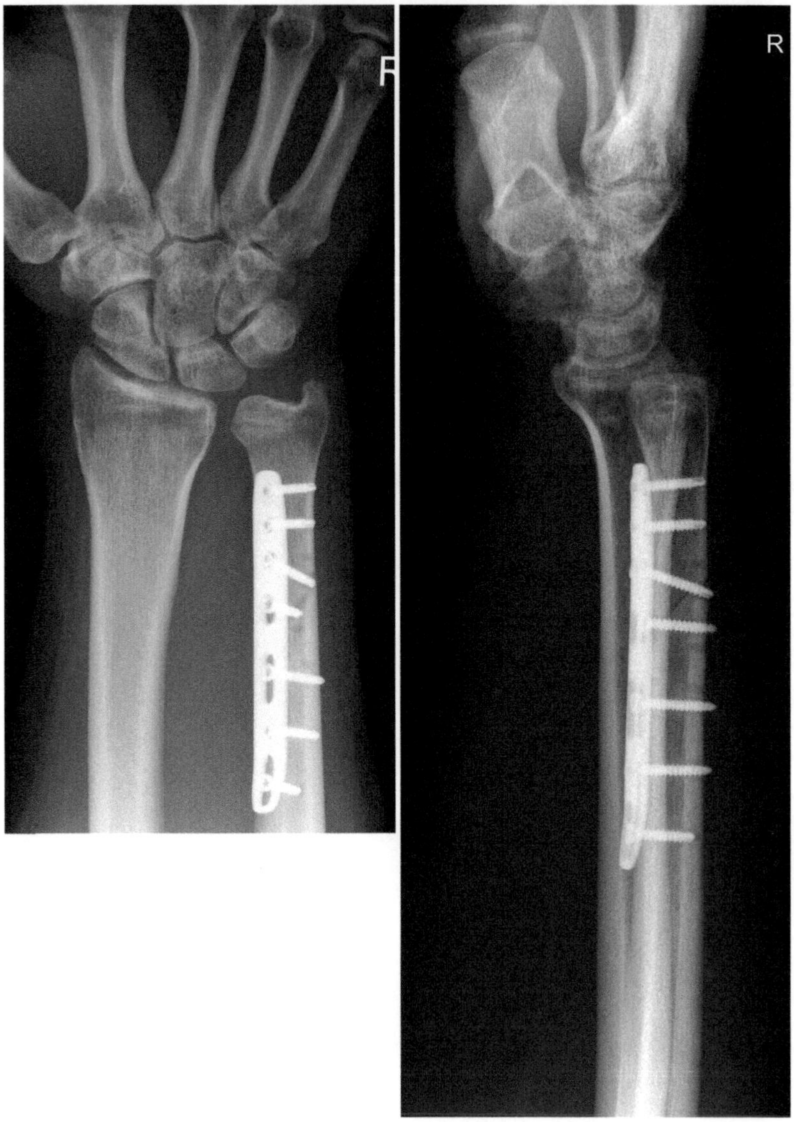


■ **Abb. 17.12**

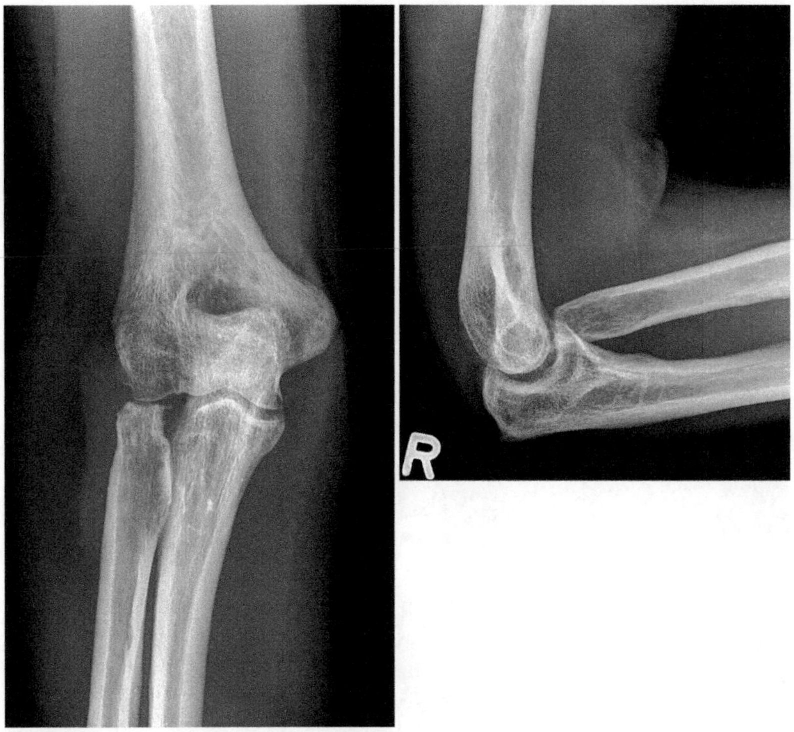


Abb. 17.13

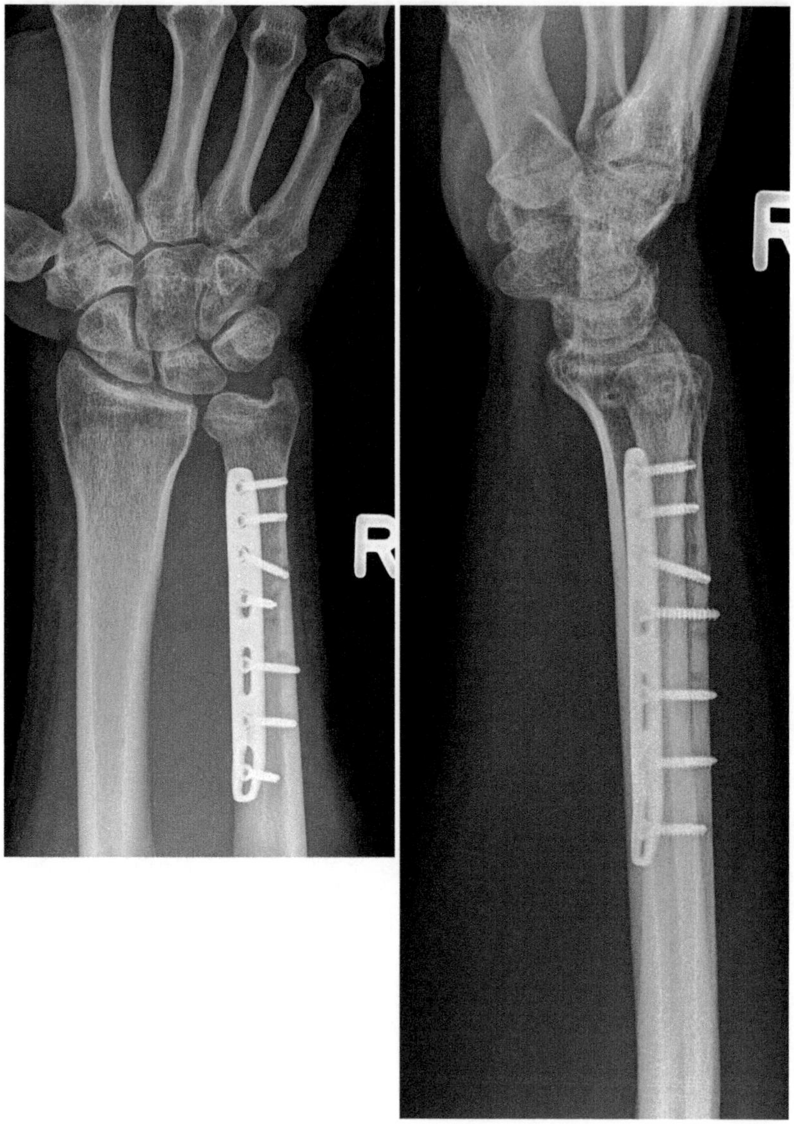


◘ **Abb. 17.14**

# Instabilitäten

# Persistierende Ellbogeninstabilität mit Subluxation bei isolierter medialer Seitenbandläsion

*R.P. Meyer, F. Moro*

## ▪ Klinischer Fall

Im Rahmen einer Schlägerei mit unklarer Traumatisierung des linken Ellbogens zieht sich ein 68-jähriger Mann am 23.06.2010 eine mediale Seitenbandläsion zu. Nach konservativer Therapie mit kurzzeitiger Ruhigstellung und anschließender Physiotherapie persistieren Restbeschwerden im linken Ellbogen bei funktioneller Instabilität. Auch wird ein EMG-dokumentiertes Sulcus-ulnaris-Syndrom diagnostiziert. Am 12.01.2011 wird an einem auswärtigen Krankenhaus die Rekonstruktion des medialen Seitenbands mit der Palmaris-longus-Sehne bei gleichzeitiger submuskulärer Vorverlagerung des Nervus ulnaris am linken Ellbogen durchgeführt. Der postoperative Verlauf gestaltet sich beschwerlich. Es verbleiben diffuse Beschwerden im linken Ellbogen mit merklichem Flexionsdefizit und einer Restinstabilität medial sowie Schmerzen über dem vorverlagerten N. ulnaris. Der Patient wird 5 Monate nach dem Eingriff zur Einschätzung und Weiterbehandlung an uns überwiesen.

Am 07.06.2011 sehen wir den Patienten in unserer Sprechstunde. Die Flexion/Extension des linken Ellbogens beträgt 120/0/0° bei freier Pro-/Supination. Die Pro-/Supination ist jedoch in gebeugter Stellung und im Valgusstress schmerzhaft. Bei der klinischen Stabilitätsprüfung zeigt sich eine mediale Subluxation. Die konventionellen Röntgenbilder dokumentieren den ossären Ausriss der medialen Seitenbandstrukturen proximal (◘ Abb. 18.1). Bei der dynamischen Prüfung unter Bildverstärker findet sich bei Valgusstress eine vermehrte mediale Aufklappbarkeit (◘ Abb. 18.2). Wir veranlassen eine MRI-Untersuchung, die eine elongierte, im proximalen Ansatzbereich ausgedünnte, insuffiziente Palmaris-longus-Sehne zeigt (◘ Abb. 18.3). Die neurologische Untersuchung ergibt klinisch und elektrophysiologisch eine diskrete Ulnarisneuropathie ab distalem Sulcus. Die vom Patienten im linken Ellbogen geschilderten Restbeschwerden sind unseres Erachtens durch die residuelle, persistierende Instabilität mit klinisch und radiologisch dokumentierbarer Subluxation voll erklärbar. Wir empfehlen die Revision und Rekonstruktion des medialen Seitenbands mit Semitendinosusallograft bei gleichzeitiger Revision des vorverlagerten N. ulnaris.

## ▪ Operative Korrektur

Der Eingriff erfolgt am 26.08.2011. Es wird über die alte Narbe eingegangen. Der N. ulnaris wird aufgesucht und wegen der submuskulären Vorverlagerung von proximal nach distal frei präpariert. Er ist in beträchtlichem Narbengewebe eingebettet (◘ Abb. 18.4 und ◘ Abb. 18.5). Die Prüfung der Stabilität ergibt eine massive Aufklappbarkeit, da das Palmaris-longus-Transplantat am humeralen Ansatz desinseriert ist (◘ Abb. 18.6). Das ulnohumerale Gelenk wird längs eröffnet. Das Tuberculum sublime wird dargestellt und ein Kirschner-Draht ca. 4 mm vom Gelenk entfernt gesetzt. Der Kirschner-Draht wird mit einem kanülierten 6-mm-Bohrer überbohrt. Distal des Bohrkanals wird ein weiterer 2-mm-Bohrkanal gesetzt. Somit ist die ulnare Insertion für die

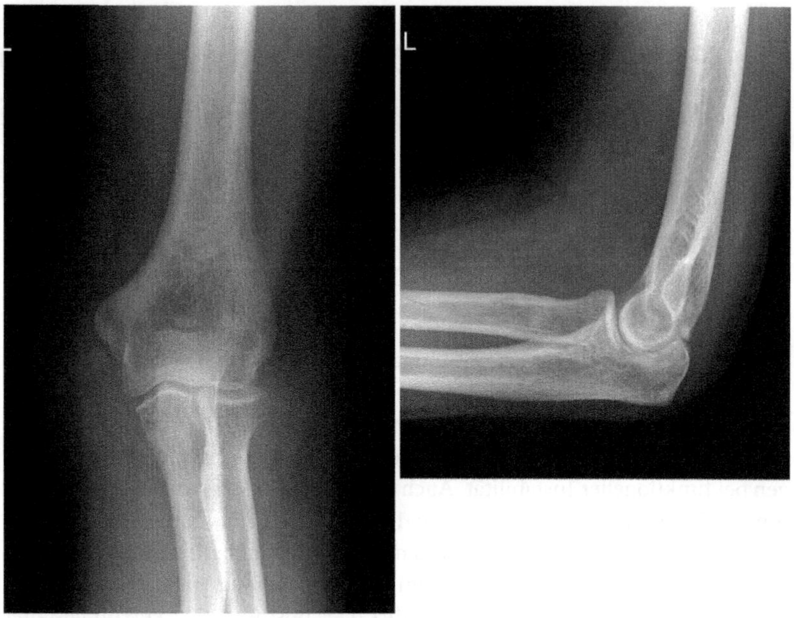


**Abb. 18.1**

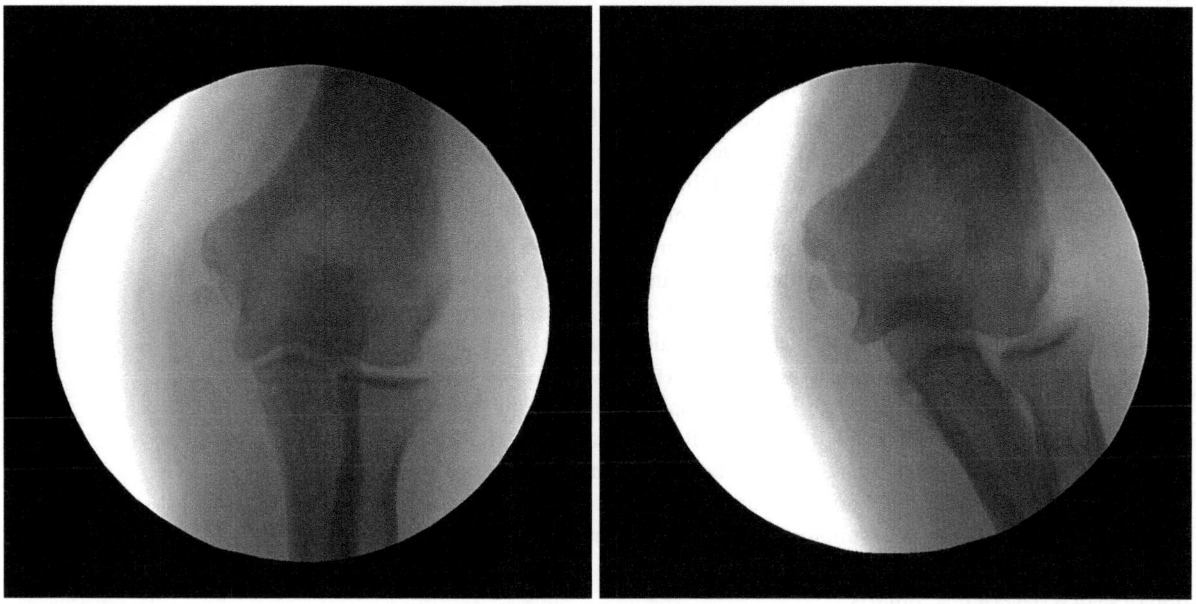

**Abb. 18.2**



Seitenbandrekonstruktion vorbereitet. Am Epicondylus humeri ulnaris wird für die Aufnahme des Semitendinosusallografts ein 4-mm-Bohrloch von distal nach kranial gebohrt und anschließend mit einem dünnen Bohrer die anteriore Kortikalis durchbohrt. Der vorbereitete Semitendinosusallograft, der mit einem Fiberloop armiert ist, wird distal durch das 6-mm-Bohrloch ulnarseitig eingezogen und mit einer Interferenzschraube fixiert. Die Fäden werden über der Knochenbrücke verknotet (Abb. 18.7). Das proximale Transplantatende wird auf die entsprechende Länge korrigiert. Das mit einem Fiberloop armierte Transplantat wird durch das Bohrloch am inferioren Epicondylus humeri ulnaris durchgezogen (Abb. 18.8). In Hybridtechnik erfolgt an der anterioren Begrenzung des Epikondylus die transossäre Refixation über einen

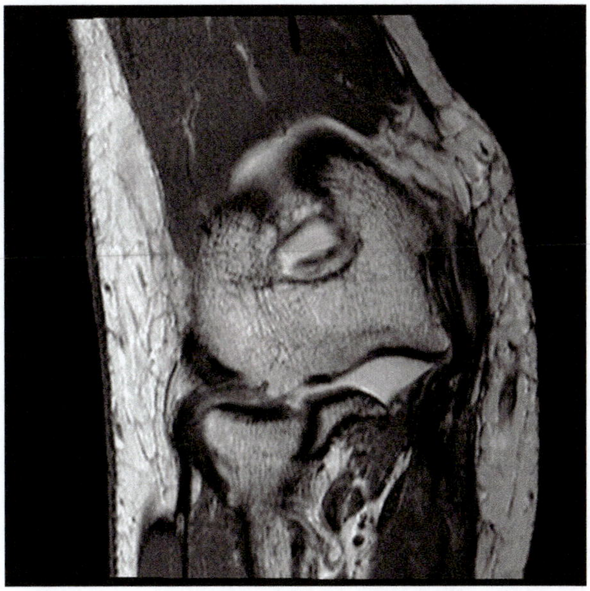

Abb. 18.3

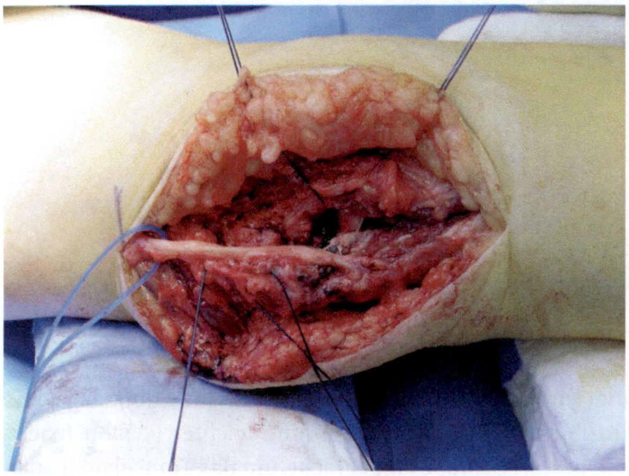

Abb. 18.4

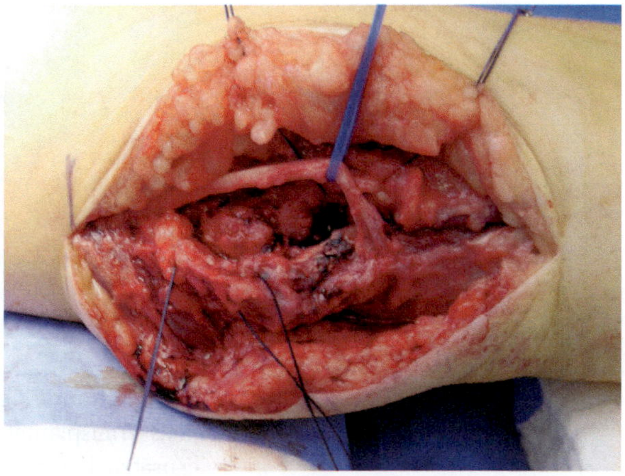

Abb. 18.5

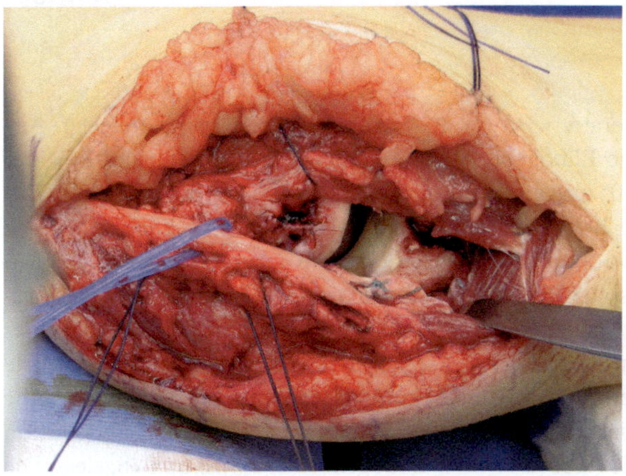

Abb. 18.6

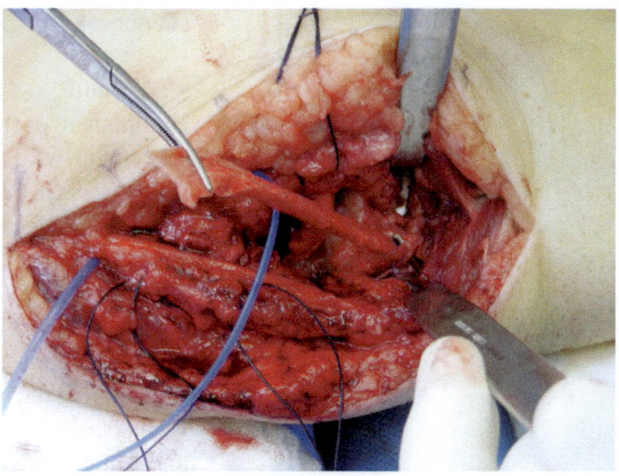

Abb. 18.7

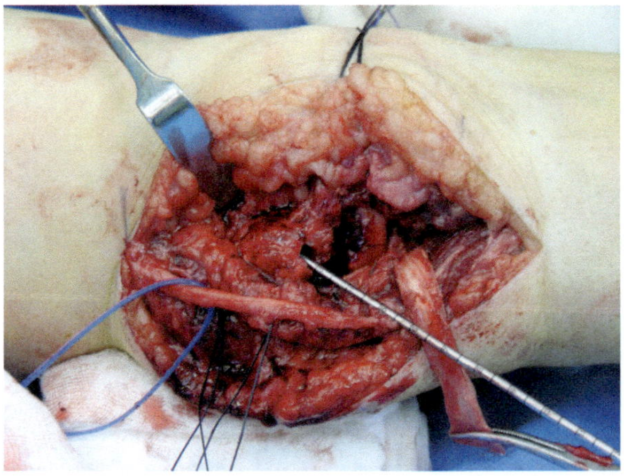

**Abb. 18.8**

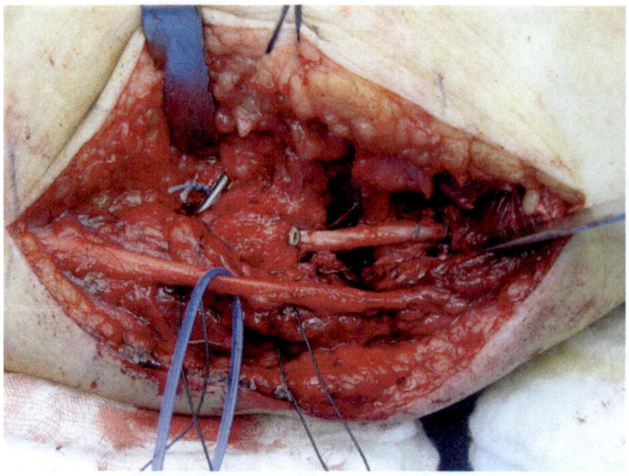

**Abb. 18.9**

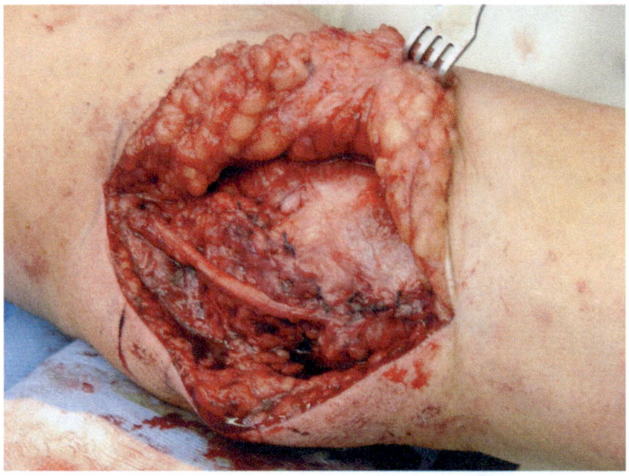

**Abb. 18.10**

Endobutton. Es gelingt ein guter Sitz des Transplantats im Ellbogengelenk. Das Transplantat wird in maximaler Supination und leichter Flexion fixiert. Zusätzlich wird eine Tenodeseschraube eingebracht, um das Transplantat auch im Bohrkanal zu stabilisieren (Abb. 18.9). Die Stabilitätsprüfung zeigt einen guten Sitz. Zum Schluss wird der N. ulnaris epifaszial-subkutan vorverlagert (Abb. 18.10).

## Verlauf

Unmittelbar postoperativ wird für 1 Woche eine Gipsschiene angelegt. Anschließend wird eine Ellbogenbewegungsorthese angepasst mit initial einer Flexionssperre bei 90° und einer Extensionssperre von 20° für 2 Wochen. Danach wird die volle Bewegungsamplitude freigegeben. Die Ellbogenorthese wird für weitere 3 Wochen, d. h. für insgesamt 6 Wochen, getragen. 6 Wochen nach dem Eingriff ist der Patient weitgehend beschwerdefrei. Die Bewegungsamplitude am linken Ellbogen beträgt in Flexion/Extension 120/0/0° bei einer Pro-/Supination von 90/0/80°. In Streckstellung zeigt sich keine vermehrte Aufklappbarkeit medial. Die Röntgenkontrolle dokumentiert symmetrische Gelenkspalten medial und lateral sowie reizlos in situ liegende Endobutton und Mitek-Anker (Abb. 18.11). Die Ellbogenorthese wird nun abgelegt. Die Physiotherapie setzt mit langsam dosiertem Kraftaufbau ein bei Vermeidung von Valgus-/Varusstress.

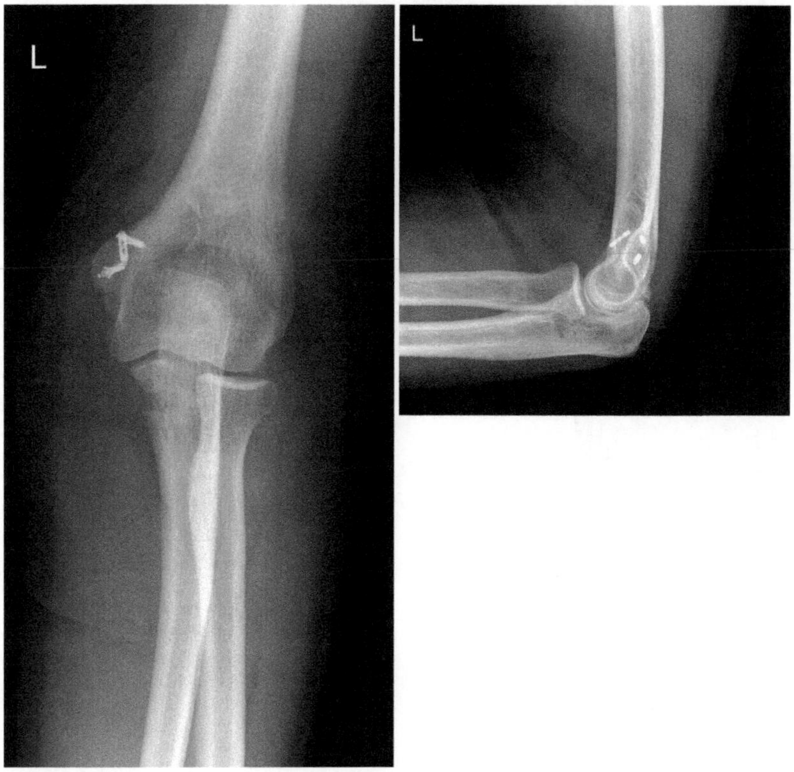


Abb. 18.11

## Diskussion

Der isolierte, traumatische mediale Seitenbandausriss am Ellbogen ist nicht so selten. Selten aber kommt es trotz korrekter konservativer Therapie zu einer persistierenden medialen Instabilität mit entsprechenden Beschwerden. Verschiedene Techniken zur Rekonstruktion der medialen Seitenbandstrukturen mit entsprechend verschiedenen Fixationstechniken werden angewandt. Wir favorisieren die Fixation mit Tenodeseschrauben. Bei diesem Verfahren werden Tenodeseschrauben zur Transplantatfixation und Transplantatanspannung in anatomisch gesetzte Bohrkanäle eingebracht. Als Transplantat können Allograft sowie in unserem Fall ein Semitendinosusallograft oder -autograft wie Gracilis, Semitendinosus, Palmaris-longus-Sehne verwendet werden.

# Schmerzhafte Restinstabilität nach isolierter primärer Radiusköpfchenresektion bei „terrible triad"

*R.P. Meyer, F. Moro*

## ▪ Klinischer Fall

Ein knapp 58-jähriger Landwirt stürzt am 18.05.2011 und zieht sich dabei eine Radiusköpfchenluxationstrümmerfraktur am linken Ellbogen zu (▪ Abb. 19.1). Bei nicht mehr rekonstruierbarer multifragmentärer Radiusköpfchenfraktur wird noch am Unfalltag ohne bildgebende Zusatzabklärungen die Radiusköpfchenresektion in einem auswärtigen Krankenhaus durchgeführt. Nach primär unauffälligem postoperativem Verlauf klagt der Patient schon bald über zunehmende belastungsabhängige Schmerzen im Bereich des linken Ellbogens. Die Umwendbewegungen sind schmerzhaft und gegen Widerstand nicht möglich. Subjektiv wird auch ein Instabilitätsgefühl angegeben. Der Patient wünscht eine Einschätzung und eventuell eine weitere Therapie an unserer Klinik.

Wir beurteilen den Patienten am 09.06.2011 erstmals. Klinisch zeigen sich am linken Ellbogen reizlose Narbenverhältnisse anterolateral. Die Bewegungsamplitude beträgt in Flexion/Extension 130/10/0°. Die Pro-/Supination ist endständig schmerzhaft bei 60/0/60°. In Streckstellung besteht ein verstärkter Cubitus valgus. Es zeigt sich in Extension auch eine vermehrte ulnare Aufklappbarkeit. Soweit schmerzbedingt prüfbar, bestehen keine Hinweise für eine posteroradiale Instabilität. Die konventionellen Röntgenbilder des linken Ellbogens a.-p./seitlich zeigen einen Status nach Radiusköpfchenresektion mit knapp bemessener Resektion. Es bestehen radiologisch keine Hinweise für eine posteroradiale Instabilität (▪ Abb. 19.2). Auf den Röntgenbildern des linken Handgelenks a.-p./seitlich finden sich auch keine Zeichen für eine Sprengung des distalen Radioulnargelenks (▪ Abb. 19.3). Eine zusätzlich vorliegende Essex-Lopresti-Läsion kann somit ausgeschlossen werden. Die vom Patienten mitgebrachten, postoperativ angefertigten CT-Bilder vom 03.06.2011 dokumentieren eine wenig dislozierte Processus-coronoideus-Avulsionsfraktur Typ I nach Morrey sowie den Status nach Radiusköpfchenresektion mit verbleibenden Knochenfragmenten (▪ Abb. 19.4). In Anbetracht der erlittenen Radiusköpfchentrümmerfraktur sowie der geschilderten Restbeschwerden mit subjektivem Instabilitätsgefühl veranlassen wir eine Nativ-MRI-Untersuchung insbesondere zur Beurteilung der Seitenbandstrukturen. Das MRI des linken Ellbogens vom 11.08.2011 dokumentiert einen beträchtlichen Erguss mit ausgedehnter Reizsynovitis bei intakten Knorpelverhältnissen. Zusätzlich bestätigt sich der Verdacht eines proximalen Einrisses des ulnaren Seitenbands am Epikondylus. Auch das radiale Seitenband ist am proximalen Ansatz teildesinseriert (▪ Abb. 19.5). Die Punktion des Reizergusses ergibt ein steriles Punktat. Wir besprechen die operativen Möglichkeiten am 06.09.2011 mit dem Patienten. Das Extensionsdefizit beträgt nun 20° bei freier Flexion und Pro-/Supination. Es besteht eine Restinstabilität ulnar. Radiologisch bestätigt sich die alte Processus-coronoideus-Fraktur. Die Gelenkverhältnisse sind kongruent (▪ Abb. 19.6). Wir empfehlen die Revision des linken Ellbogengelenks mit prothetischem Gelenkersatz des Radiusköpfchens. Je nach intraoperativem Befund

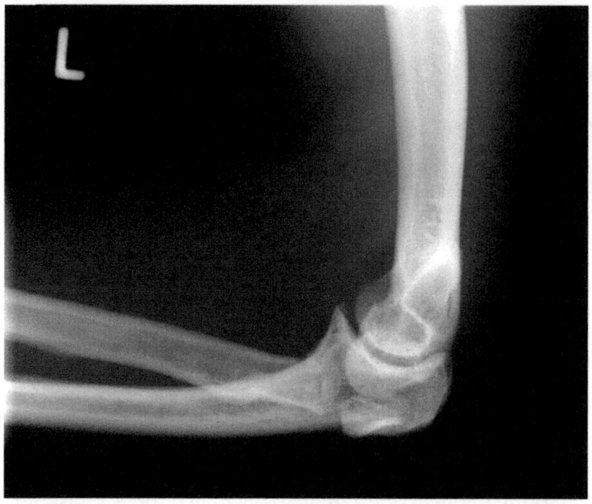


**Abb. 19.1**

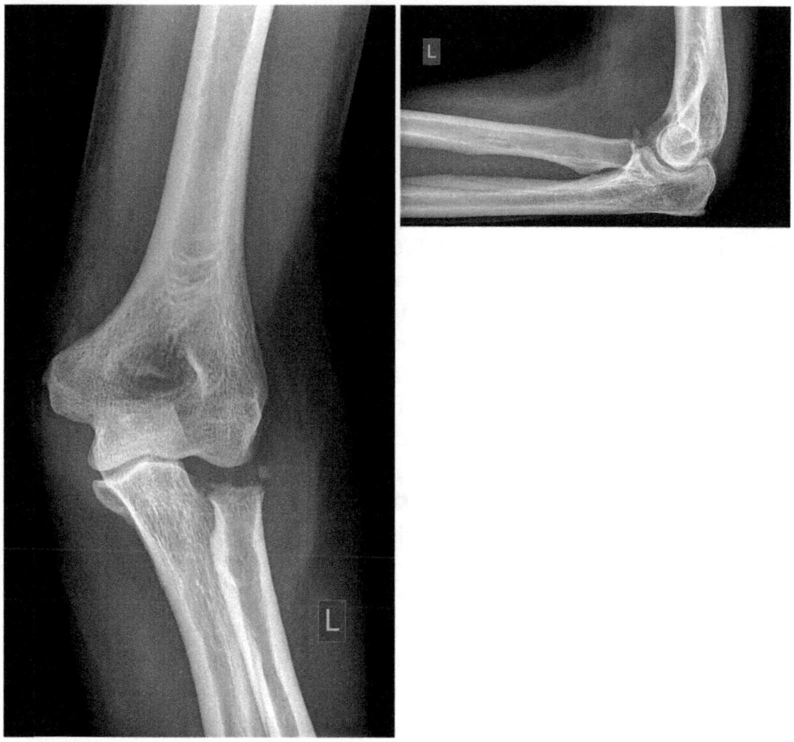


**Abb. 19.2**



müsste dann bei verbleibender medialer Restinstabilität zusätzlich die ulnare Seitenbandrekonstruktion mit Semitendinosusallograft vorgenommen werden.

### ▪ Operative Korrektur

Der Eingriff erfolgt am 07.11.2011 in Rückenlage. Es wird der alte radiale Zugang benutzt mit Splitten der Extensorengruppe. Distal und proximal wird im Intervall zwischen Flexor und Extensoren auf das Gelenk eingegangen. Es findet sich ein beträchtlicher, narbiger Pannus, der den gesamten Raum des ehemaligen Radiusköpfchens einnimmt und das Extensionsdefizit erklärt. Das

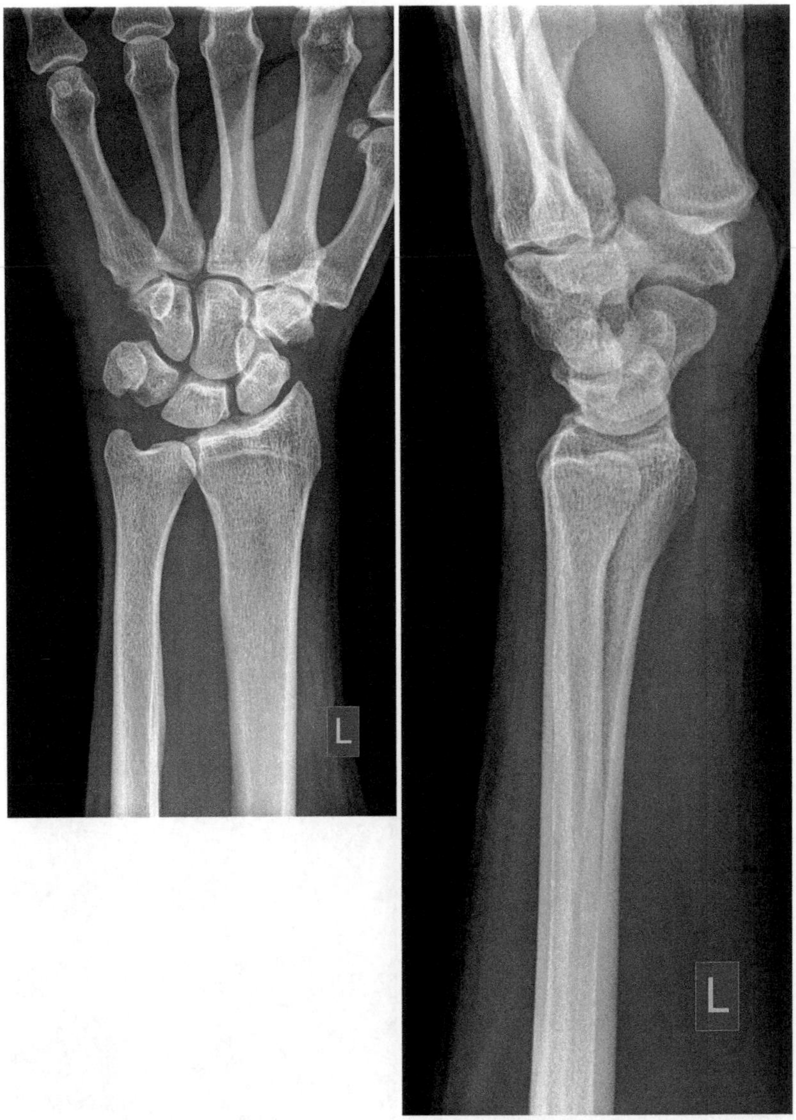


Abb. 19.3

Narbengewebe wird reseziert. Der Radiushals wird freigelegt und nachreseziert. Die Resektion vom Capitulum bis zum Radiushals beträgt nun 23 mm. Nach Vorbereiten des Radiushalses mit den entsprechenden Fräsen und Eröffnen des Markraums wird der Probeschaft eingeführt und der entsprechende Radiuskopfteller angebracht. Die Schaftgröße von 6,5 mm sowie die Kopfgröße von 22 mm ergeben eine korrekte Gelenkkongruenz ohne Overstaffing. Der definitive Prothesenschaft wird so einzementiert, dass die Kurvatur der Prothese der bikondylären Styloidebene entspricht. Nach Aufsetzen des Radiusköpfchens in der Größe von 22 mm bestehen stabile Verhältnisse mit freier Flexion und Pro-/Supination. Das Extensionsdefizit ist deutlich verbessert. Die Stabilitätsprüfung unter Bildverstärkerkontrolle zeigt keine vermehrte Aufklappbarkeit, weder medial noch radial. Auf die präoperativ evaluierte mediale Bandplastik kann somit verzichtet werden. Die postoperative Röntgenkontrolle dokumentiert in der a.-p.- und seitlichen Projektion korrekte Längenverhältnisse bei ausgeglichenem Gelenk radiohumeral (Abb. 19.7).

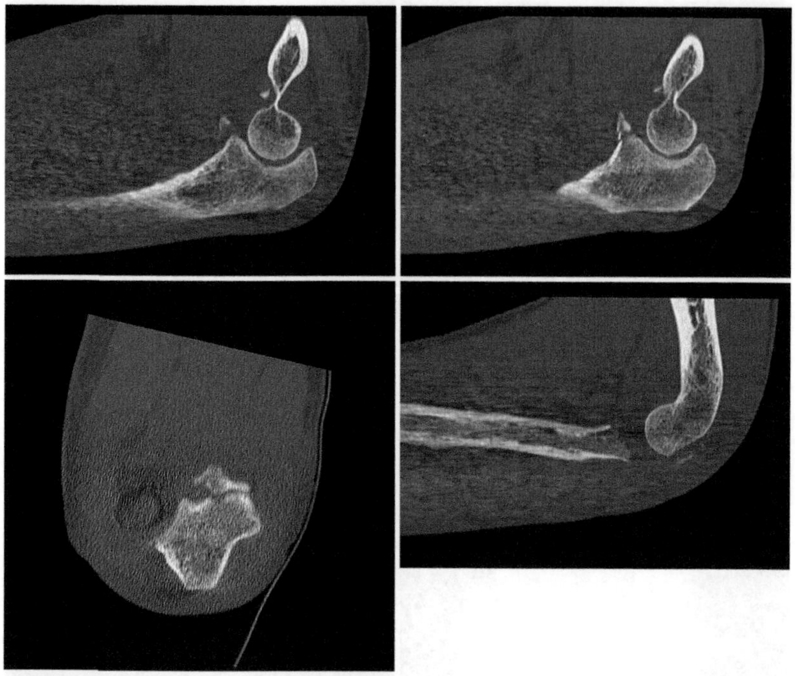

**Abb. 19.4**

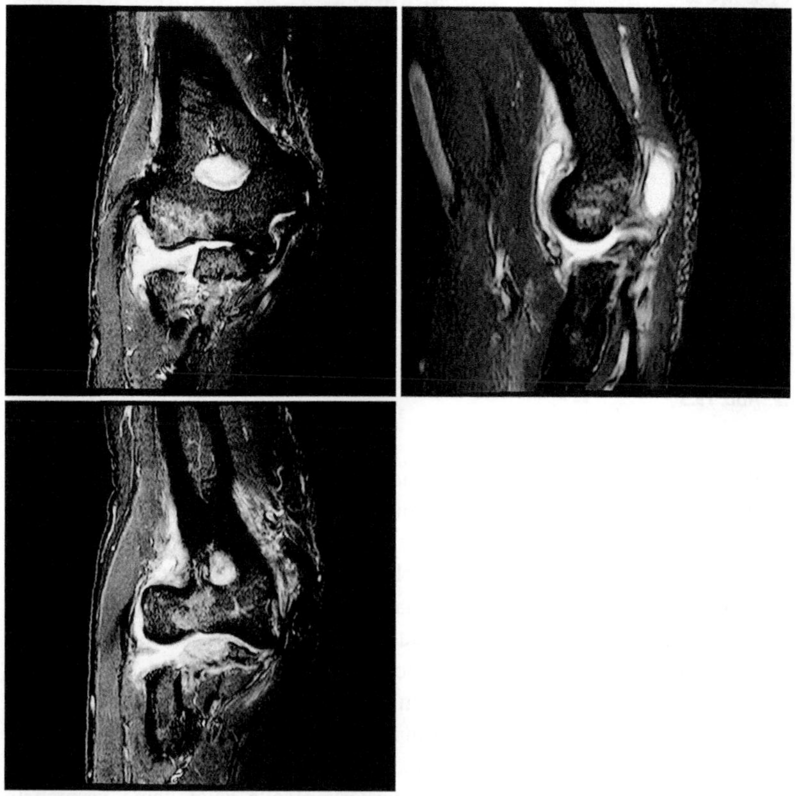

**Abb. 19.5**

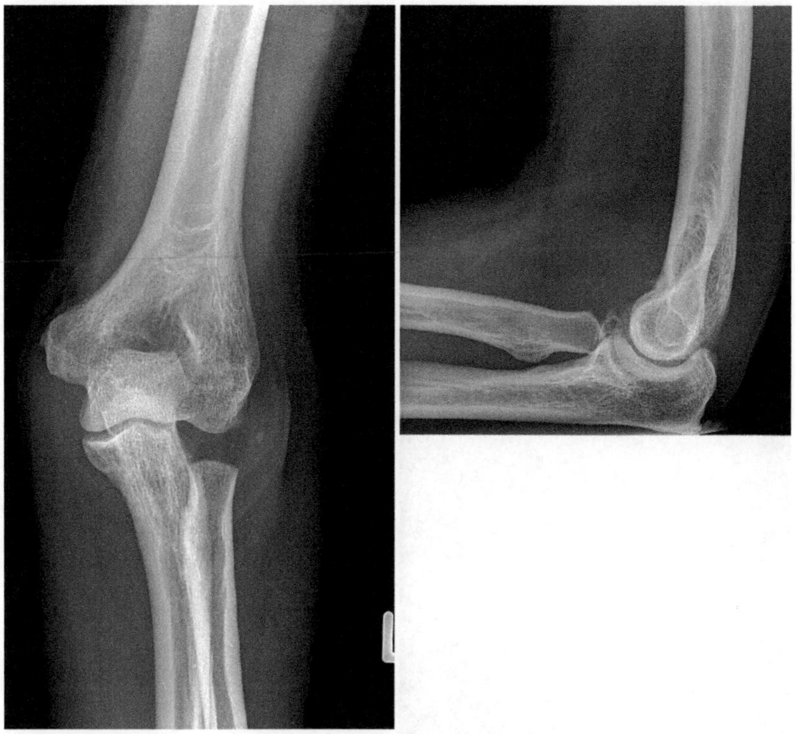

Abb. 19.6

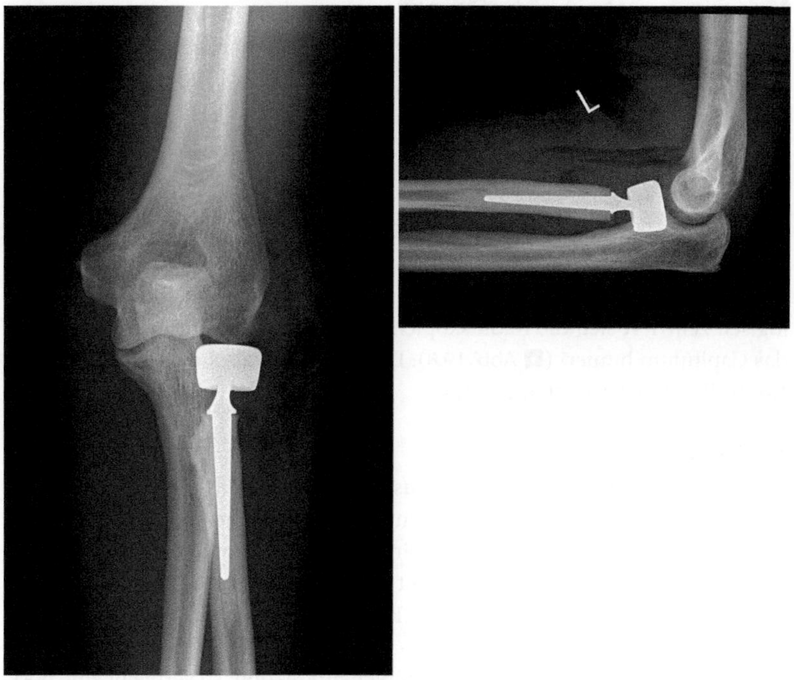

Abb. 19.7

## Verlauf

Die Ellbogenschiene wird aus antalgischen Gründen bei ab 1. postoperativem Tag einsetzenden aktiv-assistierten Bewegungsübungen aus der Schiene heraus für 14 Tage belassen. 6 Wochen nach dem Revisionseingriff zeigt sich ein

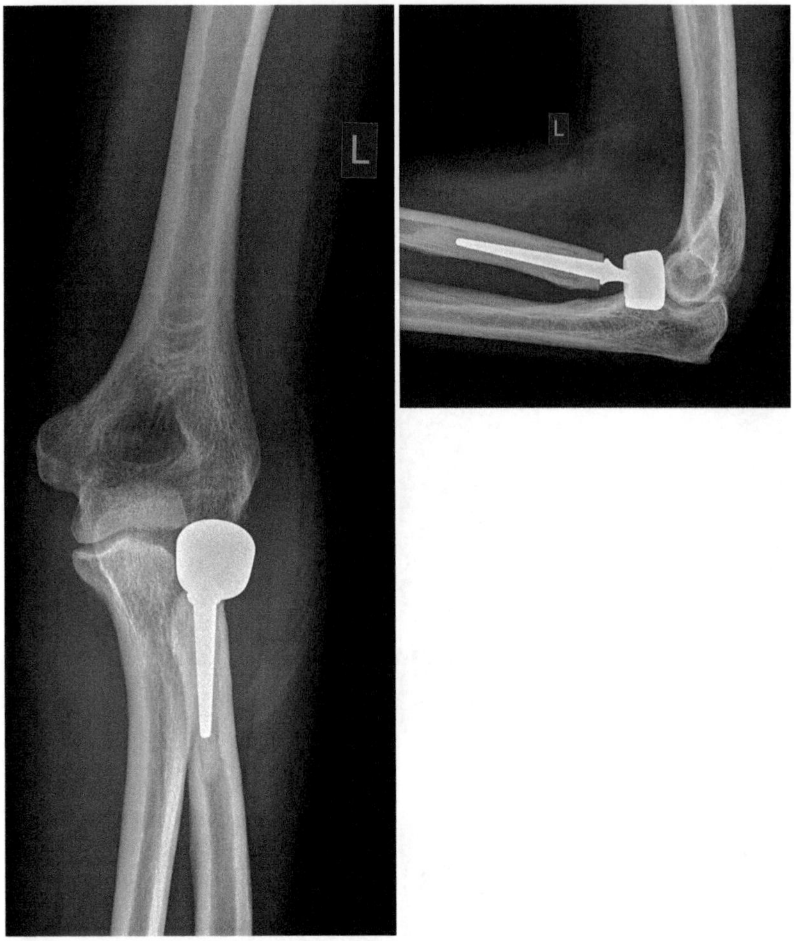


■ **Abb. 19.8**

zeitgerechter Heilungsverlauf. Der Patient verspürt subjektiv kein Instabilitätsgefühl mehr an seinem linken Ellbogen. Die Bewegungsamplitude beträgt in Flexion/Extension 130/15/0° bei einer Pro-/Supination von 90/0/70°. Radiologisch zentriert sich die Radiusköpfchenprothese in beiden Projektionen auf das Capitulum humeri (■ Abb. 19.8). Die nächste klinische und radiologische Kontrolle ist in 2 Monaten geplant.

### ■ Diskussion

Hier wurde vom Erstoperateur das Ausmaß der Ellbogenverletzung sicher unterschätzt. Bei einer derart komplexen Radiusköpfchentrümmerfraktur muss immer an ossäre und/oder ligamentäre Zusatzverletzungen gedacht werden. Erst nach präoperativer Abklärung mit CT und MRI kann das genaue Ausmaß der Läsion eingeschätzt und das korrekte operative Vorgehen geplant werden. Erfolgt, wie in diesem Fall, bei einer – ob vollständigen oder unvollständigen – „terrible triad" die einfache Radiusköpfchenresektion, so verbleibt eine postoperative, schmerzhafte Instabilität. Der Zweiteingriff ist meist anspruchsvoll und kann nicht immer so elegant gelöst werden wie in unserem Fall. Auch ist zu bedenken, dass bezüglich der Langzeitresultate von isolierten Radiusköpfchenprothesen die Bücher noch lange nicht geschlossen sind.

19

# Komplexe posttraumatische Ellbogeninstabilität mit lateraler und medialer Seitenbandinsuffizienz

*R.P. Meyer, F. Moro*

## ■ Klinischer Fall

Eine 46-jährige Patientin zieht sich bei einem Stolpersturz am 01.06.2010 eine dorsale Ellbogenluxation rechts zu. Sie meldet sich am 02.06.2010 im nahe gelegenen Krankenhaus. Die geschlossene Reposition wird durchgeführt. Radiologisch zeigen sich nach Reposition korrekte Stellungsverhältnisse ohne Skelettläsionen. Es erfolgt eine Ruhigstellung im Oberarmgips für 2 Wochen mit anschließender Physiotherapie. Wegen persistierender Schmerzen und eines Instabilitätsgefühls meldet sich die Patientin 5 Monate nach Luxation erneut bei ihrem Hausarzt. Eine Arthro-MRI-Untersuchung des rechten Ellbogens wird am 03.11.2010 durchgeführt. Es zeigen sich ausgedehnte Kapselbandverletzungen lateral und medial mit deutlicher Aufklappbarkeit radialseits. Ossäre oder kartilaginäre Läsionen liegen nicht vor (■ Abb. 20.1). Die Chirurgen am peripheren Krankenhaus schlagen eine Bandplastik am Ellbogen medialseits vor. Der Versicherungsträger und auch die Patientin selbst wünschen vor dem Eingriff noch eine Zweitmeinung durch uns.
Am 25.11.2010 erfolgt die klinische und radiologische Beurteilung der Patientin an unserer Klinik. Die Ellbogengelenkbeweglichkeit beträgt in Flexion/Extension rechts 160/0/0°, links 160/0/10° bei symmetrischer Pro-/Supination. Es findet sich eine deutliche Druckdolenz über dem rechten Epicondylus humeri radialis, etwas weniger ausgeprägt auch am Epicondylus ulnaris. Es besteht eine deutliche Aufklappbarkeit sowohl radial wie ulnar mit posterolateraler Instabilität und positivem lateralen Pivot-Shift. Der Nervus ulnaris ist im Sulcus subluxierbar. Die Nativröntgenbilder des rechten Ellbogens a.-p./seitlich vom 25.11.2010 zeigen deutliche Verkalkungen im radialen und ulnaren Kapsel-Band-Apparat, jedoch keine ossären Alterationen (■ Abb. 20.2). Die von uns zusätzlich veranlasste neurologische Untersuchung ergibt keine Begleitpathologie im N.-ulnaris-Bereich. In Anbetracht der Beschwerden, des subjektiven Instabilitätsgefühls sowie der klinisch relevanten Instabilität ist für uns die Indikation zur Seitenbandplastik am rechten Ellbogen sowohl lateral wie medial gegeben. Die Patientin weiß, dass gewisse Restbeschwerden postoperativ persistieren können.

## ■ Operative Korrektur

Der Eingriff wird am 24.02.2011, d. h. knapp 9 Monate nach dem Unfallereignis, durchgeführt. Zuerst erfolgt die Revision radialseits mit Eingehen durch eine leicht gebogene Hautinzision in der dorsoradialen Rinne. Es bestätigt sich die komplette Avulsion des lateralen Bandkomplexes, wobei auch die Kapsel nach dorsal zerrissen ist (■ Abb. 20.3). Der Halbkreis des Capitulum humeri wird durch sparsames Ablösen der Extensoren vom Epicondylus radialis dargestellt. Nun wird ein 1,6-mm-Kirschner-Draht an der Basis des Ligamentum anulare im 45°-Winkel in die Ulna eingebracht. Ein weiterer 1,6-mm-Kirschner-Draht wird im Rotationszentrum am Epicondylus humeri radialis ebenfalls im 45°-Winkel Richtung Crista eingebracht. Der ulnare Kirschner-Draht

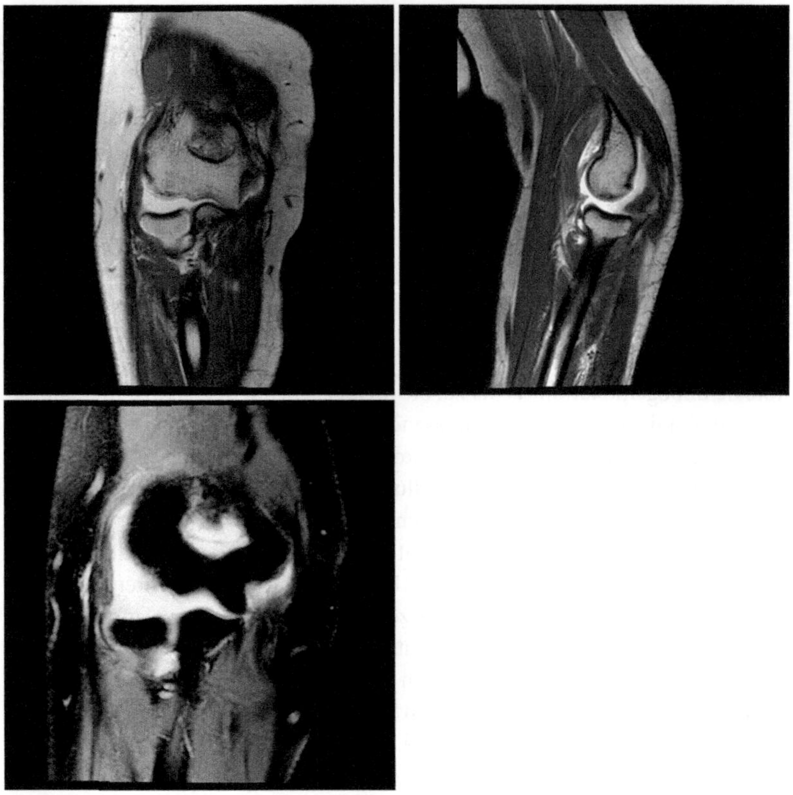

**Abb. 20.1**

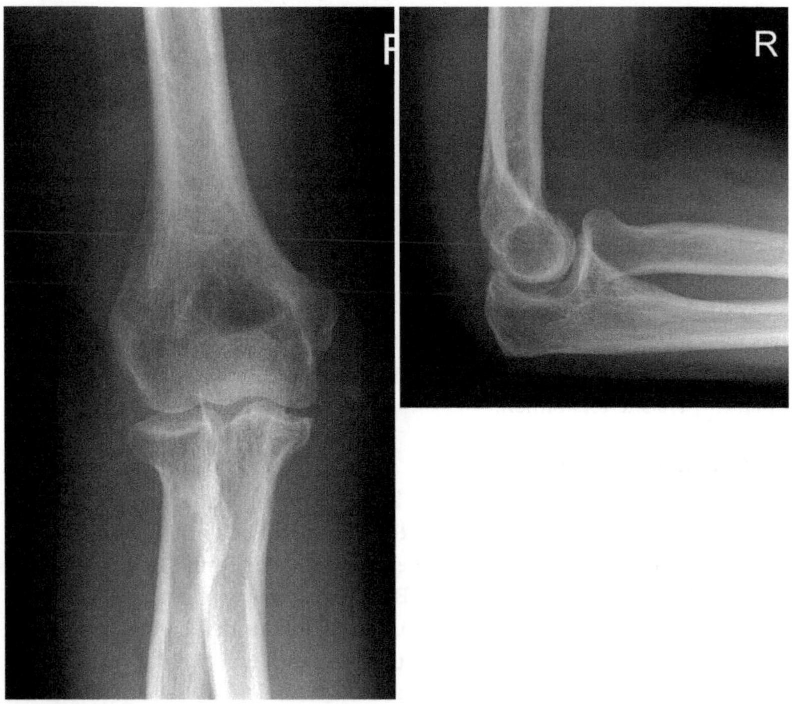


**Abb. 20.2**

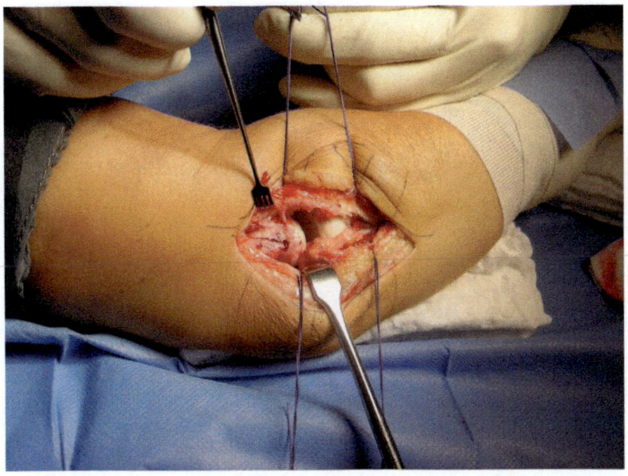

Abb. 20.3

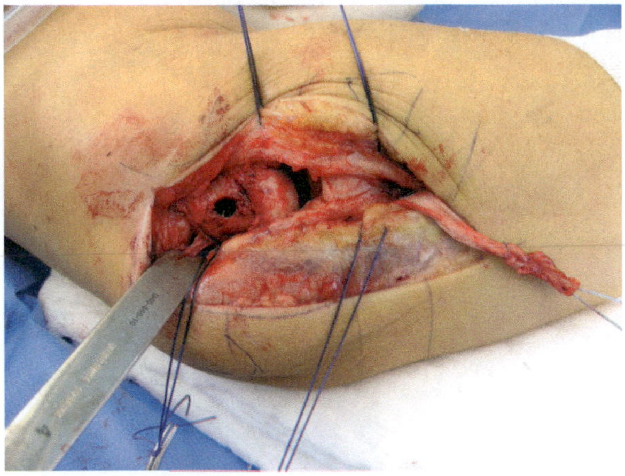

Abb. 20.4

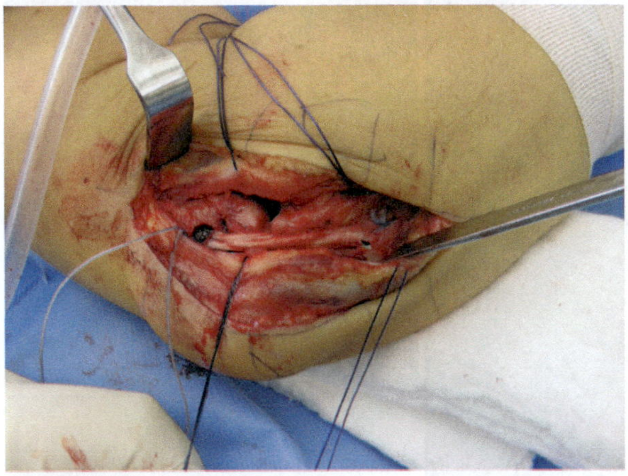

Abb. 20.5

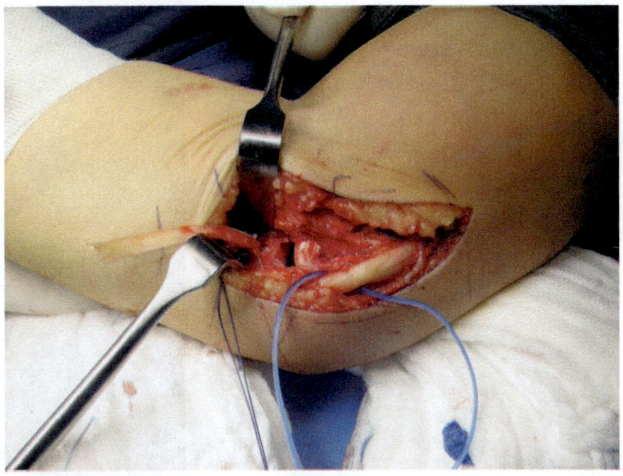

Abb. 20.6

wird mit einem 5-mm-Bohrer bis zu einer Tiefe von 2 cm überbohrt. Der Semitendinosusallograft wird auf 7 cm gekürzt und mit einem Fiberloop an beiden Enden armiert. Nun wird das Transplantat mit einer Interferenzschraube ulnar fixiert (Abb. 20.4). Die Fäden werden über einer Knochenbrücke verknotet. Der Ellbogen wird in 90° eingestellt und das Transplantat in die humerale Bohrung eingezogen. Nach Prüfung der Isometrie wird das Transplantat ebenfalls mit einer Tenodeseschraube fixiert (Abb. 20.5).

Nun wird bei beträchtlicher medialer Aufklappbarkeit auch die ulnare Rekonstruktion vorgenommen. Es wird durch eine bogenförmige Inzision über dem Epicondylus humeri medialis eingegangen. Der N. ulnaris wird freigelegt und angeschlungen. Auch der mediale Bandkomplex ist am humeralen Ansatz komplett abgelöst. Das Tuberculum sublime wird dargestellt und ca. 4 mm distal des Gelenks ein 1,6-mm-Kirschner-Draht gesetzt. Dieser wird mit einem 5-mm-Bohrer überbohrt. Am Epicondylus humeri medialis wird ein 4-mm-Bohrloch von distal nach kranial gesetzt. Die anteriore Kortikalis wird mit einem 3,2-mm-Bohrer durchbohrt. Der Semitendinosusallograft wird beidseits mit einem Fiberloop armiert. Das Transplantat wird nun distal in das 5-mm-Bohrloch eingezogen und mit einer Interferenzschraube fixiert. Die Fäden werden über der Knochenbrücke verknotet (Abb. 20.6). Das proximale Ende, ebenfalls mit Fiberloop armiert, wird durch das 4-mm-Bohrloch

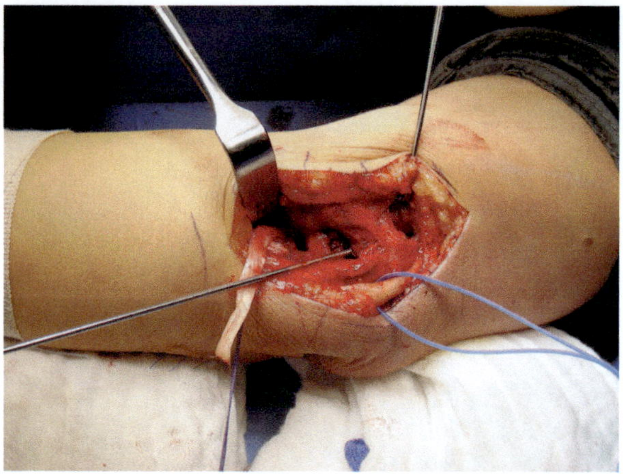

■ **Abb. 20.7**

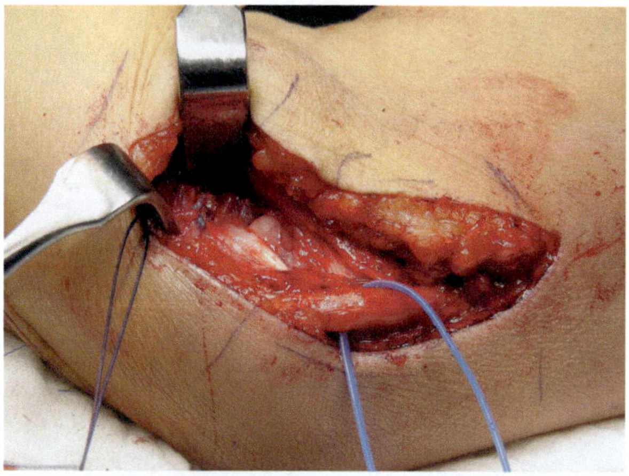

■ **Abb. 20.8**

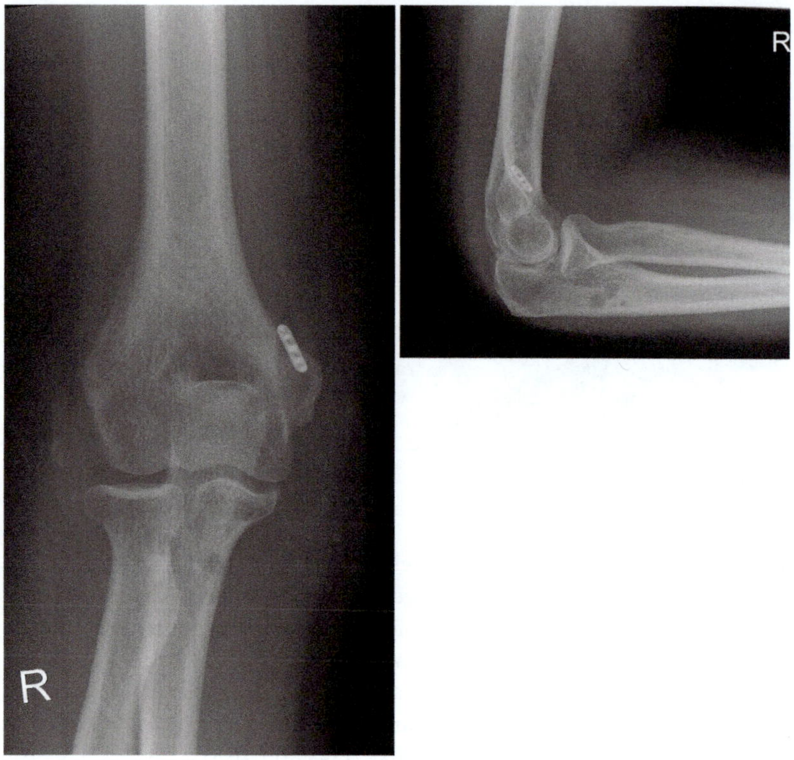


■ **Abb. 20.9**



durchgezogen (■ Abb. 20.7). In Dockingtechnik erfolgt dann an der anterioren Begrenzung des Epikondylus die transossäre Fixation über einen Endobutton. Es zeigt sich ein guter Sitz des Transplantats im Ellbogengelenk. Die Fäden über der Knochenbrücke werden in leichter Flexion ohne Valgusstress verknotet (■ Abb. 20.8). Zum Schluss des Eingriffs wird der N. ulnaris subkutan vorverlagert.

- **Verlauf**

Postoperativ wird der Ellbogen in einer Gipsschiene während 1 Woche in Flexion von 90° und in Supinationsstellung der rechten Hand gelagert. Anschließend wird eine Ellbogenbewegungsorthese angepasst. Für 3 Wochen bestehen

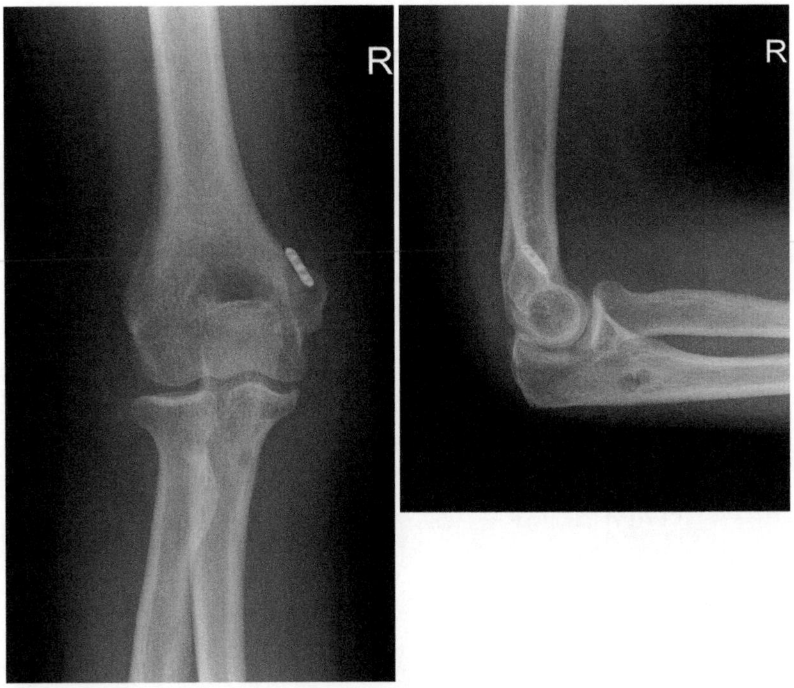


◘ Abb. 20.10

eine Flexionssperre bei 90° und eine Extensionssperre bei 30°. 4 Wochen nach dem Eingriff wird die Flexionssperre auf 120°, die Extensionssperre auf 15° festgelegt, dies bis 6 Wochen nach dem Eingriff. Die Bewegungsorthese soll für insgesamt 8 Wochen getragen werden.

6 Wochen nach dem Eingriff ist die Patientin weitgehend beschwerdefrei. Die Ellbogenfunktion ist frei und symmetrisch. Die Pro-/Supination ist gegen Widerstand schmerzfrei möglich. 6 Wochen nach dem Eingriff wird vorerst noch auf die Ellbogenstabilitätsprüfung verzichtet. Die Röntgenkontrolle zeigt einen reizlos in situ liegenden Endobutton im Bereich des Epicondylus humeri medialis. Sowohl in der seitlichen wie in der a.-p.-Projektion projiziert sich das Radiusköpfchen zentriert auf das Capitulum. Die Gelenkspalten sind kongruent (◘ Abb. 20.9). Die Ellbogenbewegungsorthese wird nun fraktioniert weggelassen. Es wird mit einem dosierten Kraftaufbau begonnen. 3 Monate nach der Intervention ist die Patientin beschwerdefrei. Ein Instabilitätsgefühl wird verneint. Eine geringe Belastungsintoleranz bei Alltagsarbeiten wird erwähnt. Die Ellbogenbeweglichkeit ist symmetrisch. Die klinischen Stabilitätszeichen sind unauffällig. Eine Instabilität insbesondere posteroradial und lateral kann nicht mehr dokumentiert werden. Die Rehabilitation mit Kraftaufbau wird weitergeführt. Knapp 5 Monate nach der Operation besteht eine optimale Situation. Die Bewegungsamplitude ist symmetrisch und ohne Schmerzauslösung. Die klinischen Stabilitätszeichen sind unauffällig, insbesondere besteht keine posteroradiale Instabilität mehr bei unauffälligem, lateralem Pivot-Shift-Test. Radiologisch zeigt sich eine korrekte Zentrierung des Gelenks in beiden Projektionen. Der Endobutton liegt reizlos in situ. Die bereits präoperativ vorhandenen ektopen Verkalkungen sind flauer geworden (◘ Abb. 20.10). Es liegt ein subjektiv und objektiv korrektes Resultat mit einem guten funktionellen Ergebnis vor. Gewisse Einschränkungen bezüglich Belastbarkeit werden in Anbetracht der komplexen Ellbogenverletzung auch längerfristig verbleiben. Weitere Nachkontrollen sind nicht mehr vorgesehen.

## ▪ Diskussion

Eine persistierende posttraumatische mediale und laterale Ellbogeninstabilität, die chirurgisch angegangen werden muss, ist eher selten. Dies insbesondere, wenn – wie in unserem Fall – keine ossären Zusatzverletzungen vorliegen. Die vorbestehende generalisierte Hyperlaxität wirkt sich hier sicher zusätzlich negativ aus. Auch verstrichen von der Luxation bis zur Reposition nahezu 48 Stunden. Ob eine Nachsorge mit einer Bewegungsorthese über 8 Wochen mit zunehmender Freigabe der Bewegungsamplitude die Situation verbessert hätte und die Intervention damit vermieden worden wäre, bleibt Spekulation. Das Resultat knapp ein halbes Jahr nach Kapselbandrekonstruktion medial und lateral ist subjektiv und objektiv befriedigend. Solche doppelseitigen Rekonstruktionen mit Allograft sind technisch anspruchsvoll und gehören unseres Erachtens in die Hand des spezialisierten Ellbogenchirurgen. Ob sich auf lange Sicht eine posttraumatische Arthrose entwickelt, wird erst der Verlauf zeigen.

# Korrekturosteotomien

# Posttraumatischer Cubitus valgus nach Epiphysenfugenläsion am Radiusköpfchen

*R.P. Meyer, H.K. Schwyzer*

## Klinischer Fall

Am 26.08.1992, d. h. im Alter von 11 Jahren, verletzt sich das Mädchen bei einem Sturz am linken Ellbogen und zieht sich dabei eine Stauchungsfraktur am Radiusköpfchen links zu (■ Abb. 21.1). Mit konventionellen Tomographien wird eine Salter-II-Läsion am Radiusköpfchen diagnostiziert (■ Abb. 21.2). Eine konservative Therapie mit Ruhigstellung wird veranlasst. Das Mädchen und seine Eltern werden bereits zu diesem Zeitpunkt auf eine mögliche spätere Wachstumsstörung im Ellbogenbereich hingewiesen.

Die Patientin verletzt sich im Oktober 2001 als 20-Jährige erneut an ihrem linken Ellbogen. Bei generalisierter Kapselbandlaxität tritt vermutlich eine kurzfristige Subluxation des linken Ellbogens ein. Die als Tanztherapeutin arbeitende Frau hat in der Folge ein persistierendes Instabilitätsgefühl. Auch stellt sie eine zunehmende Valgusfehlstellung am linken Ellbogen fest. Viele Übungen inkl. Akrobatik kann die Patientin in ihrem Beruf nicht mehr ausführen.

Am 22.01.2002 meldet sich die 21-jährige Frau an unserer Klinik. Die Beschwerden sind progredient, insbesondere unter Belastung. Die Patientin klagt auch über ein Instabilitätsgefühl im linken Ellbogen. Die klinische Untersuchung zeigt eine symmetrische Ellbogengelenkbeweglichkeit in Flexion/Extension von 150/0/0° bei ebenfalls seitengleicher Pro-/Supination. Die Achsenverhältnisse am Ellbogen ergeben radiologisch rechts 10° Valgus, links 19° Valgus (■ Abb. 21.3). Der linke Ellbogen weist im Vergleich zur rechten Seite eine deutlich vermehrte ulnare Aufklappbarkeit auf bei stabiler Situation radialseits. Die Kraft für den Faustschluss am Dynamometer beträgt links 24 kg, rechts 34 kg. Eine Arthro-MRI-Untersuchung des linken Ellbogens ergibt keine Hinweise für eine Läsion der ulnaren Seitenbandstrukturen. Es wird die Indikation zur distalen varisierenden, flektierenden Humerusosteotomie gestellt. Auf eine gleichzeitige mediale ligamentäre Stabilisation wird verzichtet. Aus unserer Sicht sollte die alleinige Achsenkorrektur zur medialen Restabilisierung genügen. Sollte die mediale Instabilität persistieren, wäre dann zu einem späteren Zeitpunkt eine mediale Bandplastik möglich.

## Operative Korrektur

Am 26.06.2002 erfolgt der Eingriff am linken Ellbogen in Rechtsseitenlage. Es wird über eine dorsomediale Inzision eingegangen. Der Nervus ulnaris wird angeschlungen. Dorsal des Septum intermusculare wird der dorsale, distale Humerusschaft dargestellt und die vorgebogene 6-Loch-Rekonstruktionsplatte medial angelegt. Sie wird provisorisch distal durch 2 Schrauben fixiert. Die Stelle der Osteotomie wird mit dem Meißel markiert. Die Platte wird entfernt. Nun wird die erste Osteotomiefläche quer zum Schaftverlauf angelegt, wobei das laterale Periost geschont wird. Anschließend wird mit einer medialen Basis von 5 mm die zweite, leicht schräg verlaufende Osteotomie angebracht. Dabei wird ventral minimal mehr reseziert als dorsal. Nun kann die

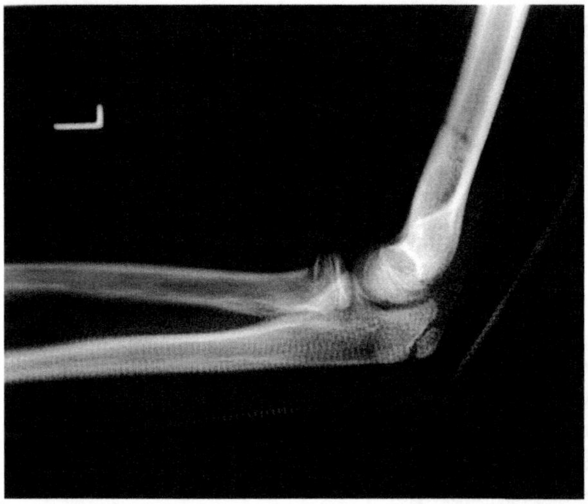

Abb. 21.1

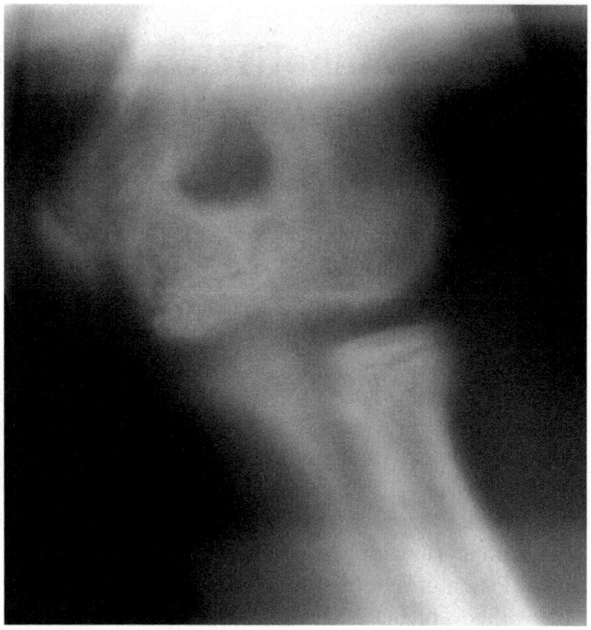

Abb. 21.2

Osteotomie leicht federnd nach medial zugeklappt werden. Die 6-Loch-Platte wird nochmals etwas angebogen und fixiert. Durch exzentrische Bohrweise proximal werden die Osteotomieflächen komprimiert. Die Osteotomie ist bewegungsstabil. Der N. ulnaris liegt spannungsfrei. Die postoperative Röntgenkontrolle zeigt korrekt korrigierte Achsenverhältnisse (Abb. 21.4).

### Verlauf

Postoperativ wird für 6 Wochen eine Ellbogenschiene angelegt. Aus der Schiene heraus erfolgen physiotherapeutisch geführte Flexions-/Extensions- und Pro-/Supinationsbewegungen ohne Belastung. 6 Wochen nach dem Eingriff beträgt die Flexion/Extension 135/0/0° bei symmetrischer Achse. Die Ellbogenschiene wird noch für weitere 4 Wochen getragen. 3 Monate postoperativ ist die Ellbogenbeweglichkeit symmetrisch. Radiologisch ist die Osteotomie weitgehend durchgebaut. Die Physiotherapie wird mit Kräftigungsübungen weitergeführt. 6 Monate nach Intervention ist die Bewegungsamplitude seitengleich mit einer Flexion/Extension von 150/0/0° bei ebenfalls symmetrischer Pro-/Supination. Radiologisch ist die Osteotomie bei korrigierten Achsenverhältnissen durchgebaut (Abb. 21.5). Die Patientin klagt anlässlich der Halbjahreskontrolle über ein bewegungsabhängiges, schmerzhaftes Klickphänomen am linken Ellbogen. Klinisch entspricht der Befund einem posterohumeroradialen Impingement, was im Arthro-MRI bestätigt wird. Anlässlich der Metallentfernung am 06.03.2003 wird gleichzeitig arthroskopisch eine posteroradiale Plica entfernt. Eine abgebrochene Titanschraube wird in situ belassen. In der Folge ist die Patientin beschwerdefrei. Bei zunehmender beruflicher Belastung als Tanztherapeutin stört die abgebrochene Schraube, welche radial am distalen Humerus etwas vorsteht (Abb. 21.6). Auch klagt die Patientin zusätzlich über Schmerzen bei voller Extension posteroradial. Anlässlich der Restschraubenentfernung wird zusätzlich arthroskopisch posteroradial synovektomiert. 2 Jahre nach varisierender, flektierender, distaler Humerusosteotomie ist die Patientin beschwerdefrei und als Tanztherapeutin voll einsatzfähig. Die Be-

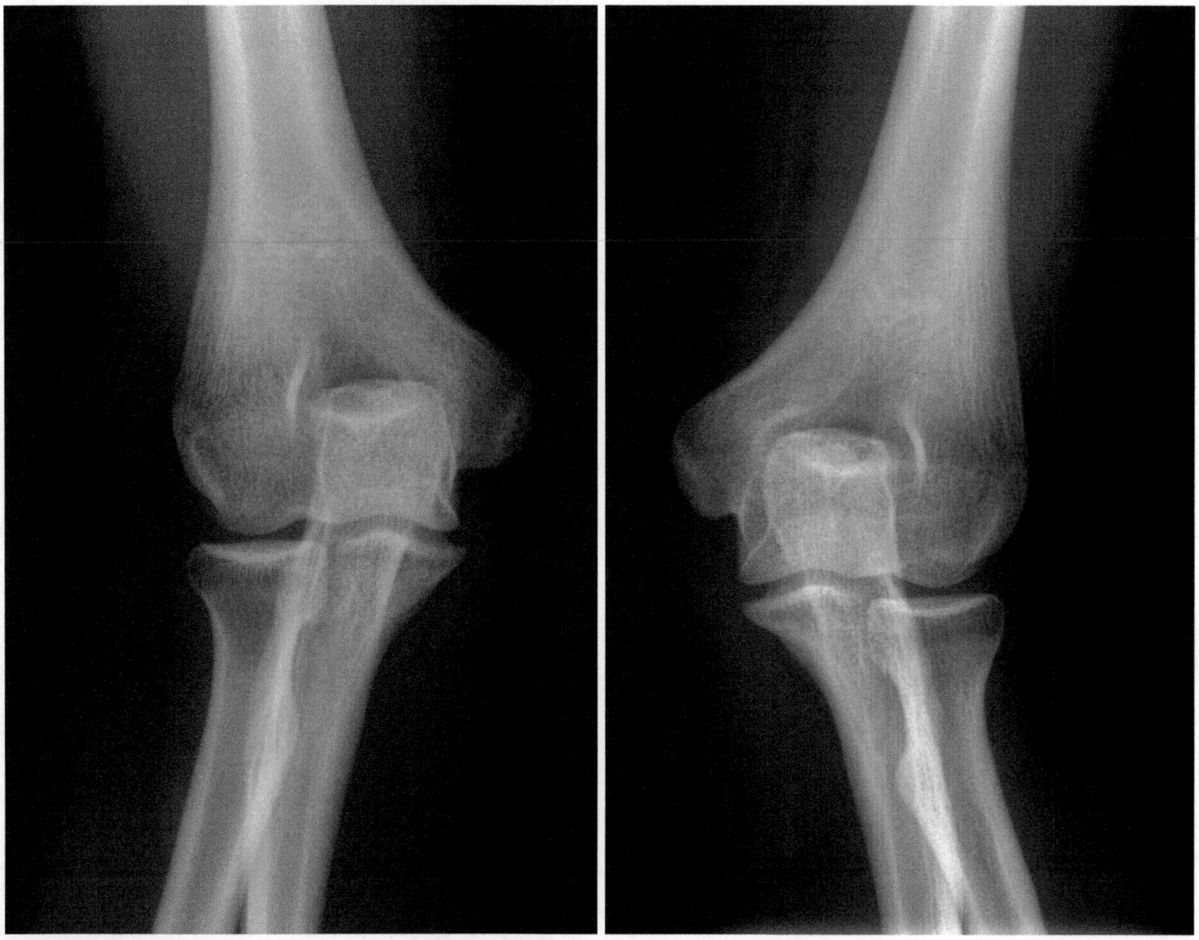

Abb. 21.3

wegungsamplitude ist symmetrisch mit einer Flexion/Extension von 145/0/0° bei einer Pro-/Supination von 80/0/90°. Die Kraft für den Faustschluss beträgt rechts 35 kg, links 32 kg. Der linke Ellbogen ist subjektiv und objektiv stabil. Weitere Kontrollen sind nicht mehr vorgesehen.

## Diskussion

Die Indikation zur reinen Korrekturosteotomie am distalen Humerus ohne zusätzliche Bandplastik medial zu stellen, war für uns nicht einfach. Die Patientin war durch mehrere Voruntersuchungen mit anderer Einschätzung verunsichert. Wir waren überzeugt, dass durch die alleinige Achsenkorrektur auch die Überdehnung der medialen Kapsel-Band-Strukturen positiv beeinflusst wird. Dies bestätigte sich. 2 Jahre nach dem Eingriff war der linke Ellbogen stabil.

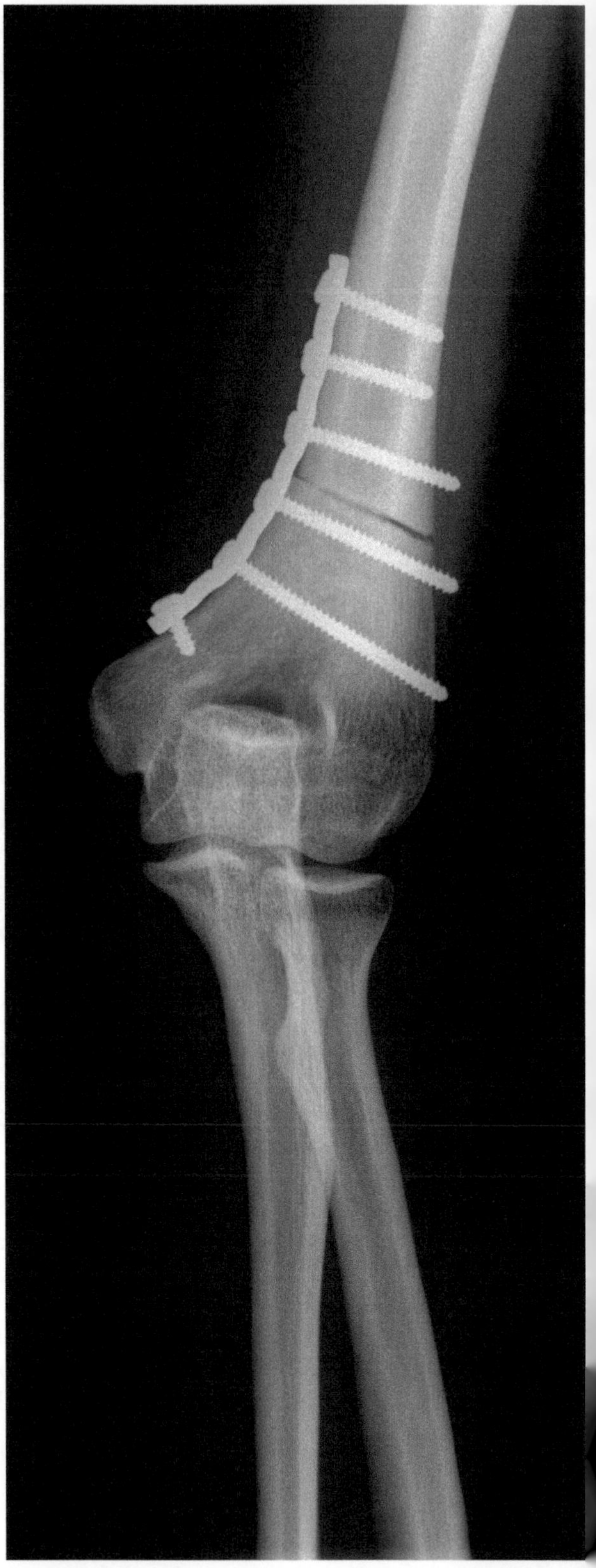

**Abb. 21.4**

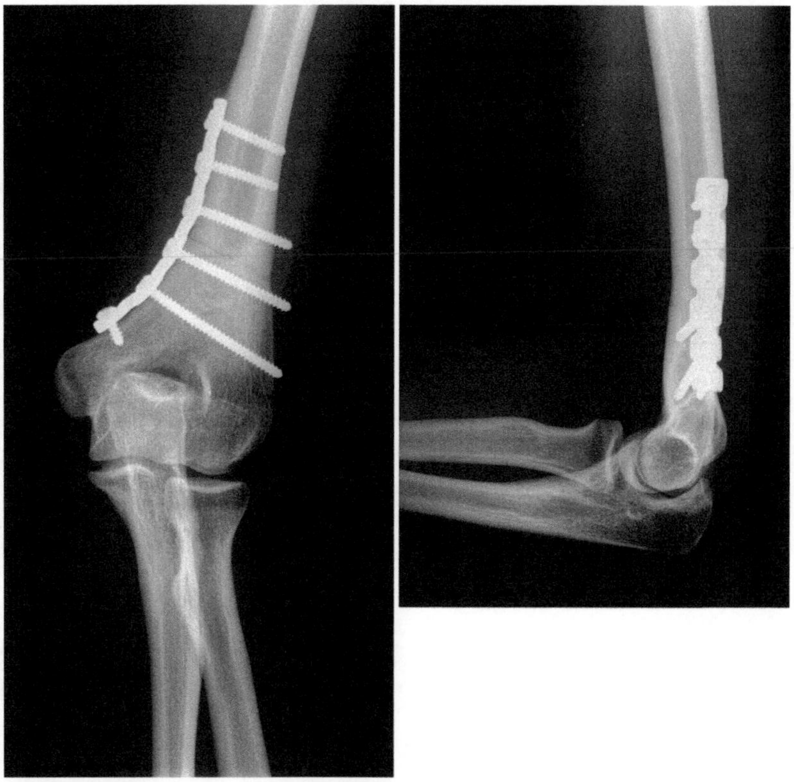

Abb. 21.5

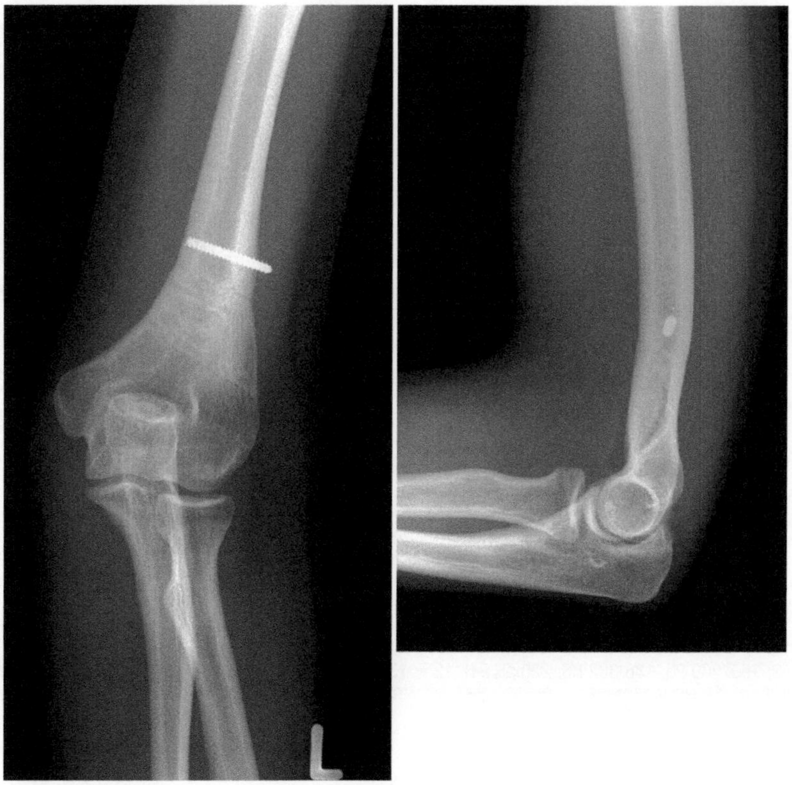

Abb. 21.6

# Posttraumatischer Cubitus valgus mit Extensionsdefizit

*R.P. Meyer, B.R. Simmen, F. Moro*

## ▪ Klinischer Fall

Im September 2004 stürzt ein damals 9-jähriges Mädchen vom Pferd. Es zieht sich dabei eine Abrissfraktur des Epicondylus humeri medialis am linken adominanten Ellbogen zu. Die Fraktur wird übersehen. Eine Behandlung findet daher nicht statt. Wegen eines persistierenden Streckausfalls mit zunehmender Valgusdeformität wird die Patientin im Mai 2005 zur Einholung einer Zweitmeinung einem orthopädischen Chirurgen vorgestellt. Dieser diagnostiziert retrospektiv einen Status nach Abrissfraktur des Epicondylus humeri medialis mit posttraumatisch gestörtem Epiphysenwachstum. Er plädiert für ein Zuwarten bis zum Verschluss der Epiphysenfugen. In der Folge tritt eine gewisse Verbesserung des Streckdefizits ein. Die Valgusdeformität jedoch ist leicht progredient. Es verbleiben Schmerzen im linken Ellbogen bei sportlicher Aktivität, insbesondere bei forcierter Extension.

Am 08.03.2011 meldet sich die inzwischen 17-jährige Frau an unserer Klinik zur Neubeurteilung und eventuellen Therapie. Die Bewegungsamplitude an den Ellbogengelenken beträgt in Flexion/Extension rechts 150/0/10°, links 150/25/0° bei einer Pro-/Supination von beidseits 90/0/80°. Die Hyperextension ist links schmerzhaft. Der linke Epicondylus humeri medialis ist leicht druckdolent. Es besteht eine diskrete Nervus-ulnaris-Symptomatologie links. Die konventionellen Röntgenbilder der Ellbogengelenke beidseits a.-p. und seitlich zeigen eine physiologische Valgusachse rechts von ca. 12° bei einem Valgus von knapp 30° links. Zusätzlich findet sich eine Pseudarthrose des Epicondylus humeri medialis links (▪ Abb. 22.1). In Anbetracht der deutlichen Valgusdeformität von nahezu 30° mit sich anbahnender Neuropathie des N. ulnaris und einem fixierten Extensionsdefizit von ebenfalls ca. 30° empfehlen wir die Korrekturosteotomie suprakondylär in 2 Ebenen. Wir sehen die sich für diese Deformität ideal eignende suprakondyläre Dome-Osteotomie vor. Eine Fixation mit Doppelplatte ist geplant. Es wird intraoperativ zu entscheiden sein, ob die straffe Pseudarthrose des Epicondylus humeri medialis ebenfalls angegangen werden muss.

## ▪ Operative Korrektur

Der Eingriff erfolgt am 28.09.2011, d. h. 7 Jahre nach dem Unfallereignis. In Rechtsseitenlage wird bei hängendem linken Arm durch eine am distalen Humerus sich bis über das Olecranon erstreckende dorsale Längsinzision eingegangen. Der N. ulnaris wird lokalisiert. Er ist im Sulcusbereich abgeplattet und verwachsen. Nach Freilegung und Mobilisation wird der Nerv angeschlungen. Nun wird durch Längssplitting des Trizeps der distale Humerus inkl. Epicondylus humeri medialis dargestellt. Die Osteotomie erfolgt bogenförmig unmittelbar proximal der Fossa olecrani. Der Bogen wird so gewählt, dass das Rotationszentrum nach Achsenkorrektur auf Höhe der Gelenkfläche der Trochlea zu liegen kommt. Die Osteotomie erfolgt mithilfe von multiplen kleinen Bohrlöchern und anschließendem Durchbrechen des Knochens mit feinem

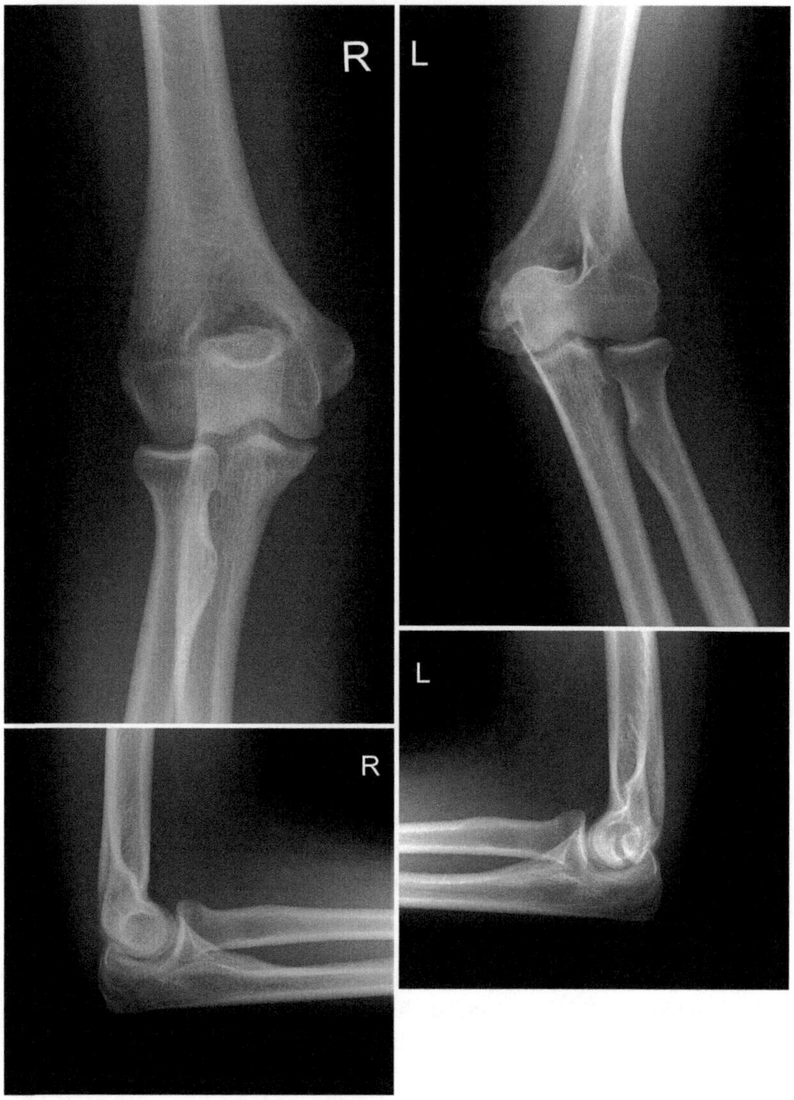


**Abb. 22.1**

Osteotom. Nun kann das distale Fragment so weit gedreht werden, dass die Valgusfehlstellung vollständig auskorrigiert wird und nach gut 20° Korrektur dem Valgus der Gegenseite entspricht. Zusätzlich wird das distale Humerusfragment um ebenfalls gute 20° nach dorsal gekippt, sodass der Ellbogen nun vollständig gestreckt werden kann. Die Fixation der Osteotomie geschieht präliminär durch einen von radial eingeführten Kirschner-Draht. Die definitive Osteosynthese erfolgt durch 2 Titanspezialplatten, welche „custom-made" an den distalen Humerus angepasst sind. Die beiden Platten werden so angelegt, dass sie proximal unmittelbar parallel zueinander zu liegen kommen und distal die beiden Kondylen von dorsal her ohne Beeinträchtigung des Olecranons umfassen. Durch die Doppelplattenfixation entsteht eine übungsstabile Osteosynthese trotz der Korrektur in 2 Ebenen mit entsprechender Knochendehiszenz ventral. Die straffe Pseudarthrose des Epicondylus humeri medialis ist bei Flexion/Extension stabil, sodass auf eine Fixation mit unklarer Auswirkung auf die Bewegungsamplitude verzichtet wird. Der N. ulnaris wird nach Mobilisa-

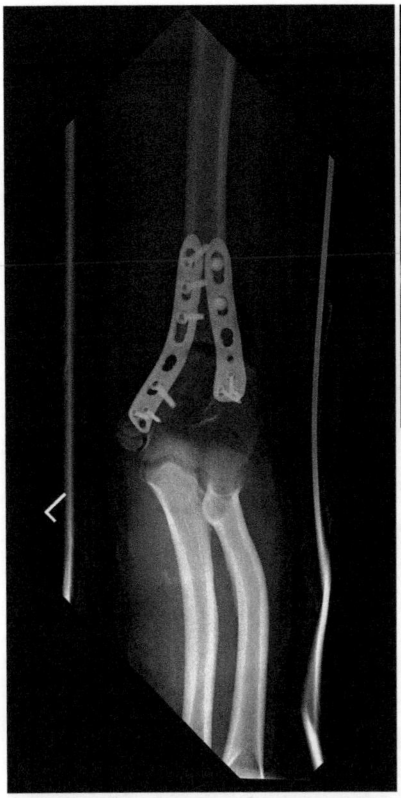

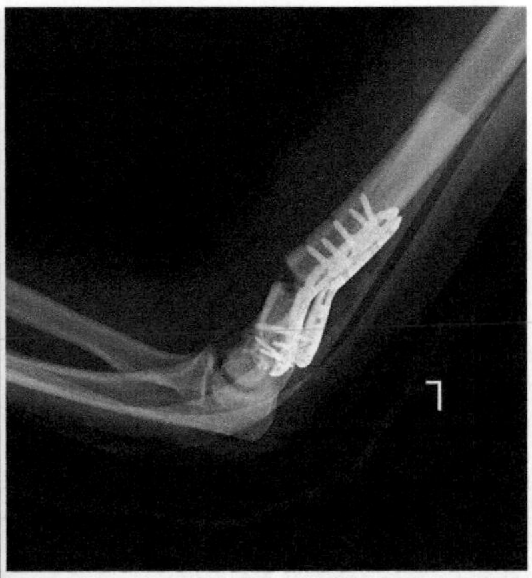

■ Abb. 22.2

tion im Sulcus belassen. Die postoperative Röntgenkontrolle zeigt eine korrekte Lage der Implantate bei idealer Korrektur in beiden Ebenen (■ Abb. 22.2).

## ▪ Verlauf

Der linke Ellbogen wird postoperativ für 3 Wochen auf weicher Ellbogenschiene gelagert. Aus der Schiene heraus wird er unter physiotherapeutischer Anleitung unmittelbar postoperativ remobilisiert. Eine erste postoperative Kontrolle klinisch und radiologisch ist bei der in Sizilien wohnhaften Patientin 6 Wochen nach dem Eingriff geplant. 6 Wochen nach der Operation ist die Patientin weitgehend beschwerdefrei. Lediglich nach intensiver Physiotherapie werden leichte Schmerzen im linken Ellbogen erwähnt. Die Wundverhältnisse sind reizlos, die Bewegungsamplitude des linken Ellbogens beträgt in Flexion/Extension 115/20/0° bei symmetrischer, freier Pro-/Supination. Radiologisch zeigt sich eine zunehmende Konsolidierung der Osteotomie mit kräftiger Kallusbildung bei stabilem Osteosynthesematerial (■ Abb. 22.3). 3 Monate nach dem Eingriff sehen wir die Patientin klinisch und radiologisch. Sie ist, abgesehen von einer gewissen Wetterfühligkeit, beschwerdefrei. Die Bewegungsamplitude des linken Ellbogens beträgt in Flexion/Extension 120/15/0° bei freier, seitengleicher Pro-/Supination. Radiologisch ist die Osteotomie durchgebaut (■ Abb. 22.4). Die nächste klinische und radiologische Kontrolle ist im Hinblick auf eine eventuelle Metallentfernung 9 Monate nach der Intervention vorgesehen.

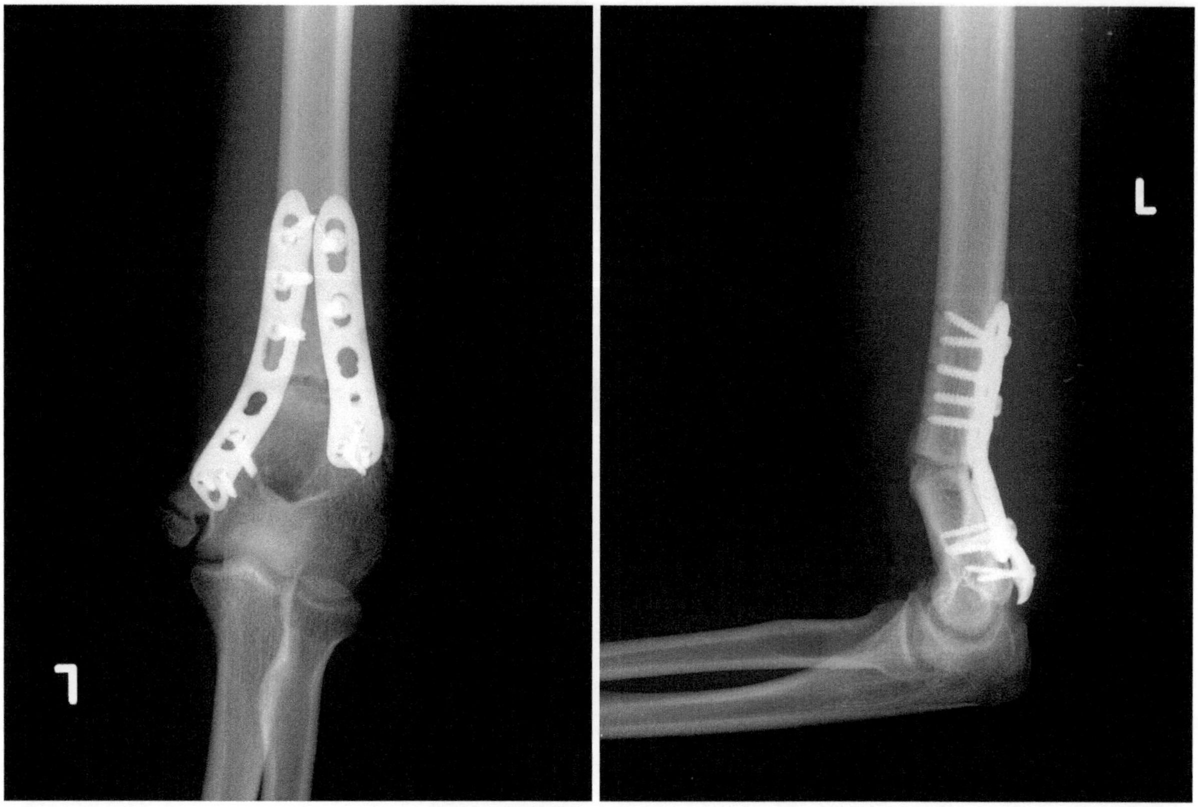


■ Abb. 22.3

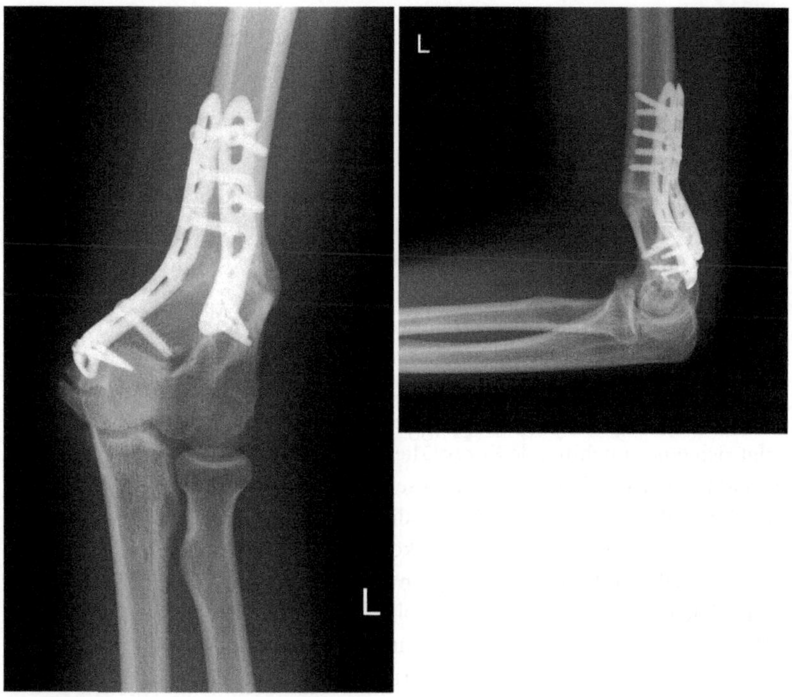


■ Abb. 22.4

## ■ Diskussion

Für die hier durchgeführte Achsenkorrektur in 2 Ebenen eignet sich die Dome-Osteotomie ausgezeichnet. Obwohl technisch nicht allzu anspruchsvoll, wird sie unseres Erachtens noch zu selten angewandt. Zusätzlich erleichtern die „custom-made" an die Kondylen angepassten Titanplatten den Eingriff merklich. Die Doppelplattenosteosynthese ist primär übungsstabil, was gerade beim Ellbogengelenk mit seiner postoperativ gefürchteten Einsteifungstendenz von entscheidender Bedeutung ist.

# Posttraumatischer Cubitus varus nach proximaler Ulna-/Olecranontrümmerfraktur

*R.P. Meyer, F. Moro*

## ▪ Klinischer Fall

Bei einem Reitunfall zieht sich die 21-jährige Frau am 20.11.2006 eine erstgradig offene, mehrfragmentäre, proximale Ulna-/Olecranonfraktur links zu (◘ Abb. 23.1). Die Plattenosteosynthese erfolgt gleichentags im nahe gelegenen Krankenhaus. Der postoperative Verlauf ist vorerst problemlos. Wegen prekärer Hautverhältnisse wird am 12.03.2007 die vorzeitige Metallentfernung bei noch ungenügender Frakturkonsolidierung vorgenommen (◘ Abb. 23.2). Kurz nach Metallentfernung kommt es bei einem Bagatelltrauma zur Refraktur. Es erfolgt eine Ruhigstellung im Oberarmscotchcast für insgesamt 6 Wochen. Die Fraktur konsolidiert in der Folge in Fehlstellung. Am 26.06.2007 sieht der Operateur die Patientin letztmals. Er beschreibt eine Varusfehlstellung des linken Ellbogens sowie eine eingeschränkte Pro-/Supination. Die Behandlung wird abgeschlossen.

Am 04.09.2007 wird die Patientin wegen einer Achsenfehlstellung mit Streckdefizit und schmerzhaft eingeschränkter Pro-/Supination durch ihren Hausarzt an unsere Klinik überwiesen. Es fällt ein deutlicher Cubitus varus links auf. Die Narbenverhältnisse sind reizlos. Die Bewegungsamplitude des linken Ellbogens beträgt in Flexion/Extension 130/10/0° bei einer Pro-/Supination von 60/0/70°. Bei der passiven Pro-/Supination kann ein hörbares Schnappen durch Subluxation des Radiusköpfchens provoziert werden. Die Röntgenkontrolle des Vorderarms beidseits a.-p. und des linken Ellbogens a.-p. und seitlich zeigt eine in Fehlstellung verheilte proximale Ulnafraktur mit einer Varusfehlstellung von 40°. Durch die daraus resultierende Angulation/Deviation der proximalen Ulna kommt es zu einer konsekutiven Subluxation des Radiusköpfchens (◘ Abb. 23.3). Die von uns zusätzlich veranlasste CT-Untersuchung des linken Ellbogens ergibt keine neuen Aspekte, insbesondere keine relevanten posttraumatischen, arthrotischen Veränderungen. Wir empfehlen der Patientin die Korrekturosteotomie an der proximalen Ulna zur Verbesserung des funktionellen und ästhetischen Resultats, nicht zuletzt aber auch zur Prävention einer durch Fehlfunktion zu erwartenden Arthrose (◘ Abb. 23.4).

## ▪ Erste operative Korrektur

Der Eingriff erfolgt am 25.02.2008 in Rechtsseitenlage. Es wird durch die alte, dorsale Narbe eingegangen und die proximale Ulna freigelegt (◘ Abb. 23.5a). Die Fehlstellung beträgt 40°. Die keilförmige Osteotomie mit einer Basis von 10 mm erfolgt auf Höhe der maximalen Fehlstellung (◘ Abb. 23.5b). Nach Reposition werden die Osteotomieflächen mit Kirschner-Drähten und Weberzange präliminär gehalten (◘ Abb. 23.5c). Eine 4-Loch-LCP-Platte mit physiologischem Winkel von 6° Valgus wird angepasst (◘ Abb. 23.5d). Durch exzentrisches Bohren werden die Osteotomieflächen unter Kompression gebracht (◘ Abb. 23.5e). Der Streckapparat bleibt im ganzen Operationsablauf intakt (◘ Abb. 23.5f.). Die postoperative Röntgenkontrolle zeigt eine korrekte Plattenlage mit gutem Korrekturergebnis (◘ Abb. 23.6).

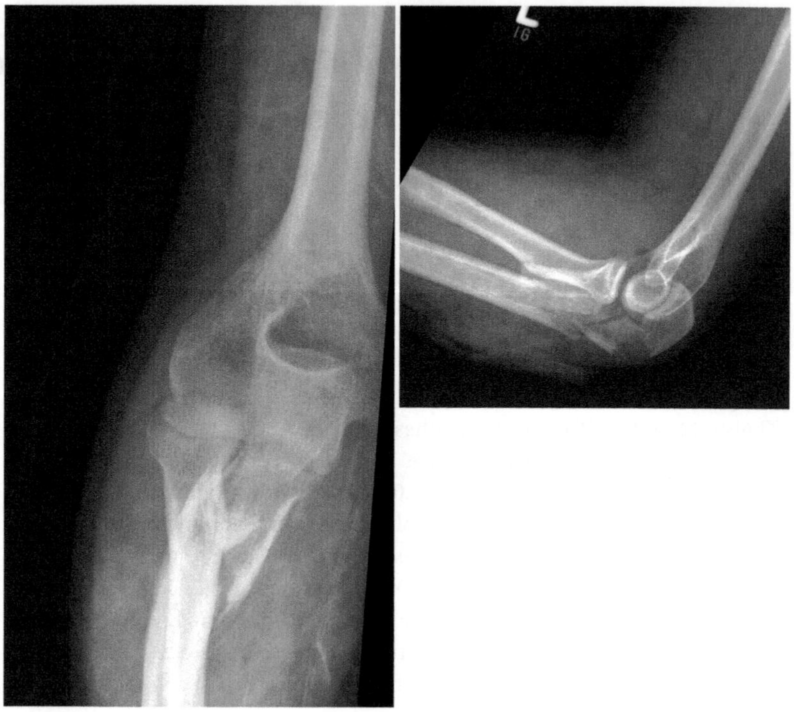


■ Abb. 23.1

## ▪ Verlauf

Es erfolgt die funktionelle Nachbehandlung ohne Einschränkung der Bewegungsamplitude, jedoch ohne Belastung in den ersten 6 Wochen. 6 Wochen nach dem Eingriff erwähnt die Patientin die noch immer schmerzhaft eingeschränkte Pro-/Supination. Die Bewegungsamplitude am linken Ellbogen beträgt in Flexion/Extension 120/0/0° bei einer Pro-/Supination von 60/0/20°. Radiologisch zeichnet sich bei korrekten Stellungsverhältnissen bereits eine periostale Kallusbildung ab (■ Abb. 23.7). Die Physiotherapie wird insbesondere zur Verbesserung der Pro-/Supination fortgeführt. 3 Monate nach dem Eingriff persistieren die schmerzhaften Umwendbewegungen bei einem Bewegungsausmaß in Flexion/Extension von 130/0/0° und unveränderter Pro-/Supination von 60/0/20°. Die Röntgenkontrolle zeigt zunehmenden Durchbau der Osteotomie bei physiologischem Valgus. Das Radiusköpfchen bleibt leicht subluxiert (■ Abb. 23.8). Wir versuchen, die Supination mit einer nachts zu tragenden Supinationsquengelschiene zu verbessern. 5 Monate postoperativ besteht eine seitengleiche Flexion/Extension bei nach wie vor schmerzhafter, mit 60/0/20° unveränderter Pro-/Supination. Bei passiver Prüfung der Umwendbewegungen kann ein hörbares Klicken und Schnappen auf Höhe des Radiohumeralgelenks provoziert werden. Radiologisch ist die Osteotomie durchgebaut. Es imponiert jedoch eine diskrete Subluxation des Radiusköpfchens (■ Abb. 23.9). Die Handgelenkaufnahmen beidseits zeigen ein symmetrisches, distales Radioulnargelenk. Eine mitigierte Essex-Lopresti-Alteration kann somit ausgeschlossen werden (■ Abb. 23.10). Wir empfehlen der Patientin die Metallentfernung mit gleichzeitiger Revision des proximalen Radiohumeralgelenks. Unter Umständen müsste zur Verbesserung der Umwendbewegungen die Radiusköpfchenresektion in Betracht gezogen werden.

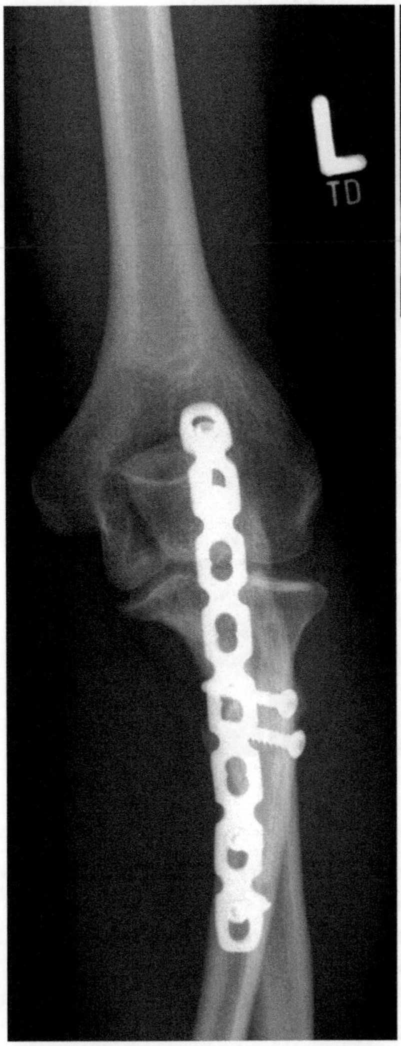


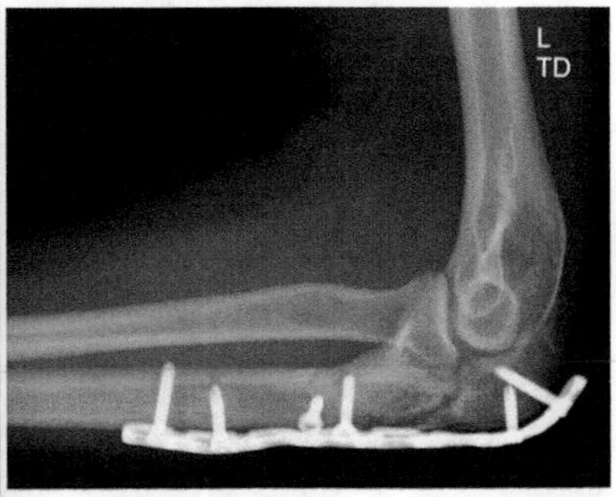


Abb. 23.2

## Zweite operative Korrektur

Am 03.09.2008 wird die Plattenentfernung über den alten, dorsalen Zugang vorgenommen. Es zeigt sich, dass eine Schraubenspitze auf Höhe des proximalen Radioulnargelenks etwas vorsteht und möglicherweise die Umwendbewegungen behindert. Von einem zweiten, lateralen Zugang erfolgt die Arthrolyse des Radiohumeralgelenks. Es zeigen sich gute Knorpelverhältnisse sowohl am Radiusköpfchen wie am Capitulum humeri. Das Subluxationsphänomen resultiert aus einer etwas kolbig aufgetriebenen Gelenkfläche des Radiusköpfchens. Eine eigentliche Subluxation besteht nicht. Nach Metallentfernung und Lösen der anteroradialen Verklebungen gelingt eine intraoperative Pro-/Supination von 70/0/60°. Auf eine Radiusköpfchenresektion kann verzichtet werden.

## Verlauf

Es erfolgt eine funktionelle Nachbehandlung ohne Belastung in den ersten 4 Wochen. 6 Wochen nach dem Zweiteingriff hat die Patientin sowohl subjektiv wie objektiv profitiert. Die Flexion/Extension ist seitengleich. Die Pro-/Supination beträgt 50/0/70°. Die Umwendbewegungen sind deutlich weniger

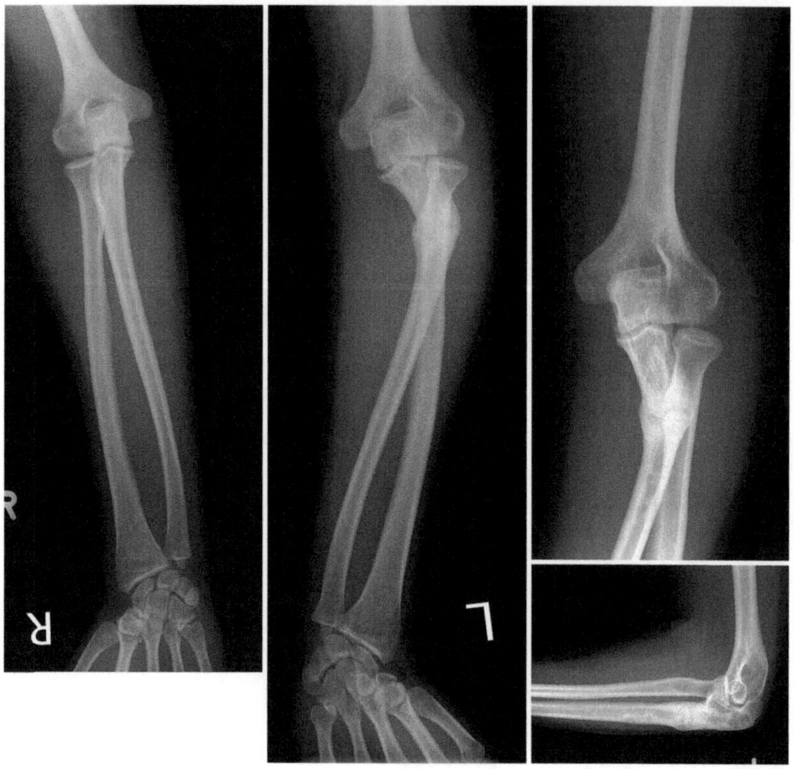


■ **Abb. 23.3**

schmerzhaft. 4 Monate nach Osteosynthesematerialentfernung und Arthrolyse verbleibt eine endständig eingeschränkte, diskret schmerzhafte Pro-/Supination bei symmetrischer Flexion/Extension (■ Abb. 23.11). Radiologisch bestehen kongruente Gelenkflächen. Das Radiusköpfchen projiziert sich nun in der seitlichen Aufnahme besser auf das Capitulum (■ Abb. 23.12). Das funktionelle Resultat am linken Ellbogen ist 1 Jahr nach der Korrekturosteotomie gut. Die verbleibende Resteinschränkung der Pro-/Supination ist tolerierbar und wird sich kaum mehr nennenswert verbessern. Weitere Kontrollen sind nicht vorgesehen.

## ■ Diskussion

Wenn primär solche komplexen, proximalen Ulna-/Olecranonfrakturen nicht mechanisch korrekt repariert werden, treten sekundär Probleme auf, die keine Restitutio mehr ermöglichen. Auch wenn primär keine fassbaren Kriterien für eine Monteggia-Fraktur vorlagen, kann hier eine monteggiaähnliche Läsion mit Lockerung der ligamentären Radiusköpfchenverankerung postuliert werden. Dies belastete den postoperativen Verlauf auch nach der Korrekturosteotomie merklich.

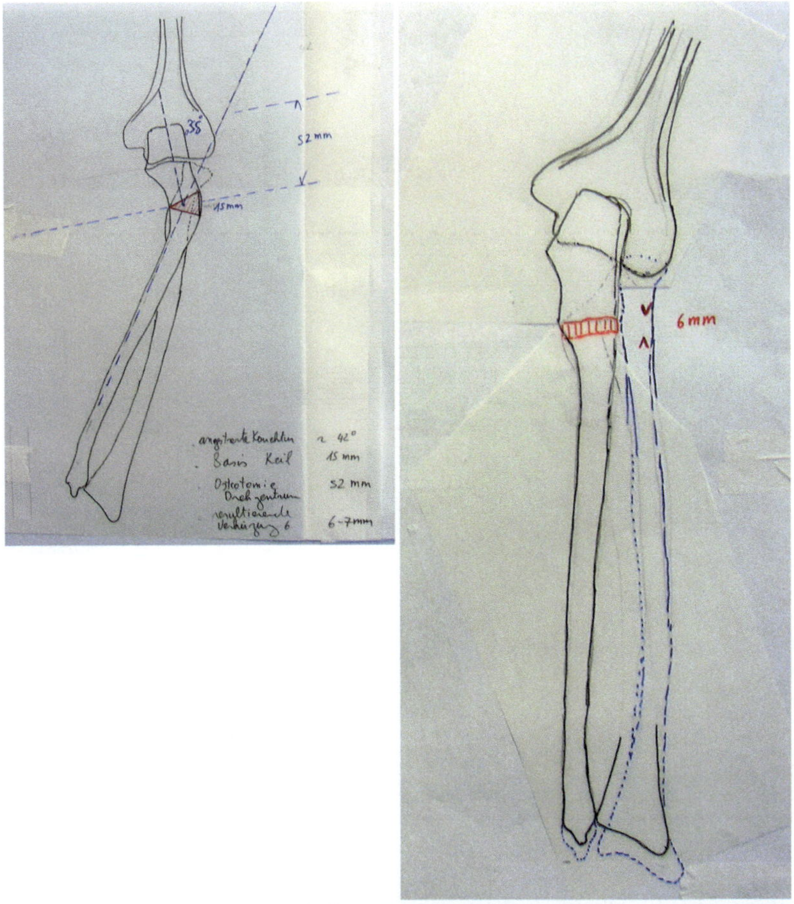


■ Abb. 23.4

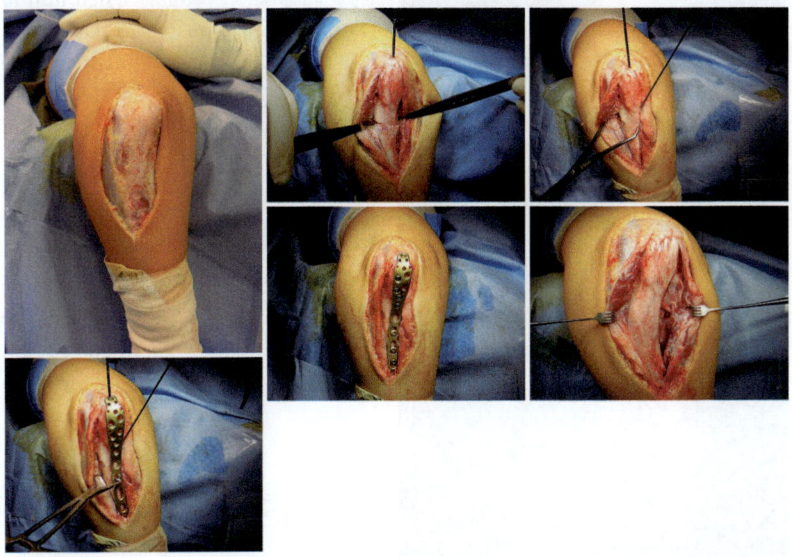

■ Abb. 23.5

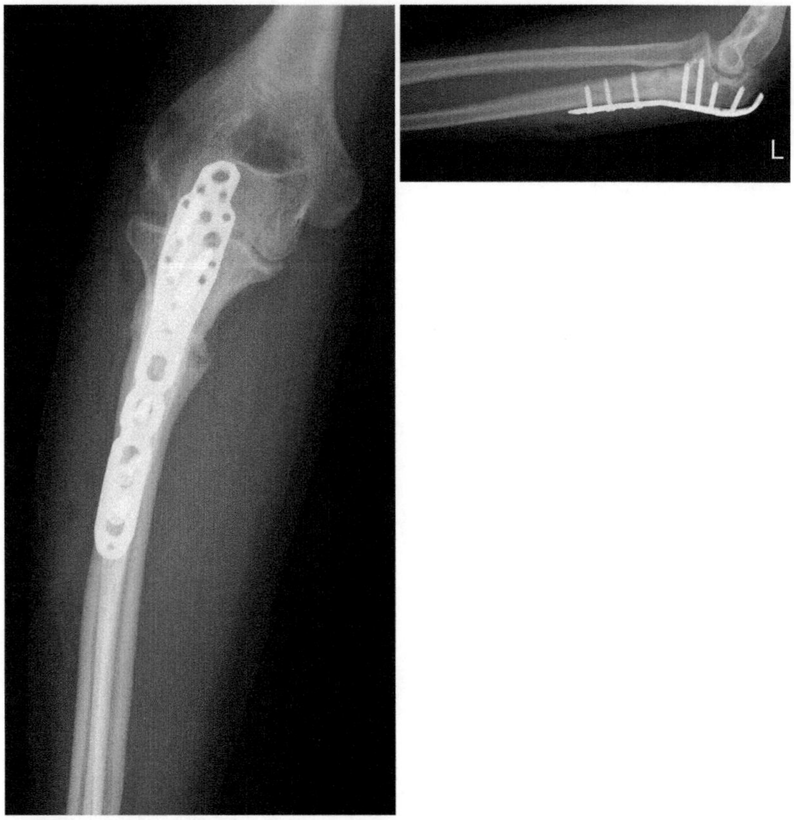


Abb. 23.6

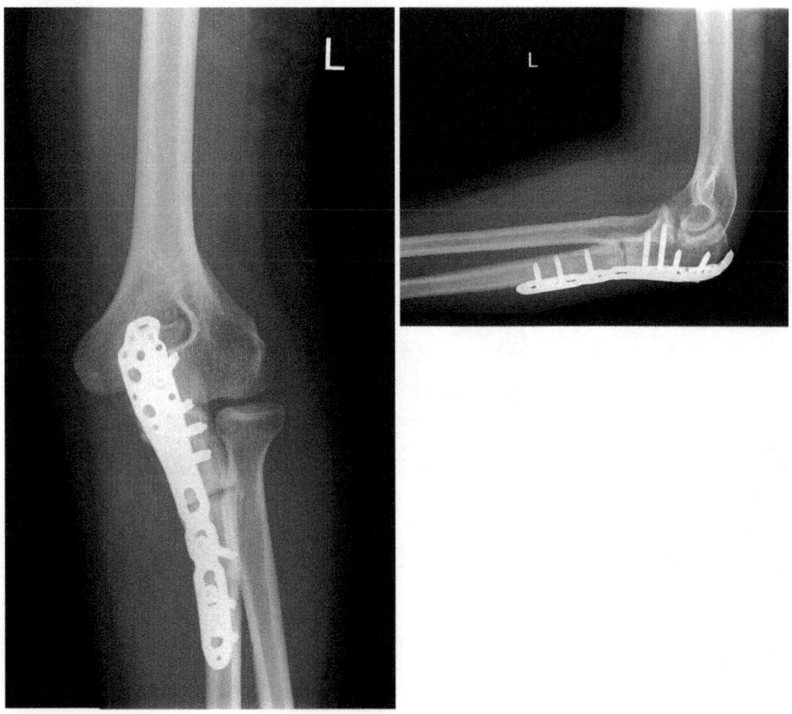


Abb. 23.7

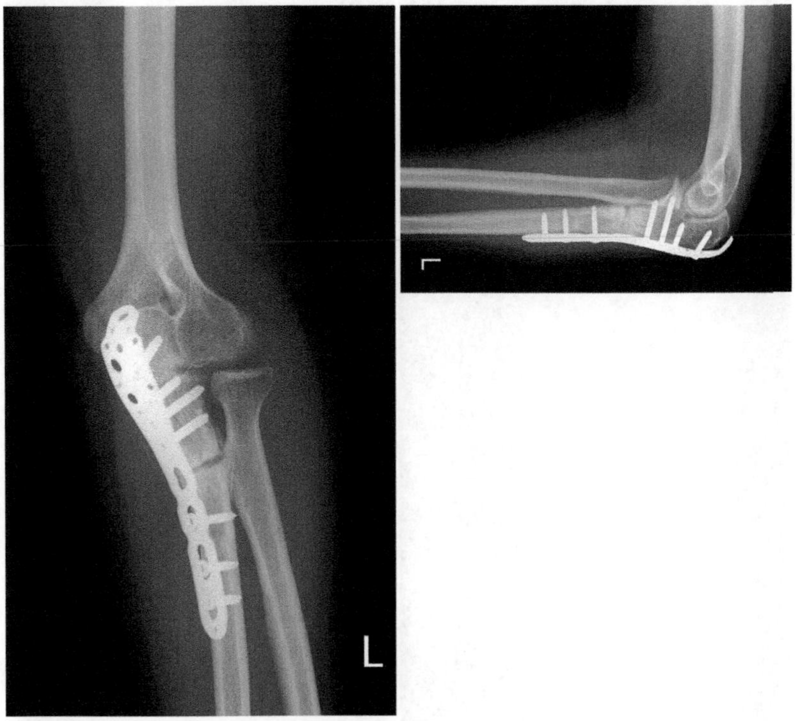


■ Abb. 23.8

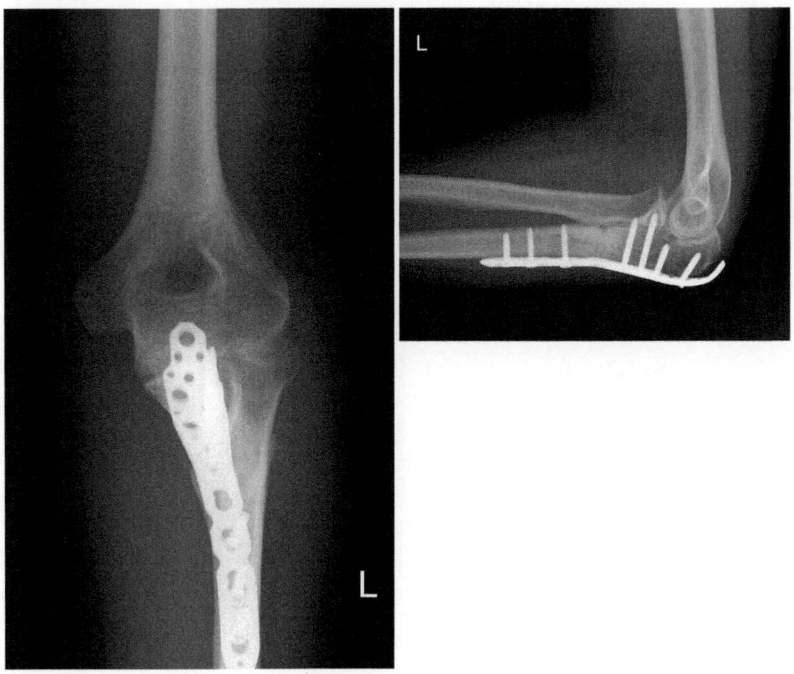


■ Abb. 23.9

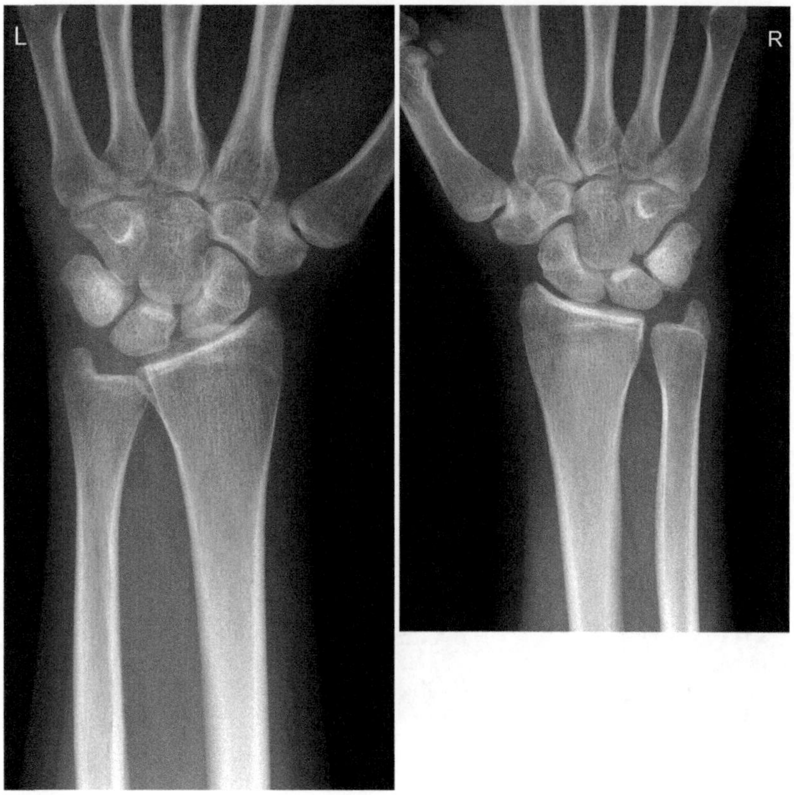


**Abb. 23.10**

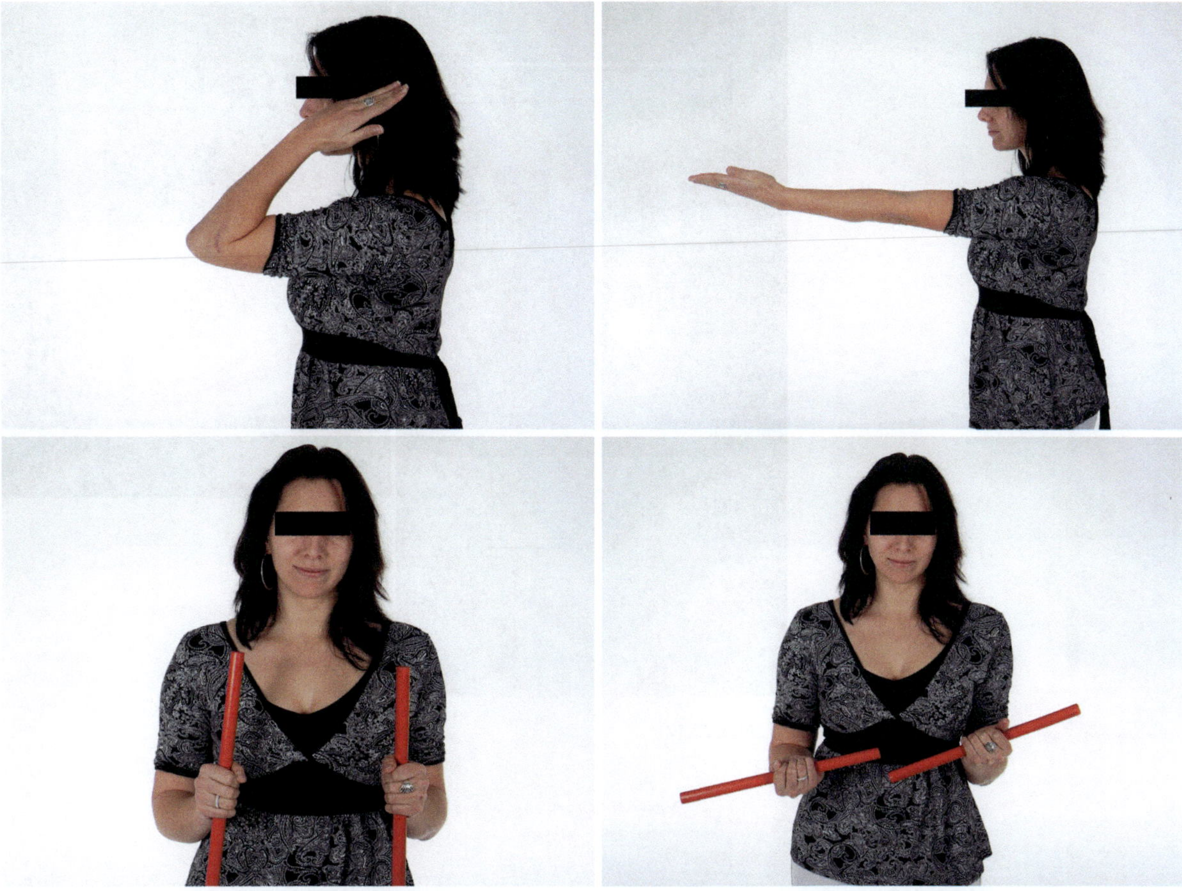

Abb. 23.11

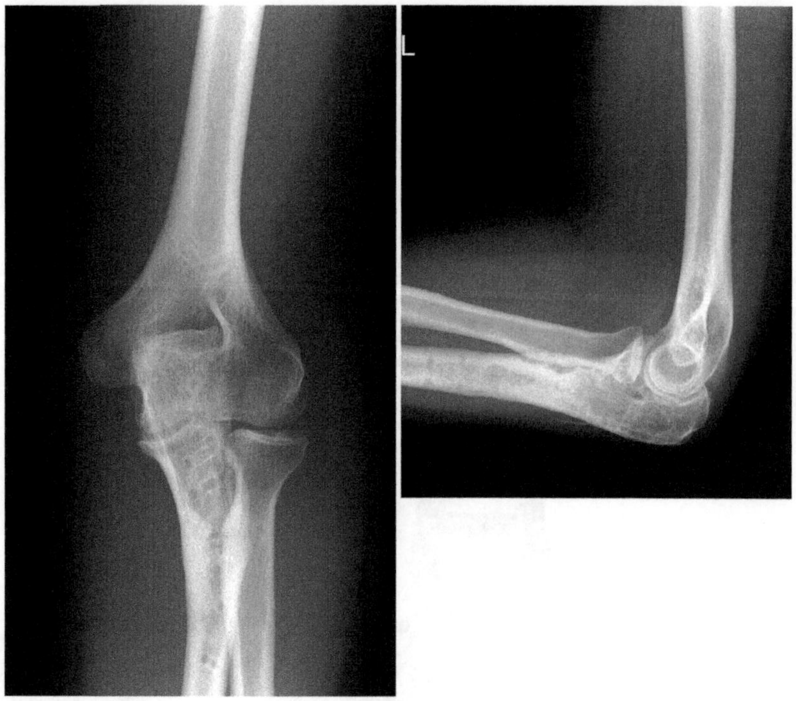


■ **Abb. 23.12**

# Ellbogenprothesen

# Primärimplantation einer GSB-III-Ellbogentotalprothese bei suprakondylärer Humerustrümmerfraktur – Zugang mit Teilablösung des Streckapparats

*R.P. Meyer, H.K. Schwyzer*

## ▪ Klinischer Fall

Eine 72-jährige Frau stürzt auf Glatteis am 15.02.2003 im Ausland und zieht sich dabei eine suprakondyläre intraartikuläre Humerustrümmerfraktur rechts zu. Es erfolgt die geschlossene Reposition in Lokalanästhesie mit Lagerung auf dorsaler Gipsschiene. Sie kehrt am 17.02.2003 in die Schweiz zurück und erhält gleichentags eine Beurteilung durch uns. Die nochmalige radiologische Abklärung inkl. Computertomographie ergibt eine intraartikuläre, suprakondyläre Trümmerfraktur des distalen Humerus mit Zertrümmerung des Capitulum humeri sowie mehrfragmentärer Fraktur der Trochlea. Es finden sich keine metaphysären Frakturausläufer (◘ Abb. 24.1). Für uns ergeben sich 2 Therapieoptionen: entweder eine Adaptationsosteosynthese mit Fixation über einen Fixateur externe oder die Ellbogentotalarthroplastik mit Refixation der Kondylen. In Anbetracht des Alters und der frühfunktionellen Rehabilitationsmöglichkeit entschließen wir uns für die Ellbogenarthroplastik.

## ▪ Operative Korrektur

In Linksseitenlage mit hängendem Vorderarm rechts wird durch eine dorsale Inzision über dem rechten Ellbogen eingegangen. Der Nervus ulnaris wird lokalisiert und angeschlungen. Der Trizeps wird medial eröffnet und freigelegt. Er wird zu beiden Seiten vom Olecranon unter Mitnahme kleiner Knochenschuppen abgelöst. Die gesamte Gelenkfläche ist zertrümmert und nach posterior verschoben. Eine stabile Fixation der Gelenkflächen wäre nicht möglich. Die beiden Kondylen hängen an den Seitenbändern, werden derart zugeschnitten, dass sie unter die beiden Prothesenflanschen passen. Der Humerusmarkraum wird ausgeweitet, bis die Probehumerusprothese passt. Das Radiusköpfchen wird subkapital reseziert. Der Ulnamarkraum wird zur Implantation einer speziell gekrümmten Ulnakomponente zubereitet. Bei liegender Humeruskomponente werden die beiden Kondylen mit je einer 3,5-mm-Kortikalisschraube fixiert. Die definitiven Prothesenkomponenten werden einzementiert. Nach Kopplung der Prothese entsteht die gewünschte Spannung bei voller Extension und Flexion. Radiologisch präsentiert sich eine korrekte Situation mit adaptierten Kondylen (◘ Abb. 24.2).

## ▪ Verlauf

Die physiotherapeutisch durchgeführte Rehabilitation beginnt am 4. postoperativen Tag. 6 Wochen nach dem Eingriff weist die Patientin eine Bewegungsamplitude in Flexion/Extension von 100/0/25° mit Pro-/Supination von je 50° auf. Radiologisch besteht ein fester Prothesensitz mit deutlichem Durchbau der Kondylenfrakturen (◘ Abb. 24.3). Die Physiotherapie wird weitergeführt. Ein gutes Jahr nach der Operation ist die Patientin beschwerdefrei und setzt

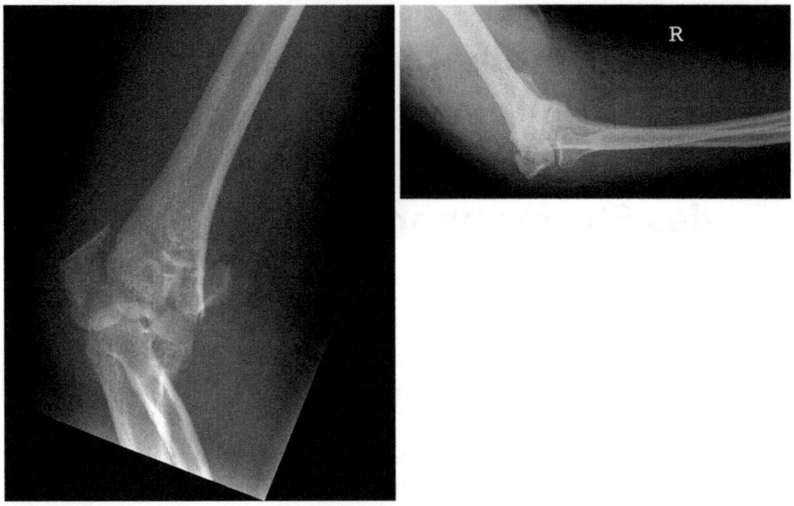


■ **Abb. 24.1**

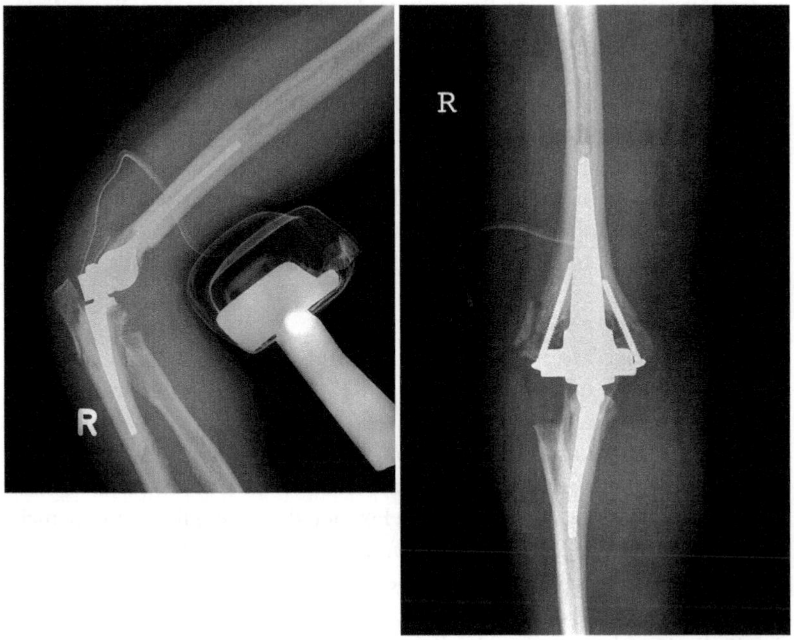


■ **Abb. 24.2**

ihren rechten Ellbogen im Alltag voll ein. Die Bewegungsamplitude beträgt in Flexion/Extension 140/10/0° bei freier, symmetrischer Pro-/Supination. Radiologisch zeigt sich ein idealer Prothesensitz bei konsolidierten Kondylen (■ Abb. 24.4). 4 Jahre nach Intervention bestehen zeitweise leichte Beschwerden im proximalen, medialen Vorderarm-/Ellbogenbereich. Die Patientin belastet den Ellbogen voll und ist sehr zufrieden. Die Flexion/Extension beträgt 145/10/0° bei freier Pro-/Supination. Radiologisch besteht ein fester, korrekter Prothesensitz (■ Abb. 24.5). Die bisher letzte Kontrolle findet 8 Jahre nach Implantation der Ellbogenprothese statt. Die Patientin ist, abgesehen von sporadisch auftretenden leichten Bewegungsschmerzen, beschwerdefrei. Radiologisch besteht nach wie vor ein fester Prothesensitz (■ Abb. 24.6). Weitmaschige Kontrollen sind vorgesehen.

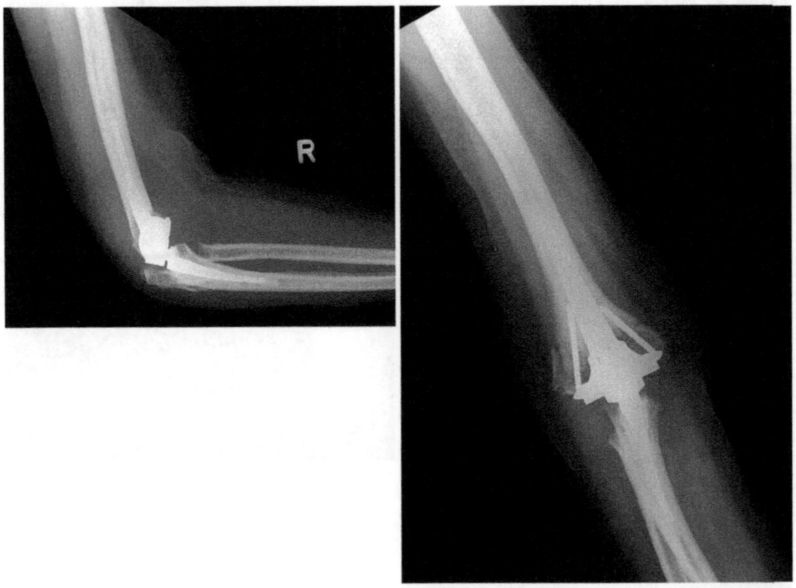


■ Abb. 24.3

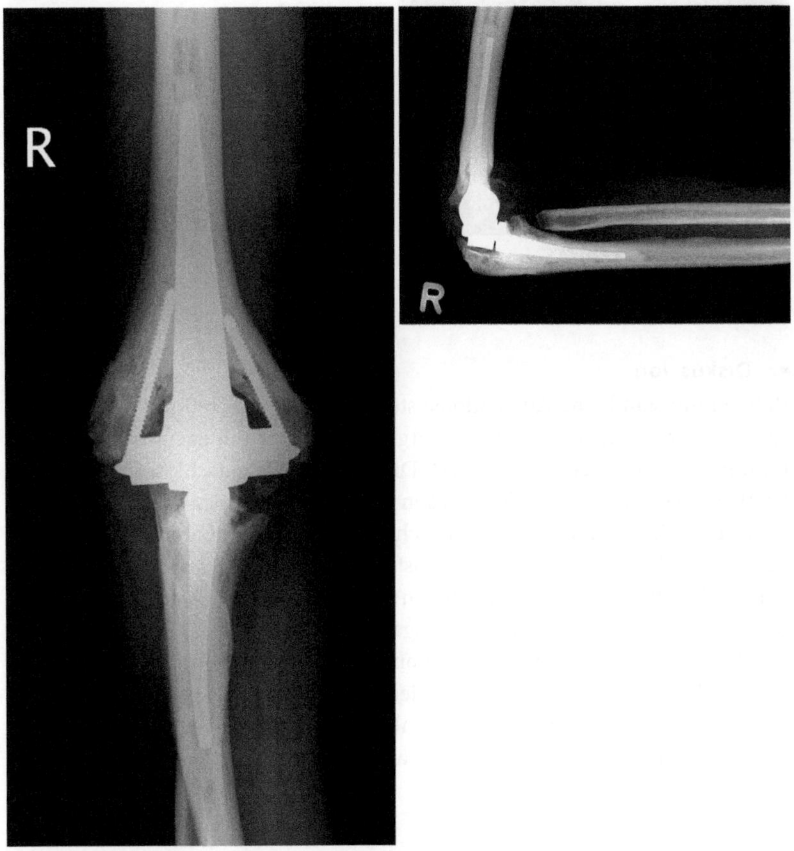


■ Abb. 24.4

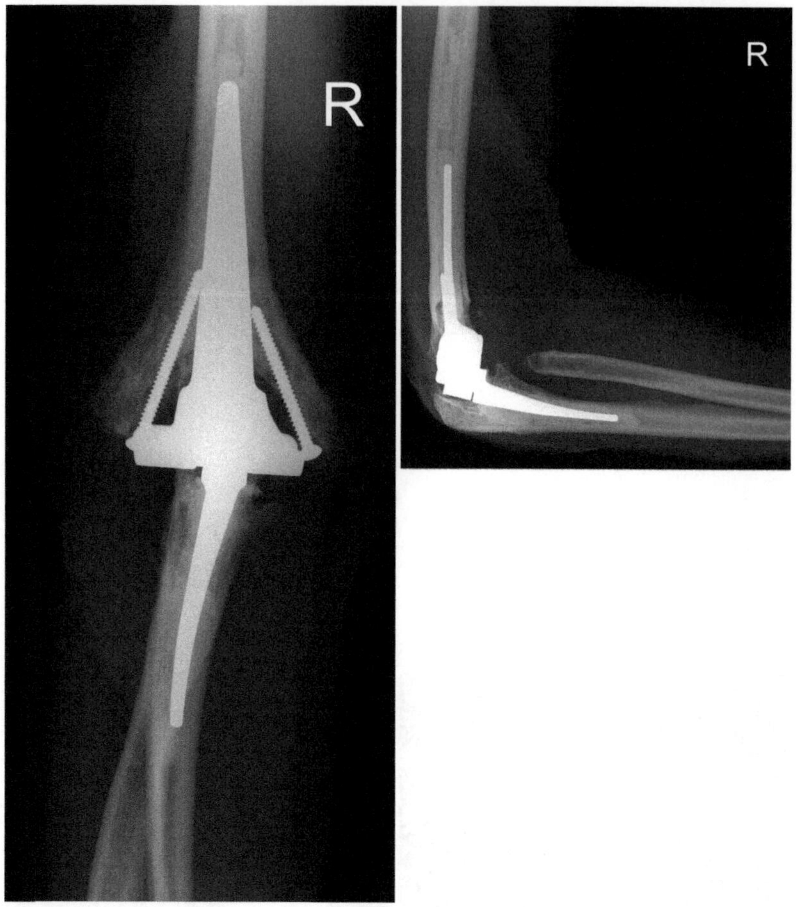


**Abb. 24.5**

### Diskussion

Präoperativ stand eine Adaptationsosteosynthese mit Fixation über einen Fixateur externe oder die Primärversorgung mit einer Ellbogentotalarthroplastik mit Refixation der Kondylen zur Diskussion. Wir entschlossen uns für die Prothesenvariante, nicht zuletzt wegen des Alters der Patientin, der wesentlich kürzeren Rehabilitation sowie der technisch kaum machbaren Osteosynthese mit entsprechend zu erwartenden postoperativen Problemen. 2003 benutzten wir für die Ellbogenprothese noch den Zugang mit Teilablösung des Streckapparats. Heute bevorzugen wir den Zugang mit Erhaltung des Streckapparats.

Wir sind der Ansicht, dass bei komplexen Frakturen im Ellbogenbereich bei sorgfältiger Evaluation der verschiedenen Faktoren die primäre Prothesenimplantation eine gute Option ist, ähnlich wie dies auch bei komplexen Frakturen im Hüft- und Kniebereich der Fall ist.

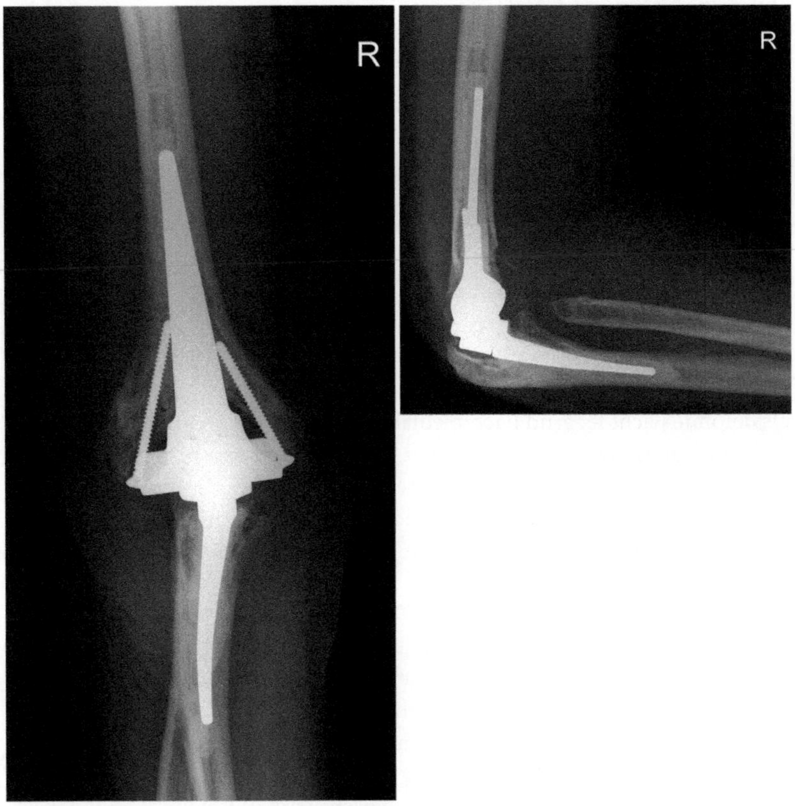


■ **Abb. 24.6**

# Primärimplantation einer GSB-III-Ellbogentotalprothese bei infrakondylärer Humerustrümmerfraktur – Zugang mit Erhaltung des Streckapparats

*R.P. Meyer, H.K. Schwyzer*

## ▪ Klinischer Fall

Eine 84-jährige Frau zieht sich am 15.07.2008 bei einem Stolpersturz im Garten eine infrakondyläre distale Humerustrümmerfraktur rechts zu. Im auswärtigen Spital wird eine provisorische Fixation im Oberarmscotchcast vorgenommen. Die Nativröntgenbilder des rechten Ellbogens (▣ Abb. 25.1) sowie die CT-Bilder (▣ Abb. 25.2) werden uns zur Einsicht zugestellt. Unter Berücksichtigung des Alters der Patientin, des Frakturtyps sowie der Osteoporose plädieren wir für die prothetische Primärversorgung dieser Fraktur. Die Patientin wird 1 Woche nach dem Unfall an unsere Klinik überwiesen und am 23.07.2008 operativ versorgt.

## ▪ Operative Korrektur

In Linksseitenlage bei hängendem Vorderarm rechts wird dorsal auf den rechten Ellbogen eingegangen. Der Nervus ulnaris wird dargestellt und angeschlungen. Der Streckapparat wird medial und lateral sparsam eröffnet. Das infrakondyläre Hauptfragment und die ossären, mehrfragmentären Avulsionsfragmente des Seitenbandapparats werden entfernt. Die beiden Kondylen sind intakt. Unter sorgfältiger Schonung des Streckapparats wird der Humerusmarkraum zentral eröffnet, die Humerusprobekomponente eingeführt. Diese stützt im Bereich beider Kondylen gut ab. Lateral besteht ein ossärer Defekt. Nun wird der Ulnamarkraum eröffnet und die speziell rechts gekrümmte Probekomponente eingebracht. Es ergibt sich ein korrekter Sitz. Das Radiusköpfchen wird reseziert. Die definitiven Prothesenkomponenten werden einzementiert. Nach Kopplung der Prothese besteht freie Streckung und Beugung bei freier Pro-/Supination ohne Luxationstendenz. Die Röntgenkontrolle zeigt einen korrekten Prothesensitz (▣ Abb. 25.3).

## ▪ Verlauf

Bis zur gesicherten Wundheilung wird eine Fractomedschiene angelegt, anschließend für weitere 3 Wochen eine Ergoschiene mit 70° Flexion getragen. Der Ellbogen wird aus der Schiene heraus, physiotherapeutisch geführt, frei aktiv und passiv bewegt. 2 Monate nach dem Eingriff ist die Patientin sehr zufrieden. Der rechte Ellbogen weist eine aktive und passive Bewegungsamplitude in Flexion/Extension von 145/0/0° bei freier Pro-/Supination auf. Die Röntgenkontrolle dokumentiert einen festen, korrekten Sitz der Prothesenkomponenten (▣ Abb. 25.4). 6 Monate postoperativ ist die Patientin völlig beschwerdefrei mit einer Ellbogenbeweglichkeit in Flexion/Extension von 145/0/0° und freier Pro-/Supination. Radiologisch liegen keine Lockerungszeichen vor (▣ Abb. 25.5). Ein Jahr nach der Intervention zeigt sich subjektiv und objektiv eine ideale Situation. Die Patientin hat keinerlei Beschwerden

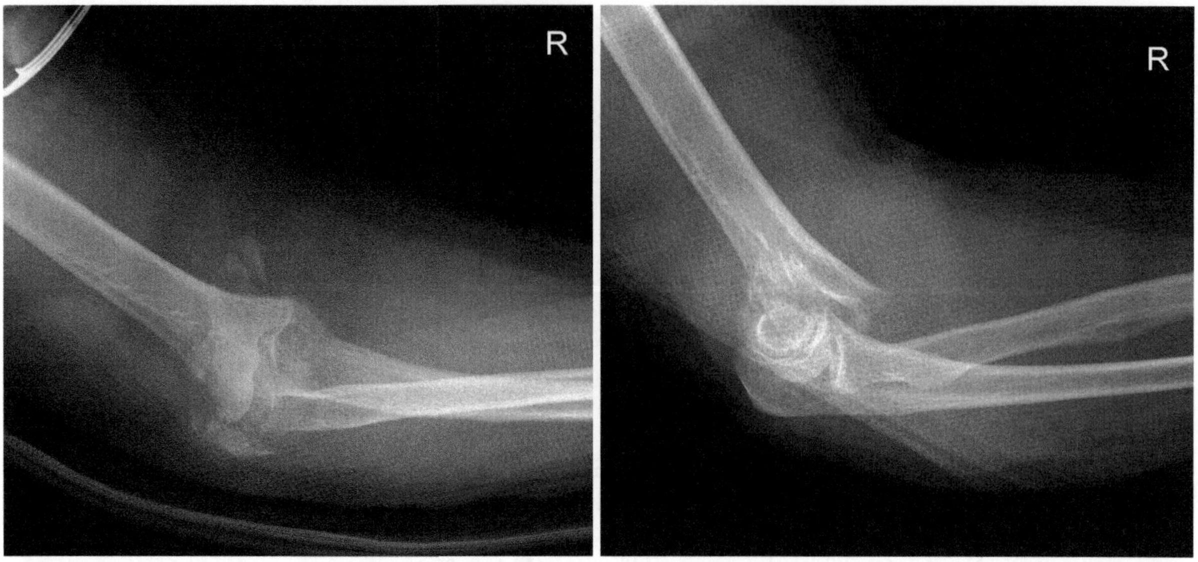


**Abb. 25.1**

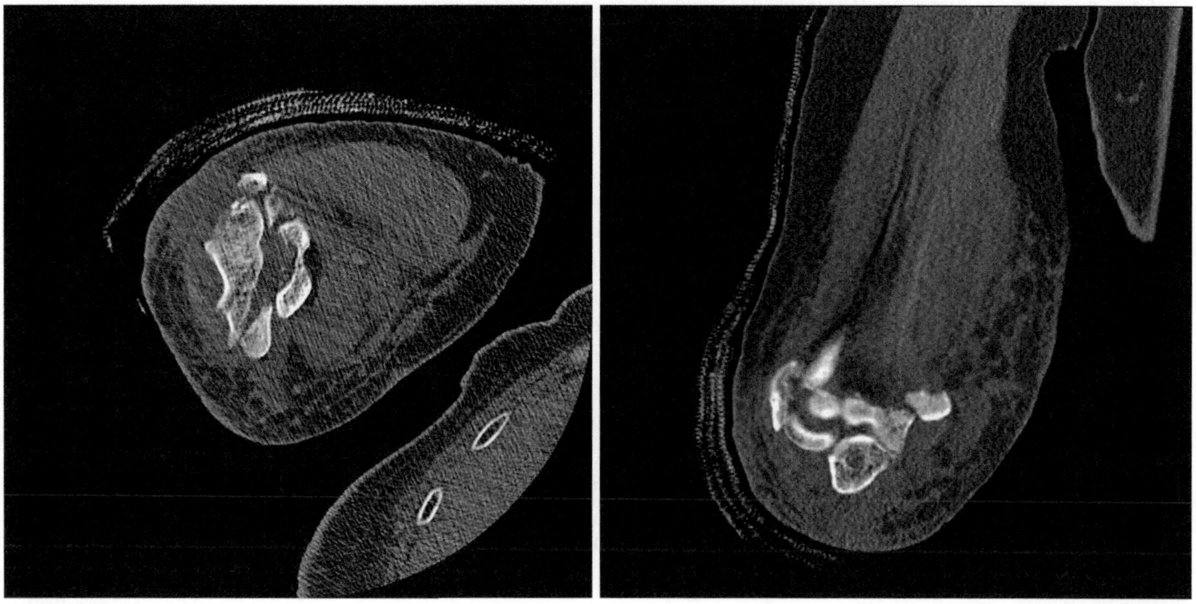

**Abb. 25.2**

und bewegt ihren rechten Ellbogen mit einer Flexion/Extension von 145/0/0°, Pro-/Supination von 80/0/80° frei (Abb. 25.6). Radiologisch ist die Situation unverändert ideal (Abb. 25.7). Weitmaschige Kontrollen im Rahmen der Endoprothesensprechstunden sind vorgesehen.

## ▪ Diskussion

In Anbetracht des hohen Alters, der Osteoporose sowie des komplexen Frakturtyps war hier der Entscheid zur primären prothetischen Versorgung dieser Fraktur mit Ellbogentotalprothese sicher richtig und unumstritten. Der ideale postoperative Verlauf bestätigt dies. Unseres Erachtens hat hier bestimmt auch der nun systematisch angewandte Zugang mit Erhaltung des Streckapparats seinen Teil zur raschen Rehabilitation beigetragen.

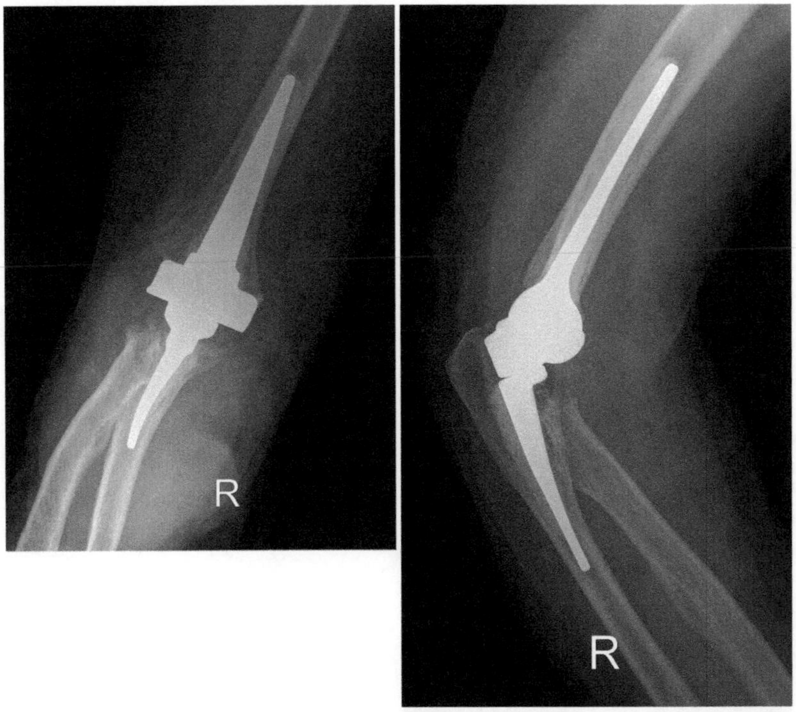


Abb. 25.3

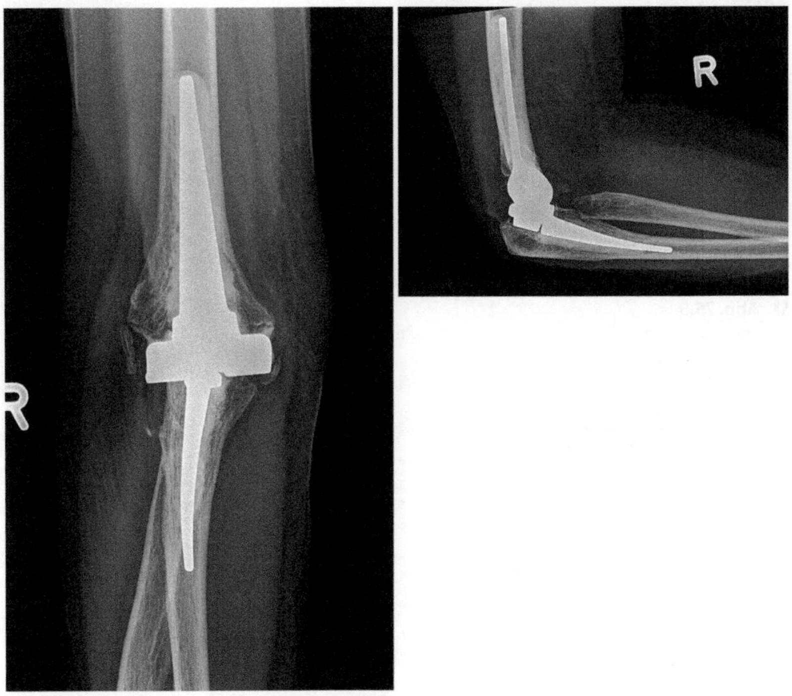


Abb. 25.4

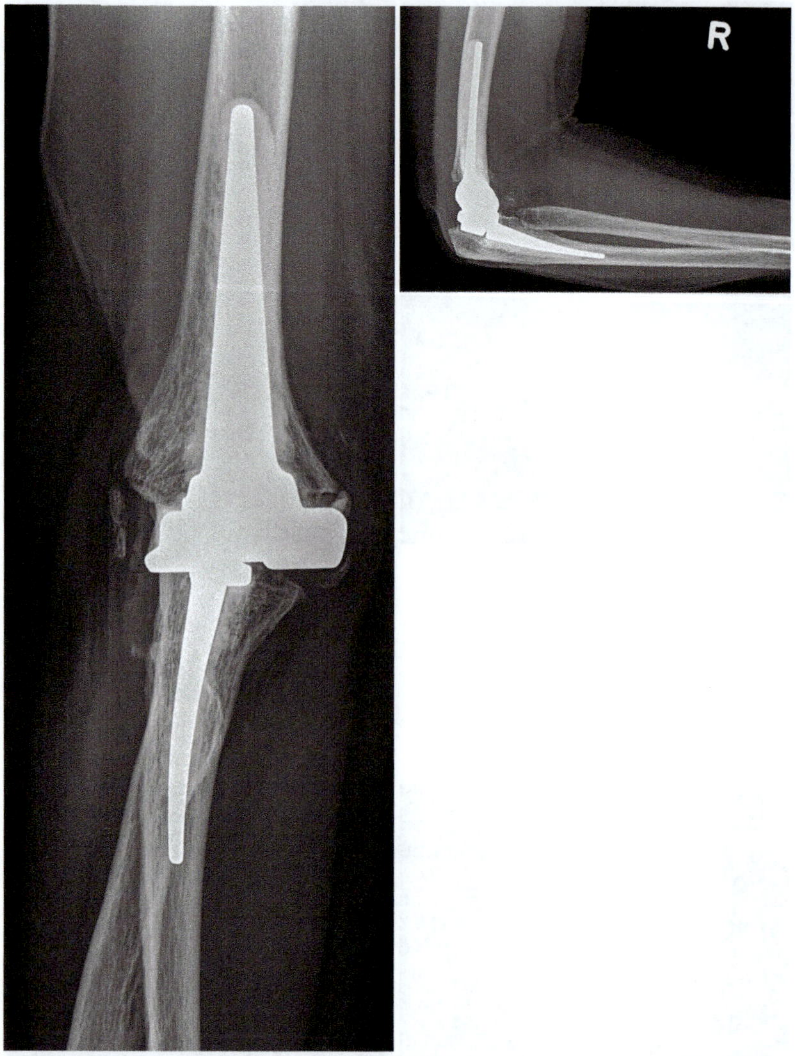


■ **Abb. 25.5**

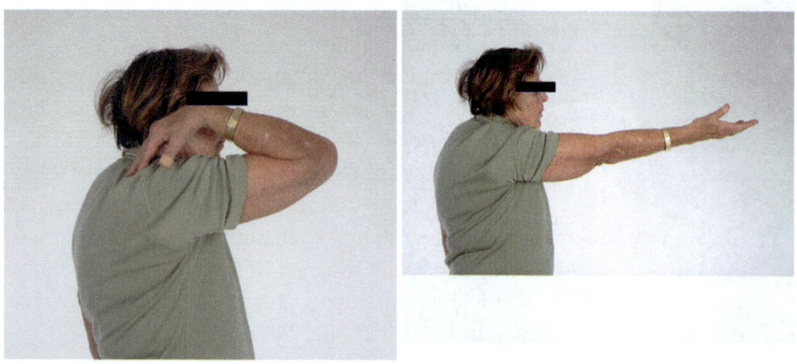

■ **Abb. 25.6**

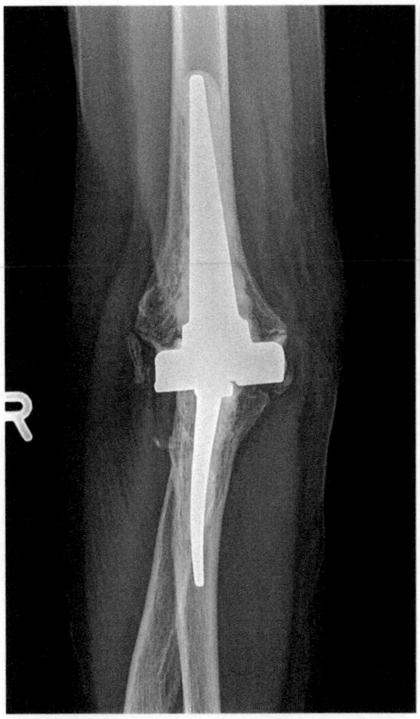


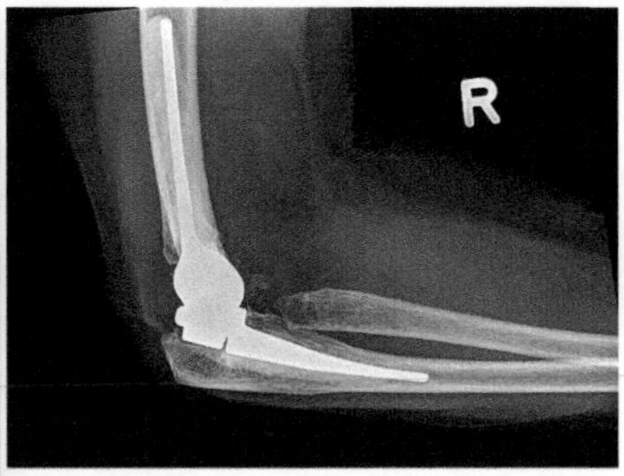


Abb. 25.7

# Implantation einer GSB-Ellbogenprothese mit gleichzeitiger Korrekturosteotomie des Humerusschafts

*R.P. Meyer, B.R. Simmen, F. Moro*

## ▪ Klinischer Fall

Als 27-Jähriger erleidet ein Mann bei einem Verkehrsunfall unter anderem eine Humerusschaftfraktur sowie eine mehrfragmentäre distale Humerusfraktur links. Multiple Interventionen wurden am Humerusschaft sowie im Ellbogenbereich links durchgeführt: antegrade Marknagelung der Humerusschaftfraktur mit Refraktur nach Nagelentfernung und konservativer Ausheilung in Fehlstellung, Osteosynthese am linken Ellbogen mit Reosteosynthese, später Radiusköpfchenresektion und 2-malige Gelenktoilette 1986 resp. 1999. Wegen zunehmender Schmerzen mit Bewegungseinschränkung am linken Ellbogen und Nervus-ulnaris-Symptomatik meldet sich der inzwischen 60-jährige Mann am 21.11.2007 erstmals in unserer Klinik. Klinisch zeigt sich eine Verkürzung der linken oberen Extremität mit angedeutet verstärktem Cubitus valgus. Die Ellbogenbeweglichkeit links beträgt in Flexion/Extension 95/30/0° bei freier Pro-/Supination. Im Sulcus nervi ulnaris links besteht ein angedeutet positives Tinel-Zeichen. Die Schulterbeweglichkeit ist symmetrisch, die Rotatorenmanschette ist klinisch und im Ultraschall beidseits intakt. Radiologisch findet sich eine fehlverheilte Humerusschaftfraktur links mit Ad-latus- und Valgus-Fehlstellung sowie Verkürzung (◘ Abb. 26.1). Die Röntgenbilder des linken Ellbogens a.-p. und seitlich zeigen eine ankylosierende, posttraumatische Arthrose mit Status bei Radiusköpfchenresektion (◘ Abb. 26.2). In Anbetracht der zunehmend schmerzhaften Bewegungseinschränkung mit begleitender Ulnarissymptomatik empfehlen wir dem Patienten entweder einzeitig oder zweizeitig die Korrekturosteotomie am Humerusschaft links mit Implantation einer Ellbogenprothese bei periartikulärer Arthrolyse und nach vorgängiger elektrophysiologischer Abklärung die Neurolyse mit Vorverlagerung des N. ulnaris. Der Patient kann sich vorerst für dieses komplexe chirurgische Vorgehen nicht entscheiden.

Wegen zunehmender belastungsabhängiger Ellbogenschmerzen links und inzwischen EMG-dokumentierter N.-ulnaris-Neuropathie im Sulcus wünscht der Patient nun die vorgeschlagene chirurgische Therapie. Die präoperativen Röntgenbilder des linken Humerus und Ellbogens in 2 Ebenen ergeben keine neuen Aspekte (◘ Abb. 26.3; ◘ Abb. 26.4). Wir planen, auch auf Wunsch des Patienten, die Korrekturosteotomie, die Implantation der Ellbogentotalprothese, die periartikuläre Arthrolyse und die Volarverlagerung des N. ulnaris in einem einzigen Eingriff durchzuführen.

## ▪ Operative Korrektur

Der Eingriff erfolgt am 15.01.2009 in Rechtsseitenlage ohne Blutleere. Der linke Arm ist auf einer Armstütze gelagert. Durch eine dorsale Längsinzision wird von der radialen Seite her eine Trizepssplitinzision unmittelbar radial des Olecranons angelegt und nach proximal verlängert. Durch diesen Zugang kann das Gelenk für die Arthroplastik dargestellt werden. Der N. ulnaris wird von proximal nach distal aus massivem Narbengewebe herausgelöst und nach

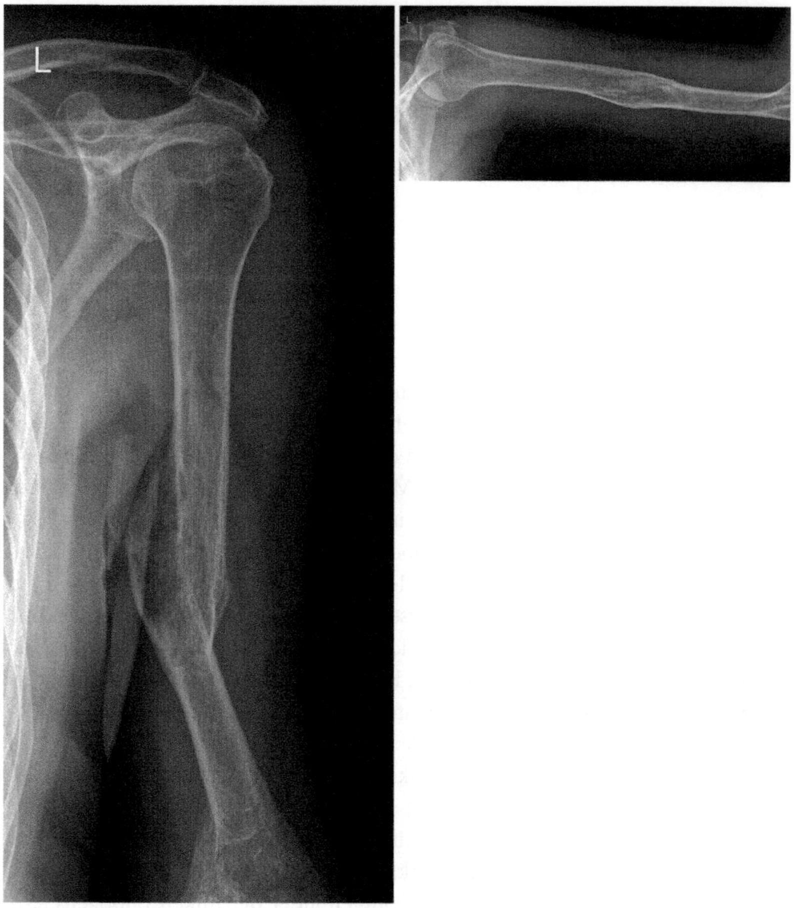


**Abb. 26.1**

ventral gelegt. Zur Darstellung der diaphysären Fehlstellung am Humerus wird ein trizepsmuskelerhaltender Zugang von radial-ventral her gewählt. Das ganze Trizepsmuskelpaket kann so einschließlich des N. radialis nach ventral weggeklappt werden. Die Humerusdiaphyse wird im Bereich der Fehlstellung dargestellt. Die Fehlstellung wird mit einer Closed-Wedge-Osteotomie von ca. 25° korrigiert. Bei breiter Osteotomiefläche kann eine leichte Ad-latus-Verschiebung zusätzlich zur Achsenkorrektur vorgenommen werden. Nach präliminärer Kirschner-Drahtfixation und Kontrolle im Bildverstärker erfolgt die Osteosynthese mit einer winkelstabilen 3,5-mm-Titanplatte, die distal am Epicondylus humeri medialis anmodelliert wird. Dem Knochenkeil entnommene Spongiosa wird als Spongiosaplastik an die Osteotomieflächen angelagert. Nach ausgedehnter periartikulärer Arthrolyse mit zusätzlicher Resektion der Olecranon- und der Coracoidspitze sowie Verschmälerung des posttraumatisch massiv verbreiterten Olecranons wird die GSB-Ellbogenprothese in klassischer Technik einzementiert. Nach Implantation wird die periartikuläre Arthrolyse durch vollständiges Ablösen der Kollateralbänder komplettiert. Es resultiert eine intraoperative Bewegungsamplitude von 145/10/0°. Zum Schluss wird der N. ulnaris subkutan vor den Epicondylus humeri medialis vorverlagert. Die postoperative Röntgenkontrolle des linken Humerus und Ellbogens in 2 Ebenen zeigt eine anatomisch korrekte Gesamtachse bei Humerusosteotomie (Abb. 26.5) sowie den korrekten Sitz beider Prothesenkomponenten (Abb. 26.6).

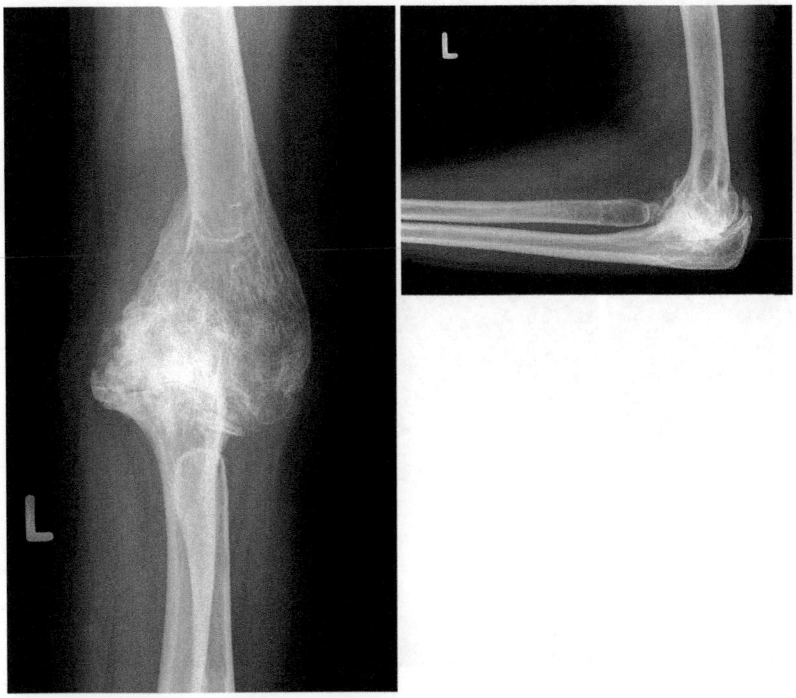


Abb. 26.2

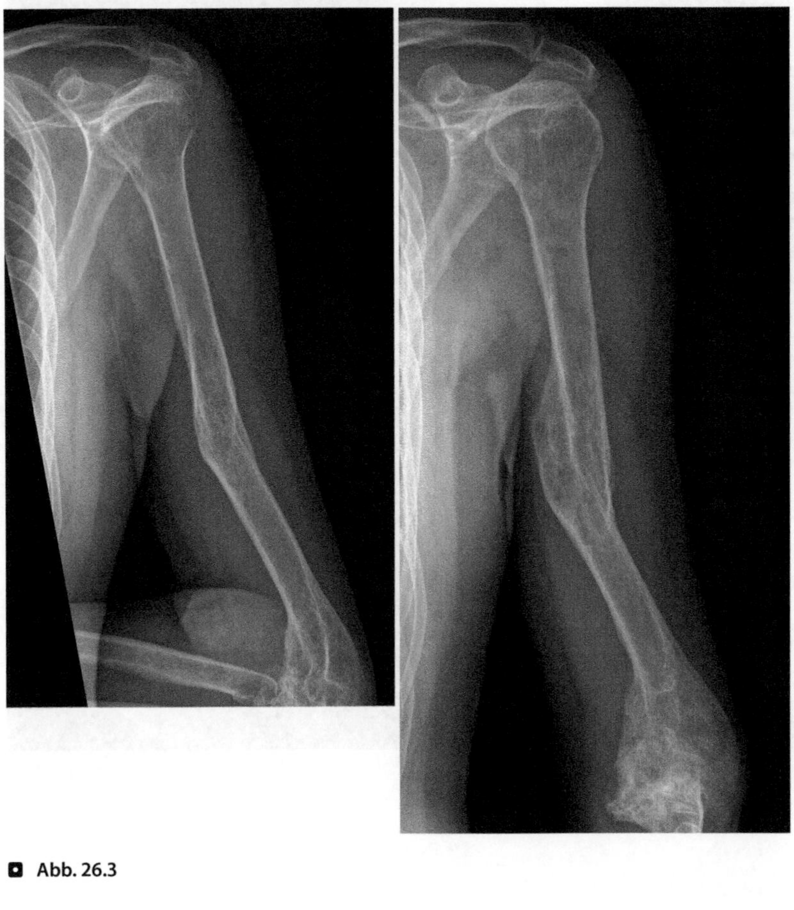

Abb. 26.3

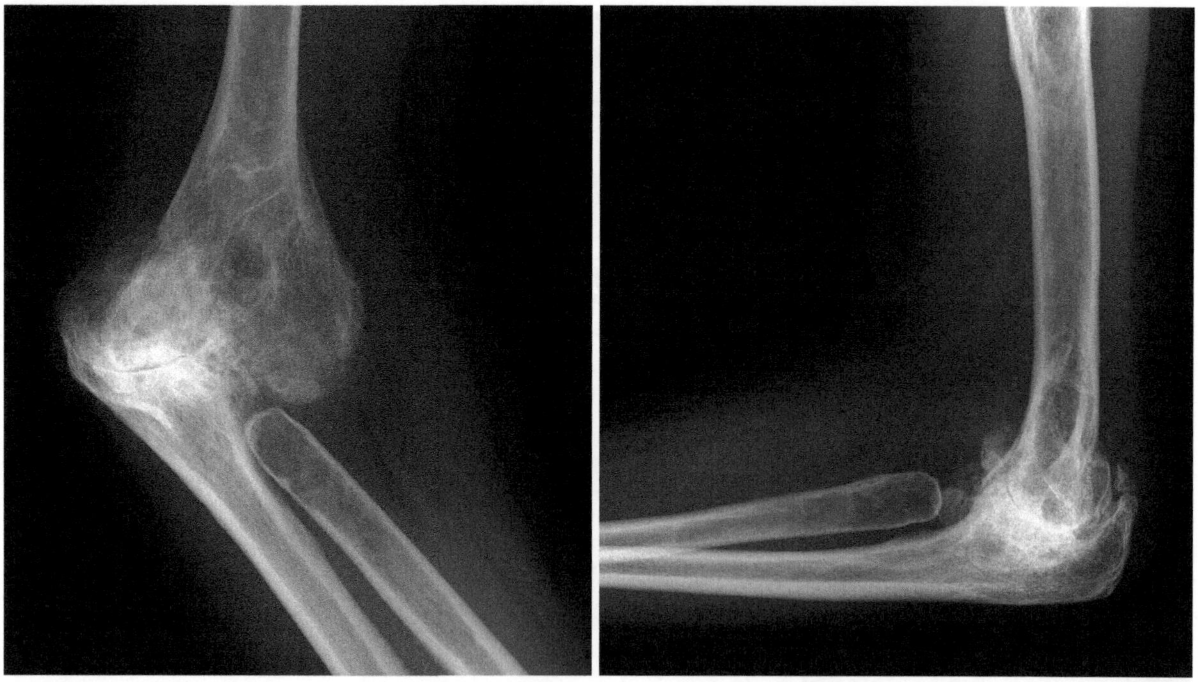

**Abb. 26.4**

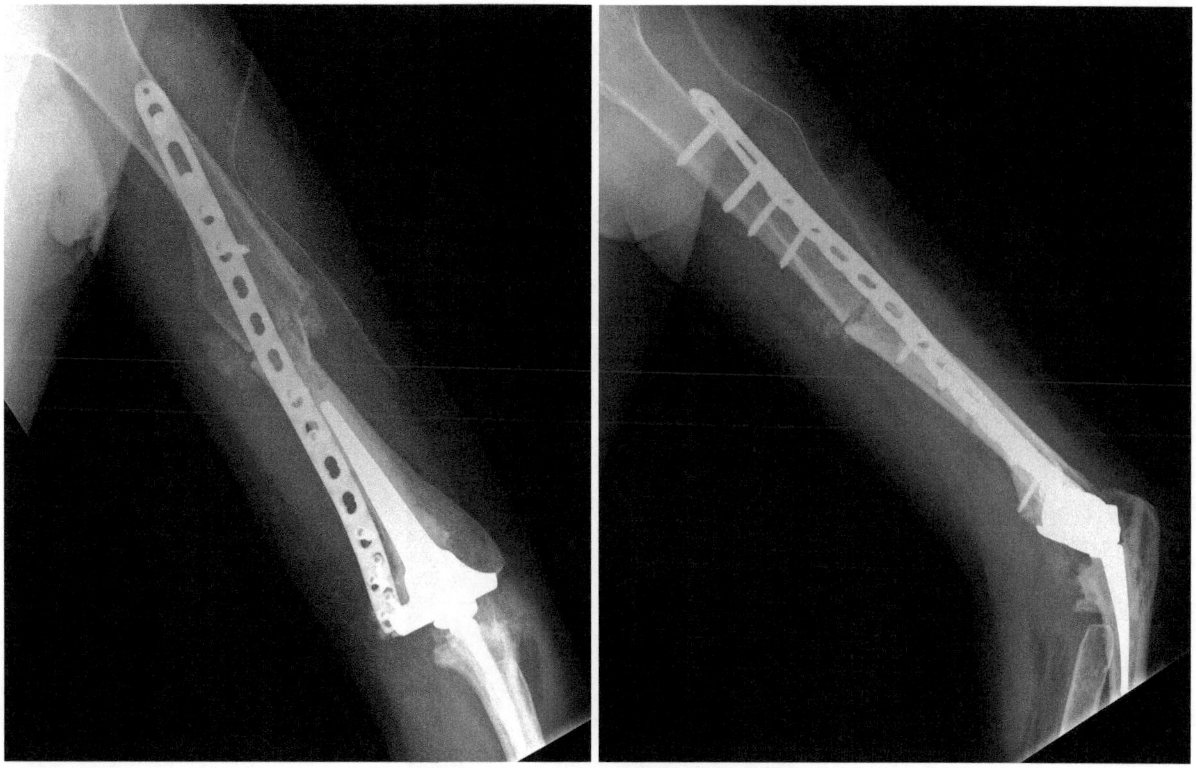

**Abb. 26.5**

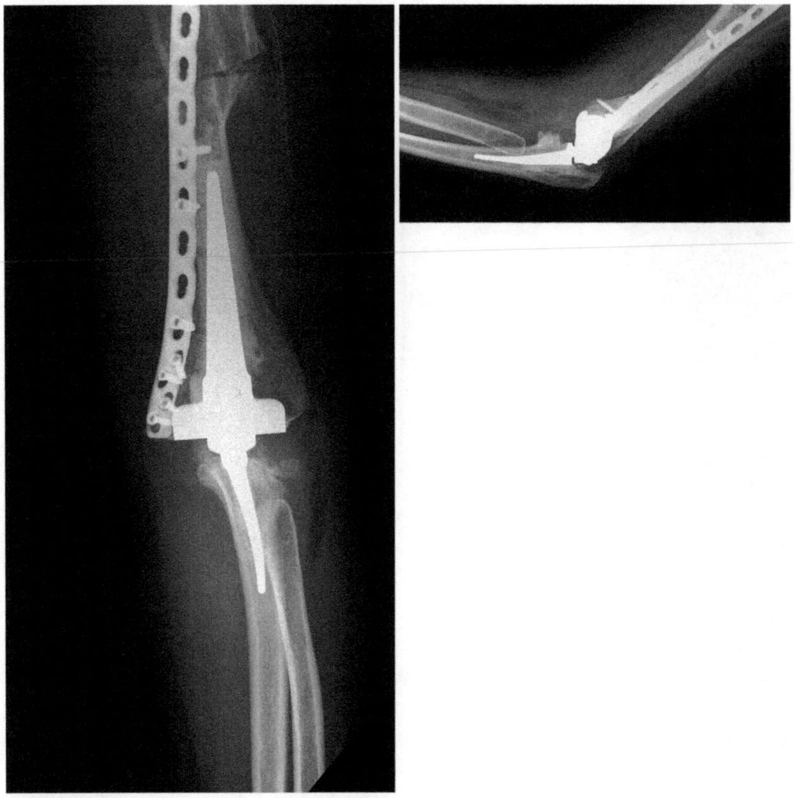

Abb. 26.6

## Verlauf

Der linke Arm wird in einer dorsalen Ellbogenschiene für 6 Wochen gelagert mit sofort einsetzender Remobilisation des linken Ellbogens ohne Belastung unter physiotherapeutischer Aufsicht. Die erste postoperative klinische und radiologische Kontrolle erfolgt bei dem im Ausland wohnenden Patienten 10 Wochen nach dem Eingriff. Der Patient ist weitgehend beschwerdefrei. Die Bewegungsamplitude des linken Ellbogens beträgt in Flexion/Extension 105/30/0° bei einer Pro-/Supination von 75/0/90°. Der N. radialis ist unauffällig. Die Ulnarissymptomatik ist regredient. Radiologisch zeigt sich ein zunehmender Durchbau der Korrekturosteotomie am Humerus mit Kallusbildung (Abb. 26.7). Die Ellbogenprothese sitzt korrekt mit unauffälligen Knochen-/Implantatgrenzen (Abb. 26.8). Gute 14 Monate nach der Revisionsoperation am linken Arm ist der Patient vollständig schmerzfrei. Die N.-ulnaris-Neuropathie ist ausgeheilt. Das Bewegungsausmaß am linken Ellbogen beträgt in Flexion/Extension 130/10/0° bei einer Pro-/Supination von 75/0/90° (Abb. 26.9). Die Kraft im Faustschluss beträgt links 39 kg, an der dominanten rechten Seite 44 kg. Radiologisch ist die Humerusosteotomie in anatomisch korrekter Gesamtachse konsolidiert (Abb. 26.10). Die GSB-III-Ellbogenprothese sitzt korrekt mit unauffälligen Knochen-/Implantatgrenzen (Abb. 26.11). Der Patient wird über die Belastungsmöglichkeiten bei Ellbogenarthroplastik genau orientiert. Die weiteren klinischen und radiologischen Kontrollen finden im Rahmen unserer Endoprothetiksprechstunden 2, 5 und 10 Jahre nach Implantation statt.

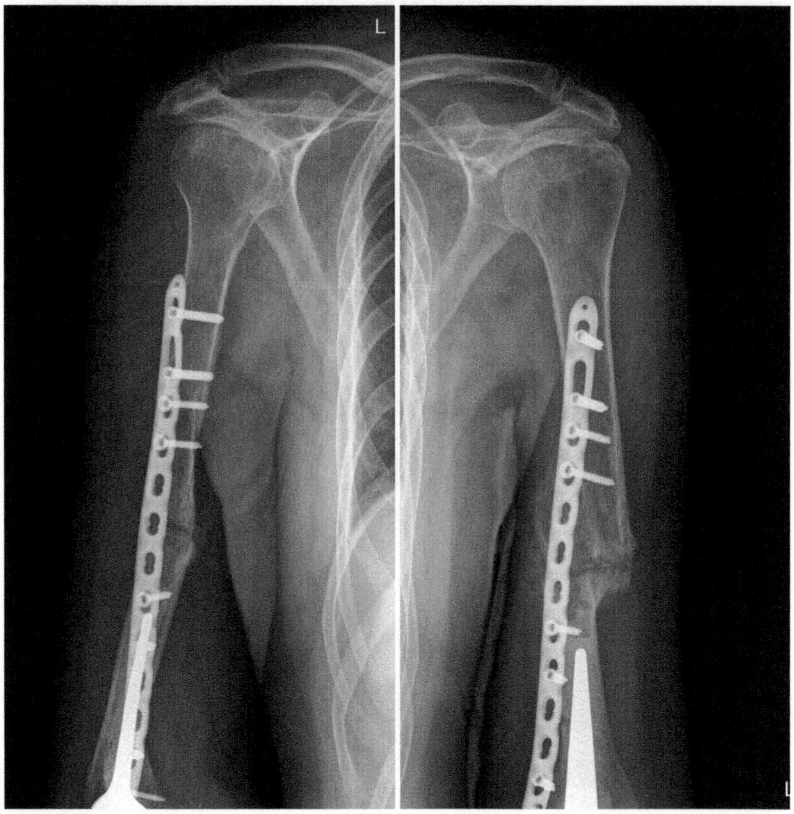


■ Abb. 26.7

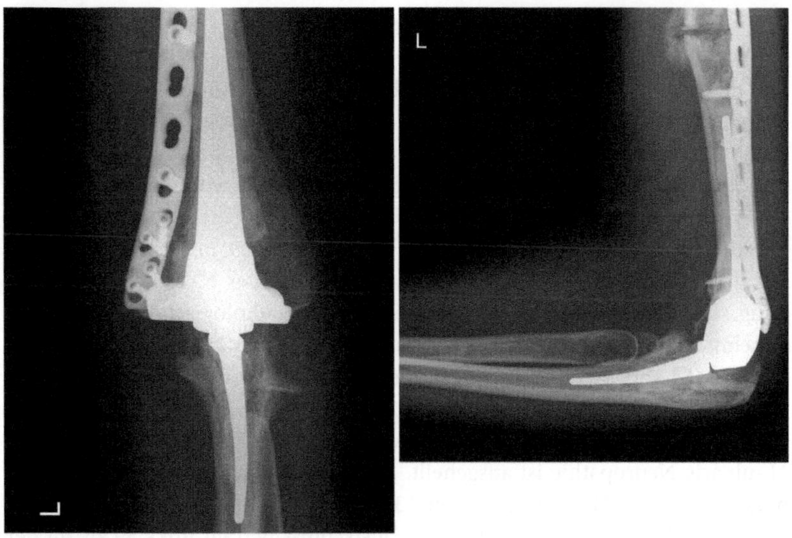


■ Abb. 26.8

## ■ Diskussion

Bei derart komplexen chirurgischen Interventionen ist die operative Planung, Risikoabklärung und Information des Patienten über die möglichen Komplikationen entscheidend. Im hier analysierten Fall war die Entscheidung schwierig, ob operativ ein- oder zweizeitig vorgegangen werden soll. Für ein zwei-

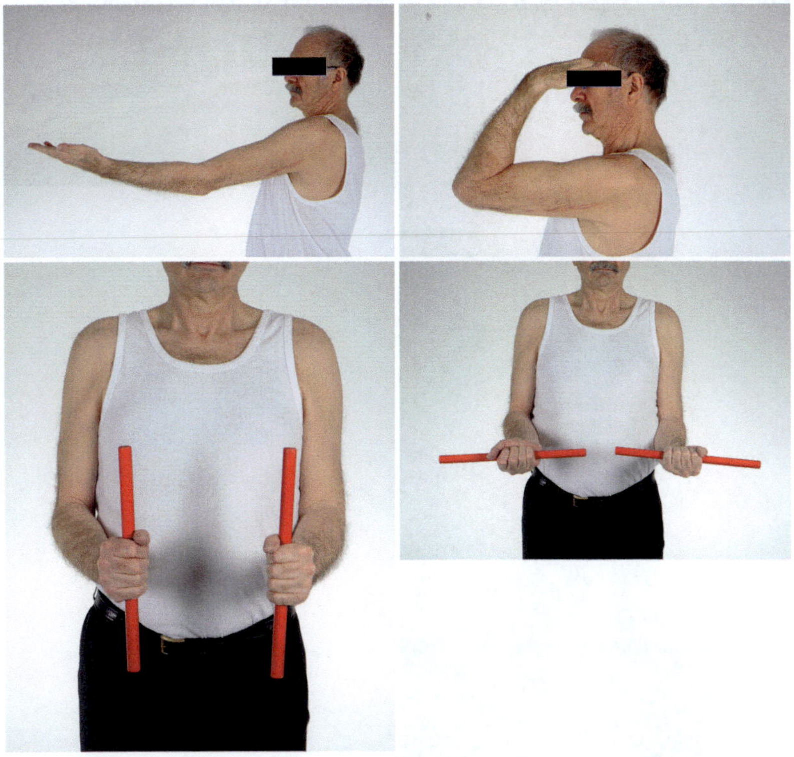

Abb. 26.9

zeitiges Vorgehen sprach die geringere operative Belastung, für ein einzeitiges Vorgehen die einfachere postoperative Nachsorge sowie die geringere psychische Belastung des Patienten. Wichtig ist in diesen Fällen auch die Berücksichtigung von Folgeeingriffen bei Endoprothetik. Kommt es später zum Prothesenwechsel, muss ein längerer Prothesenschaft humeral implantiert werden. Dies ist nur möglich bei korrigierten Achsenverhältnissen am Oberarm.

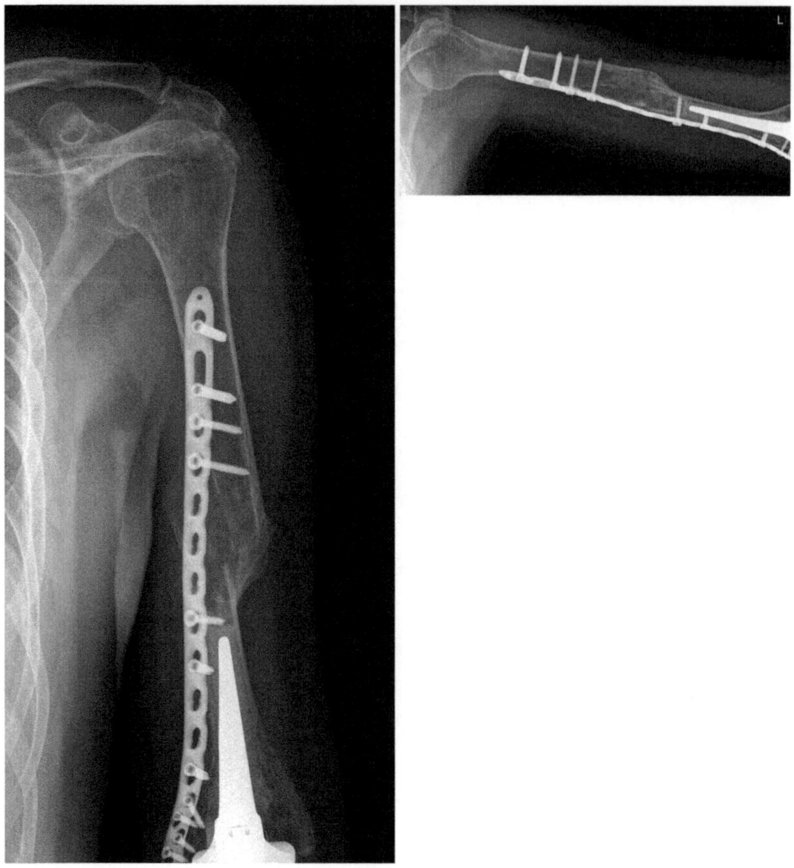

**Abb. 26.10**

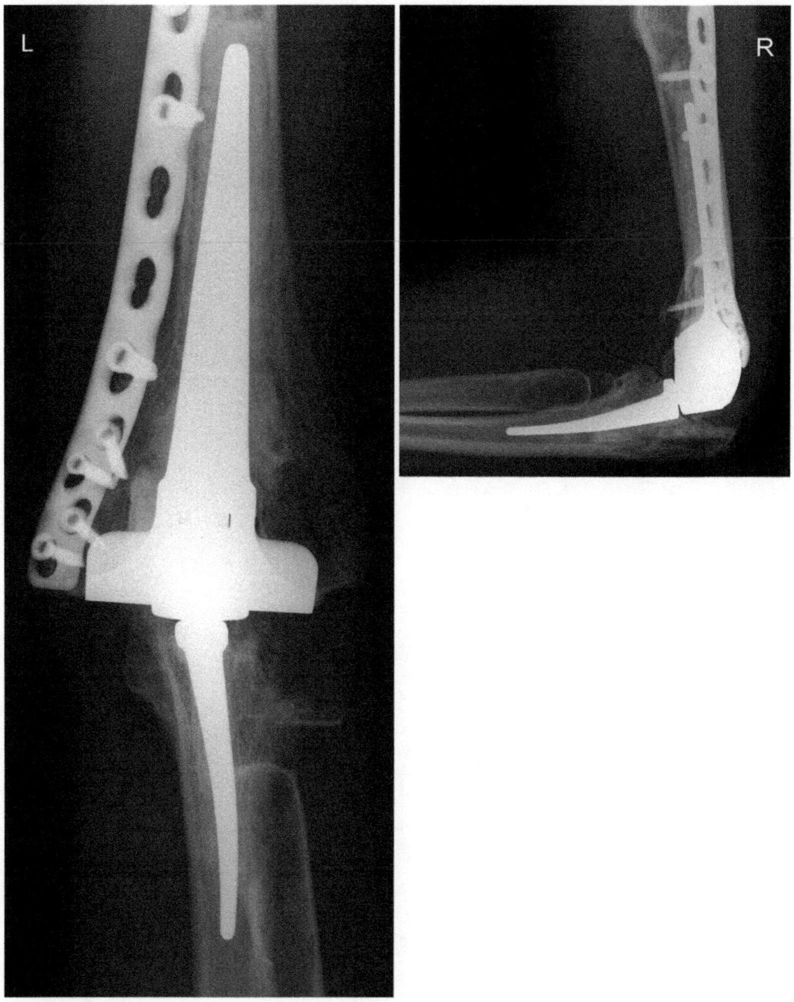


■ **Abb. 26.11**

# Implantation einer Ellbogentotalprothese 45 Jahre nach Resektionsarthroplastik wegen septischer Arthritis

*C. Spormann*

## ▪ Klinischer Fall

Ein Patient stellte sich 2009 im Alter von 65 Jahren in unserer Sprechstunde vor. Er hatte sich 1953 im Alter von 7 Jahren eine offene distale Humerusfraktur links zugezogen. Zwischen 1953 und 1963 erfolgten am linken Ellbogen mehrere chirurgische Interventionen. Aufgrund eines persistierenden Gelenkinfekts wurde 1963 die Resektionsarthroplastik des linken Ellbogens durchgeführt – der Patient war damals 19 Jahre alt. In der Folge adaptierte sich der Patient recht gut an die Resektionsarthroplastik und arbeitete als Maschinentechniker voll. Als es zu Beginn der 1980er Jahre zu einer stärkeren Ankylosierung des linken Ellbogens kam, wurden eine offene Revision mit Débridement, Nachresektion der Humeruskondylen und eine Arthrolyse durchgeführt. In den folgenden 24 Jahren war der Patient schmerzfrei und konnte trotz eines Extensionsdefizits regelmäßig Skitouren und Mountainbikefahrten unternehmen. Seit 2008 kam es zu immer stärkeren Bewegungsschmerzen sowie zu einer Zunahme des Extensionsdefizits.

Bei der klinischen Untersuchung bestand eine deutliche Hypotrophie der Oberarmmuskulatur links gegenüber rechts. Der Bewegungsumfang betrug in Flexion/Extension links 115/60/0°, rechts 140/0/0° sowie in Pro-/Supination links 45/0/40°, rechts 80/0/80°. Die Trizepssehne konnte aktiv angespannt werden. Der Patient konnte gegen Widerstand aktiv Extensionskraft entwickeln, wenn auch nur in geringem Bewegungsumfang. Radiologisch fehlte das Kondylenmassiv des distalen Humerus komplett bei massiver Sklerosierung des distalen Humerus und der proximalen Ulna (◘ Abb. 27.1). In der computertomographischen 3D-Rekonstruktion wurde deutlich, dass der distale Humerus gegenüber der Ulna weiter nach distal und radial verschoben war (◘ Abb. 27.2).

Es wurde die Indikation zur Implantation einer „Semiconstrained-Ellbogenprothese" gestellt. Präoperativ wurden Gewebebiopsien aus dem Narbengewebe des linken Ellbogens entnommen und mikrobiologisch bearbeitet, wobei alle ohne Keimnachweis blieben. Die Leitfähigkeit des N. ulnaris, N. radialis und N. medianus wurde neurologisch kontrolliert und war intakt.

## ▪ Operativer Eingriff

Es wurde die Implantation einer gekoppelten, locker geführten Prothese vom Typ Discovery® am linken Ellbogen vorgenommen. Diese Prothese hat den Vorteil, dass keine Kondylen oder Seitenbänder zur Stabilisierung notwendig sind, sondern die Humeruskomponente mit einem Flansch ventral an der Humeruskortikalis verklemmt, um Rotationsstabilität zu erreichen.

Aufgrund der ankylosierten Fehlstellung in Flexion und des Verlustes der Kondylen des distalen Humerus war eine erhebliche Verkürzung der Beugesehnen eingetreten. Beim Protheseneinbau musste daher eine Lösung dieser Beugesehnenkontraktur erfolgen, um die Extension wieder zu ermöglichen.

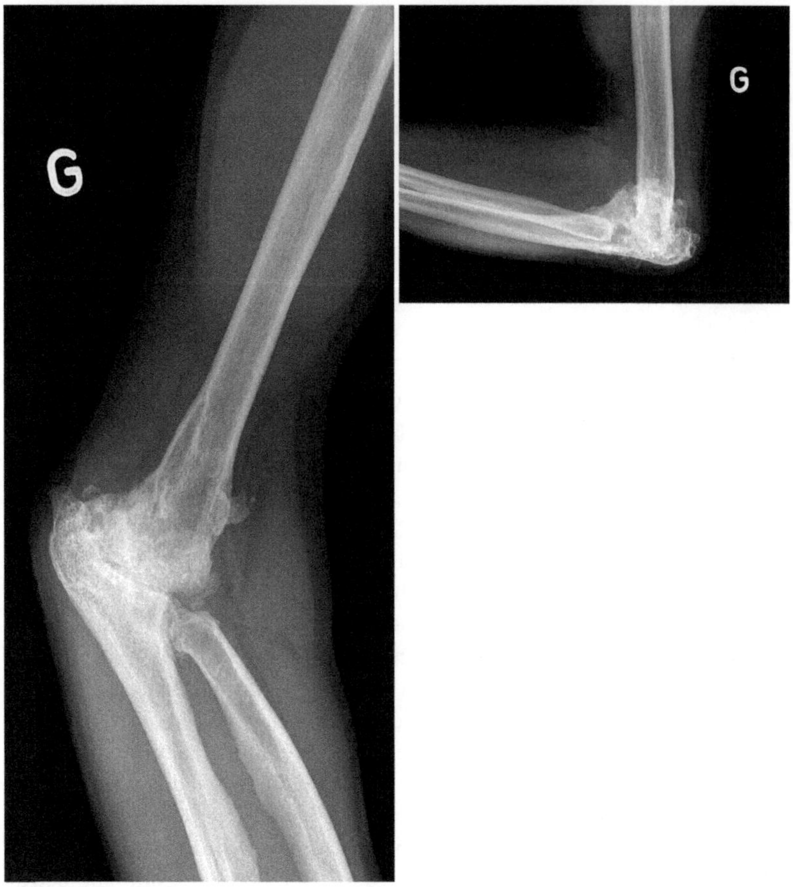


**Abb. 27.1**

Gleichzeitig wäre aber mit dem Protheseneinbau auch die Gelenklinie deutlich distalisiert worden, was wiederum dazu geführt hätte, dass die Trizepssehne bei Flexion über 90° zu kurz gewesen wäre. Es musste also auch eine Verlängerung der Trizepssehne erfolgen, um einen ausreichenden Bewegungsumfang in Flexion zu erreichen.

Schließlich bestand durch die Distalisierung des Gelenkspalts und die Verlängerung der Beuge- und Strecksehnen die Gefahr von Distraktionsneuropathien des N. ulnaris und vor allem des N. radialis. Daher wurden initial der N. ulnaris und anschließend der N. radialis dargestellt und angeschlungen. Danach erfolgte die Längsspaltung der Trizepssehne unter Erhalt der Kontinuität der Sehnenfasern, also ein Trizepssplitzugang.

Nach dem Ablösen des festen Narbengewebes periartikulär konnte die Ulna luxiert werden. Nun wurde die Brachialissehne subperiostal praktisch komplett von der proximalen Ulna gelöst. Dadurch erreichte man eine erhebliche Verlängerung und Entspannung der Beugeseite, was die komplette Extension erlaubte. Die Brachialissehne blieb im Verbund mit der Gelenkkapsel und legte sich postoperativ wieder gut an die proximale Ulna an.

Die stark sklerosierte Knochenkonsole der Ulna wurde sorgfältig aufgefräst, um die ulnare Prothesenkomponente so einzubringen, dass die Gelenkbuchse etwas distal vom ursprünglichen Processus coronoideus zu liegen kam. Das weit nach dorsal überstehende Olecranon wurde um ca. 2 cm reduziert. Dadurch wurde der Ansatz der Trizepssehne deutlich nach proximal verlagert und die Sehne entspannt, was die Flexion erleichterte. In der postoperativen

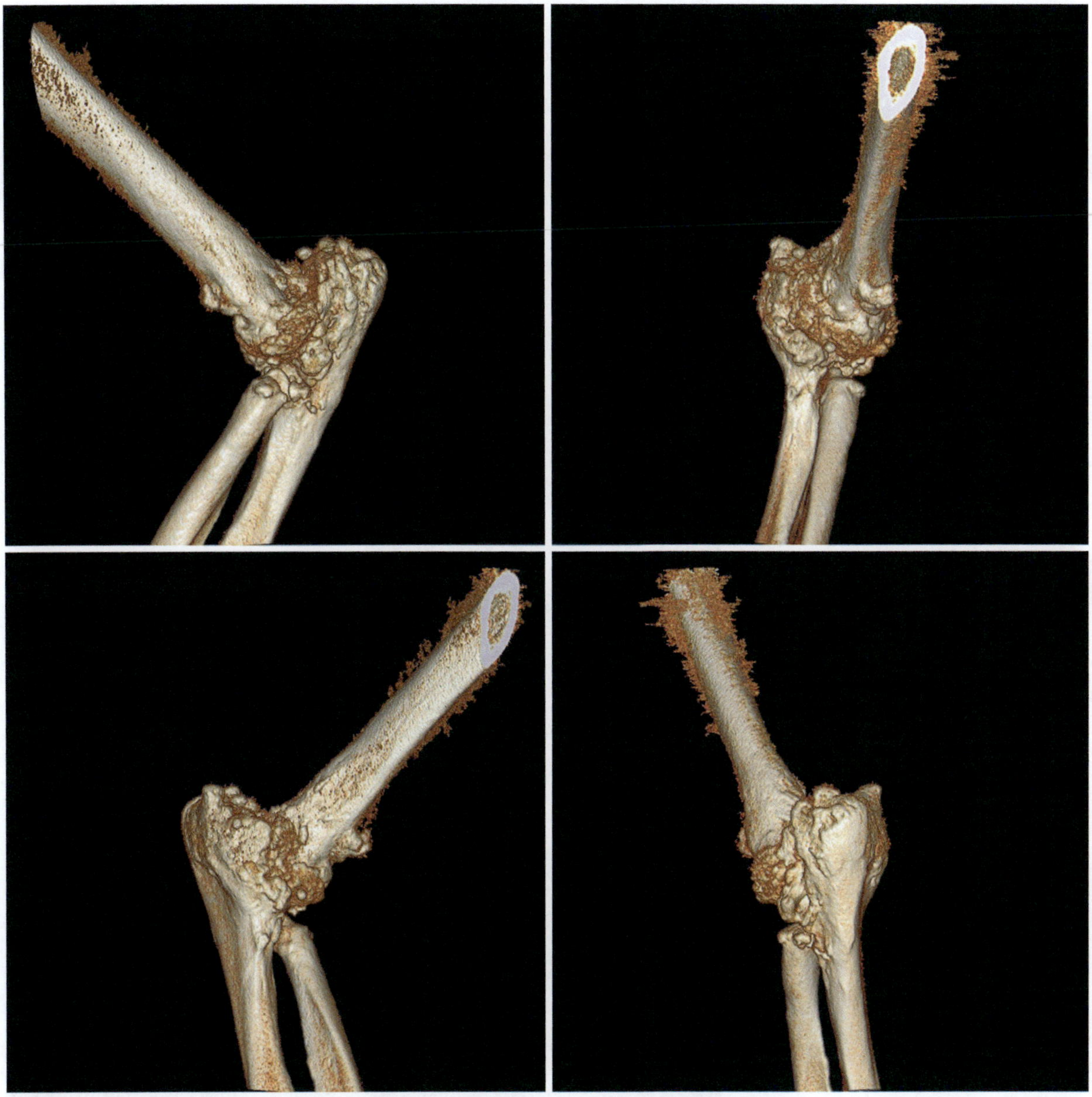

■ Abb. 27.2

Röntgenkontrolle ließen sich im seitlichen Strahlengang die Knochenfragmente dorsal und proximal des Olecranons erkennen, die an der Trizepssehne hingen und durch die Proximalisierung nun über dem Gelenkschloss lokalisiert waren (■ Abb. 27.3).

## ■ Verlauf

Im postoperativen Verlauf blieb der Patient schmerzfrei. Der Bewegungsumfang betrug 3 Monate nach dem Eingriff in Flexion/Extension 130/40/0° und in Pro-/Supination 40/0/65°. Nach einem Jahr nahm das Extensionsdefizit leicht zu: 135/45/0°. Radiologisch hatten die Ossifikationen um die Knochenfragmente in der Trizepssehne an Volumen zugenommen (■ Abb. 27.4).

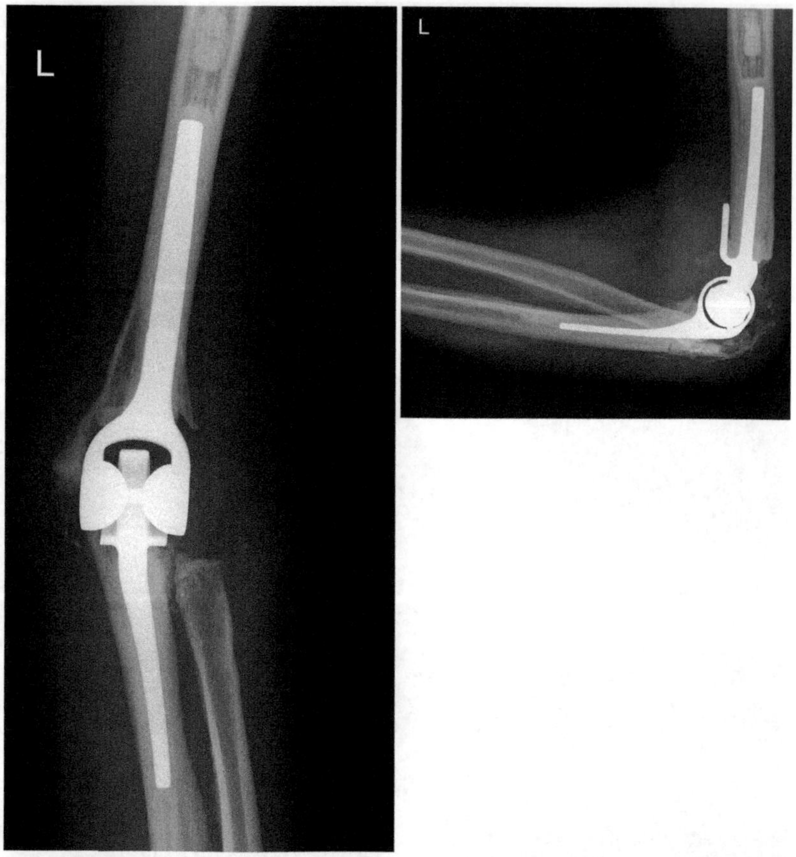


■ **Abb. 27.3**

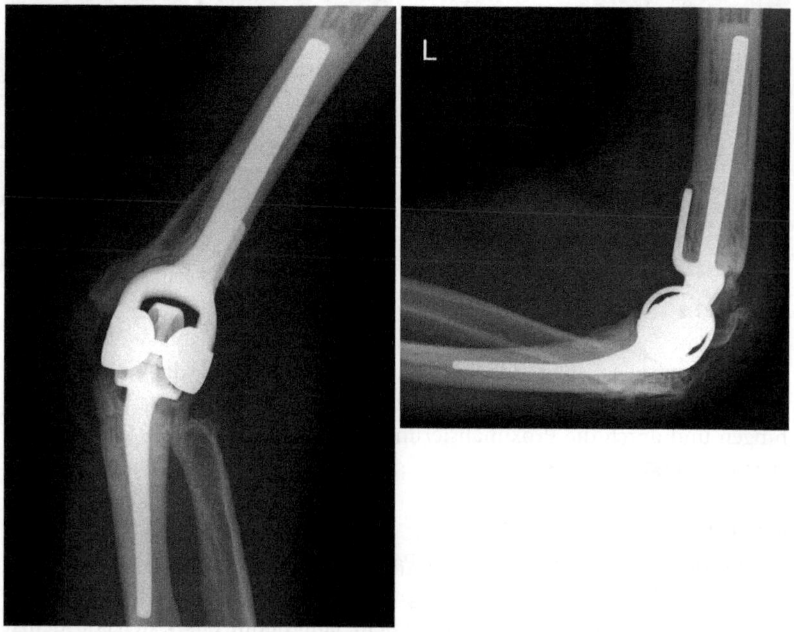


■ **Abb. 27.4**

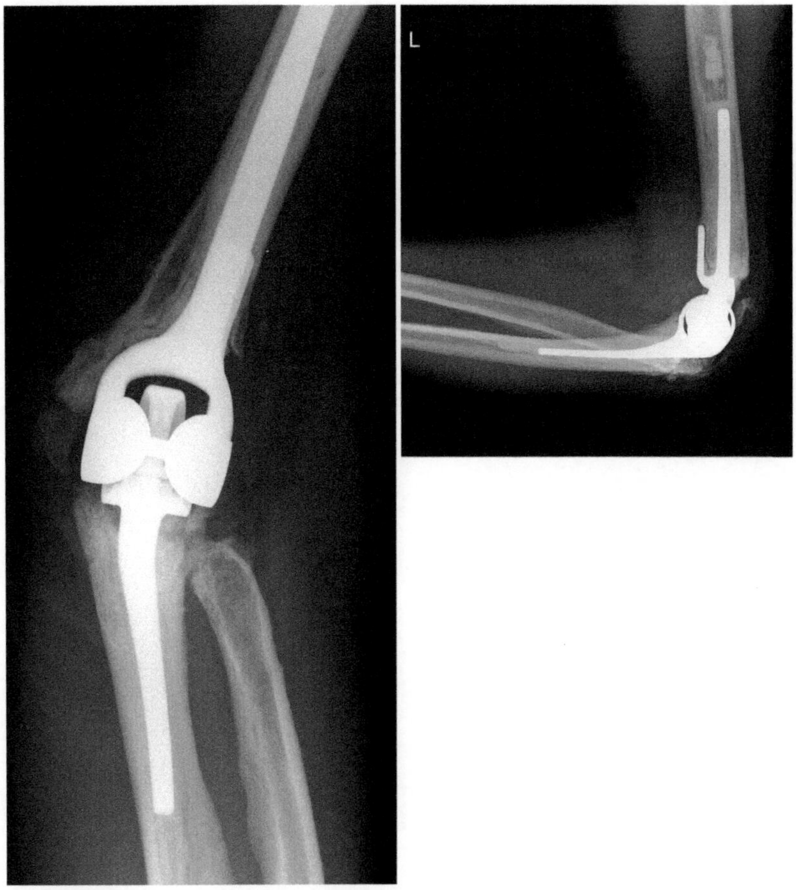


■ Abb. 27.5

Dieser Zustand veränderte sich auch nach 2 Jahren nicht. Radiologisch zeigten sich stabil sitzende Prothesenkomponenten. Der Patient konnte in seiner Freizeit wieder Ski- und Mountainbike fahren (■ Abb. 27.5).

## ■ Diskussion

Die Resektionsarthroplastik am Ellbogen wurde zur Behandlung von schweren Schmerzzuständen bei rheumatoider Arthritis durch L. Ollier Ende des 19. Jahrhunderts in Frankreich propagiert. Bis Ende der 1970er Jahre war sie die Behandlung der Wahl bei Polyarthritikern mit schwerem Befall des Ellbogens. Durch die Resektion des Gelenks wird eine gute Schmerzbefreiung erreicht. Da die funktionellen Ergebnisse wesentlich davon abhängen, wie der distale Humerus auf der proximalen Ulna zu liegen kommt und diese Position nur selten kongruent ist, bleiben die funktionellen Resultate nach Resektionsarthroplastik häufig nicht sehr gut. Allgemein sind Resektionsarthroplastiken am Ellbogen weiterhin bei nicht kontrollierbaren Infektsituationen indiziert. Die Implantation einer gekoppelten Ellbogenprothese viele Jahre nach Resektionsarthroplastik bei Infekt bringt für den Patienten eine erfreuliche funktionelle Verbesserung. Dennoch bleibt das Risiko eines Infektrezidivs mit bis zu 40 % hoch. Im vorliegenden Fall blieb der Patient infektfrei.

# Periprothetische Humerusschaftfraktur 10½ Jahre nach Implantation einer Ellbogentotalprothese

*R.P. Meyer, F. Moro, B.R. Simmen*

## Klinischer Fall

Wegen einer chronischen Polyarthritis war eine heute 65-jährige Frau in den vergangenen Jahren bereits mehrfach operiert worden. Unter anderem wurde ein Kunstgelenkersatz an beiden Schulter- und Kniegelenken sowie am rechten Ellbogen durchgeführt.

Am 04.02.2000 stürzte die damals 53-jährige Frau mit dem Fahrrad und zog sich dabei eine supra- und intrakondyläre distale Humerustrümmerfraktur links zu. Die Fraktur wurde gleichentags in einem peripheren Krankenhaus osteosynthetisch versorgt. Der Rekonstruktionsversuch misslang. Es trat ein Plattenbruch mit Desintegration der Fraktur ein (■ Abb. 28.1). Die Patientin wurde zur weiteren Therapie am 24.05.2000 an uns überwiesen. In Anbetracht der rheumatischen Grunderkrankung mit entsprechend alteriertem Gelenk und Osteoporose stand eine neuerliche Osteosynthese nicht zur Diskussion. Wir plädierten bei beidseits frakturierten Kondylen für die Implantation einer Ellbogentotalprothese vom Typ Coonrad Morrey. Der Eingriff wurde am 27.06.2000 vorgenommen. Der postoperative Verlauf gestaltete sich günstig. 6 Wochen nach Intervention lag bei weitgehender Schmerzfreiheit eine Bewegungsamplitude in Flexion/Extension von 120/20/0° bei einer Pro-/Supination von 80/0/70° vor. Der ventral unter dem Flansch interponierte Knochenspan zeigte radiologisch Einheilungstendenzen (■ Abb. 28.2). Bei der 1-Jahres-Kontrolle war die Patientin beschwerdefrei und wies einen funktionstüchtigen linken Ellbogen auf. Die Bewegungsamplitude betrug in Flexion/Extension 150/0/0° bei freier Pro-/Supination. Radiologisch bestanden korrekte Verhältnisse mit unauffälligen Knochenimplantatgrenzen und korrekter Achse (■ Abb. 28.3). 1½ Jahre nach dem Eingriff war die Patientin am linken Ellbogen weiterhin schmerzfrei mit einer guten Alltagsfunktion und korrekten radiologischen Verhältnissen (■ Abb. 28.4). Die weiteren Kontrollen fanden im Rahmen der Endoprothetiksprechstunden statt. Anlässlich der Kontrolle 10 Jahre nach Implantation war die Patientin nach wie vor schmerzfrei mit einer Bewegungsamplitude in Flexion/Extension von 150/0/0° bei einer Pro-/Supination von 90/0/70°, allerdings gab die Patientin eine etwas reduzierte Belastbarkeit des linken Ellbogens an. Auch fiel ihr ein gelegentliches, nicht schmerzhaftes „Quietschen" im linken Ellbogen auf. Radiologisch zeigte sich eine merkliche Achsenabweichung in Valgus bei gelenknahen Lysezonen (■ Abb. 28.5). Deswegen wurden nun weitere Kontrollen in 2-Jahres-Abständen geplant.

Am 07.12.2011 stürzt die Patientin erneut mit ihrem Fahrrad und zieht sich eine mehrfragmentäre, spiralförmige, periprothetische Fraktur des Humerusschafts links zu. Lediglich der ossäre Köcher zwischen Schulterprothesen- und Ellbogenprothesenspitze ist noch erhalten. Es besteht auch der Verdacht auf Lockerung der humeralen Prothesenkomponente bei Polyäthylenabrieb im Bereich der Verbindungsbuchse (■ Abb. 28.6; ■ Abb. 28.7). Die folgenden operativen Möglichkeiten werden evaluiert: osteosynthetischer Rekonstruktionsversuch mit Wechsel der Verbindungsbuchse bei Prothesenlo-

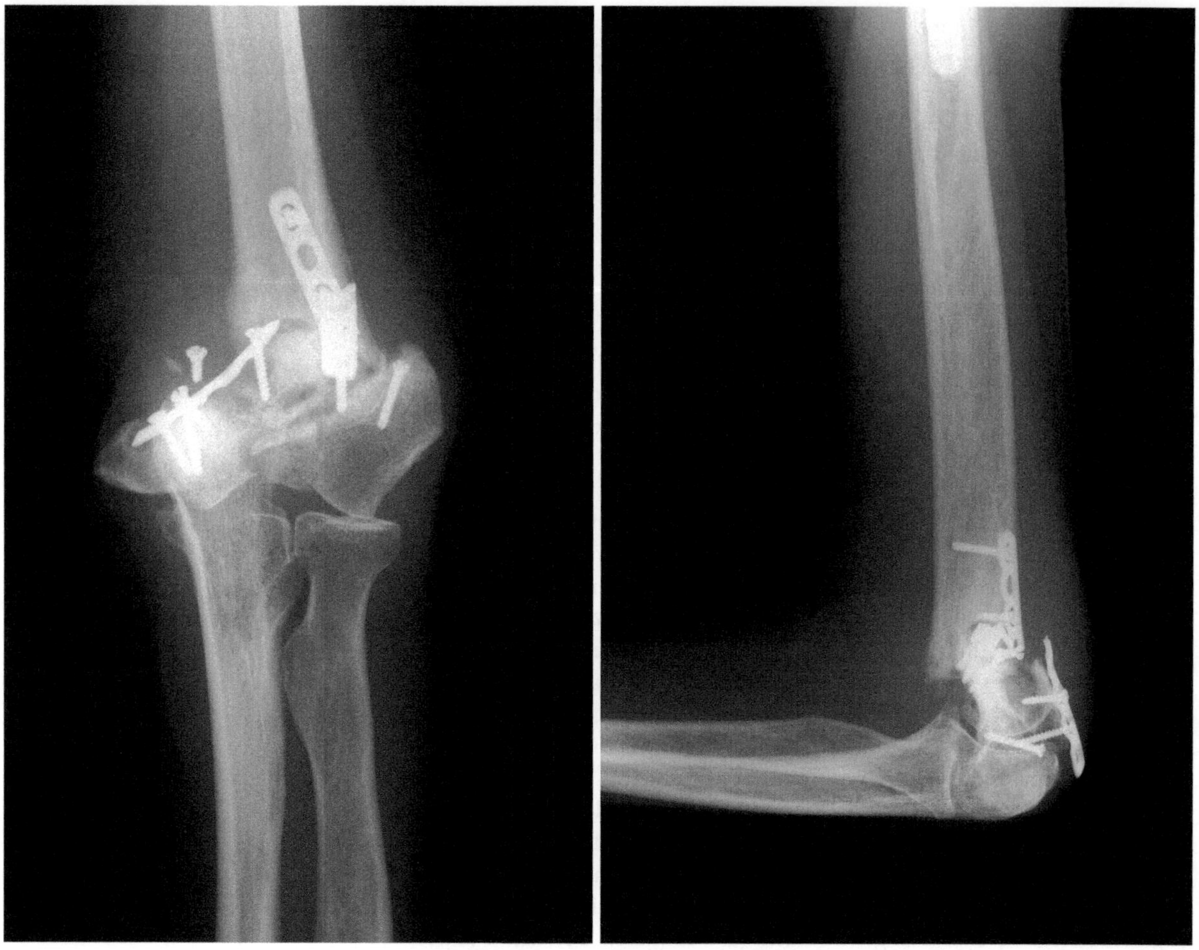

■ **Abb. 28.1**

ckerung und ungenügendem „bone stock", Sine-Sine-Arthroplastik oder bei genügender humeraler ossärer Verankerungsmöglichkeit erneute Implantation einer Ellbogenprothese vom Typ Coonrad Morrey.

#### ▪ Operative Korrektur

Der Eingriff erfolgt am 09.12.2011 in Rechtsseitenlage. Es wird über einen erweiterten posterioren trizepserhaltenden Zugang unter Einbeziehung der alten Narbe mit Erweiterung der Inzision nach distal eingegangen. Bei der Gelenkeröffnung zeigt sich eine massive Metallose bei vermehrtem Abrieb. Die Polyäthyleneinsätze im Bereich der Verbindungsbuchse sind komplett aufgebraucht. Die Humerusschaftkomponente ist durch die periprothetische Fraktur vollständig locker. Zur sauberen Darstellung der Fraktur sowie des noch erhaltenen Humerusschaftköchers wird im Septum intermusculare eingegangen und nach proximal das Gefäß-/Nervenbündel dargestellt und angeschlungen. Die Prothese ist gelockert. Die Knochenqualität im Rahmen des Grundmorbus ist deutlich reduziert. Die Metallose ist beträchtlich (■ Abb. 28.8a). Nach Dekonnektion der Verbindungsbuchse wird die Humerusschaftkomponente entfernt (■ Abb. 28.8b). Auch die Ulnakomponente ist gelockert und lässt sich problemlos entfernen. Die langen, schalenförmigen Humerusschaftknochenfragmente werden vom Zement gereinigt und eingepasst. Es gelingt, den Humerusschaftköcher wieder zu rekonstruieren und mit zirkulär angelegten Fiber-Wire-Fäden die Reposition zu halten. Es kann somit erneut eine Ellbo-

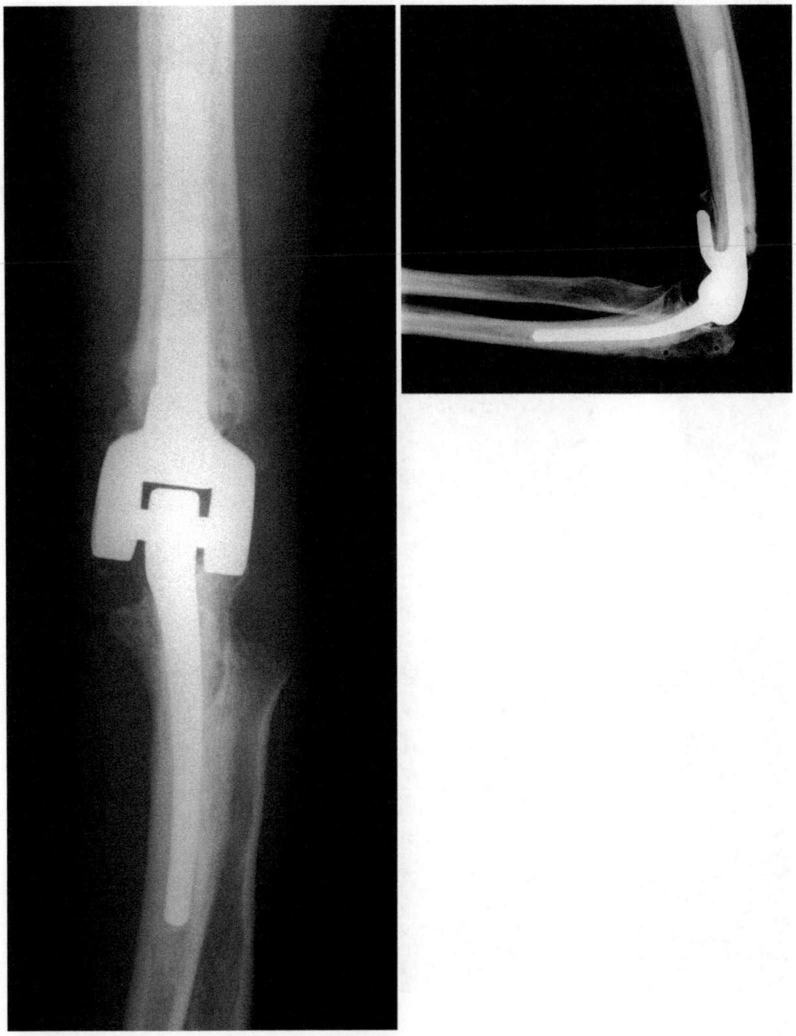

■ Abb. 28.2

genprothese eingebaut werden. Nach Entfernung des Zementmantels aus der Ulna kann die Coonrad-Morrey-Prothese humeral mit langem Flansch und 6-Inch-Länge sowie ulnar mit der kleinsten Ulnakomponente einzementiert werden. Bei guter Stabilität zeigt die passive Funktionsprüfung freie Flexion/Extension. Die postoperative Röntgenkontrolle dokumentiert die korrekte Prothesenlage mit suffizienter Überbrückung der Fraktur auf eine Strecke von rund 5 cm (■ Abb. 28.9).

### ■ Verlauf

Postoperativ wird für 3–4 Wochen eine Ellbogenschiene getragen. Ab dem 5. postoperativen Tag erfolgt die passive und aktive Ellbogenmobilisation. Anlässlich der ersten klinischen und radiologischen Kontrolle 6 Wochen nach dem Eingriff ist die Patientin weitgehend beschwerdefrei. Die Bewegungsamplitude des linken Ellbogens beträgt in Flexion/Extension aktiv 100/30/0°, passiv 110/20/0° bei freier Pro-/Supination. Radiologisch zeichnen sich reparative Vorgänge ab mit periostaler Kallusbildung bei identischer Lage der Prothesenkomponenten (■ Abb. 28.10). Die nächste klinische und radiologische Kontrolle ist 3 Monate nach der Intervention vorgesehen.

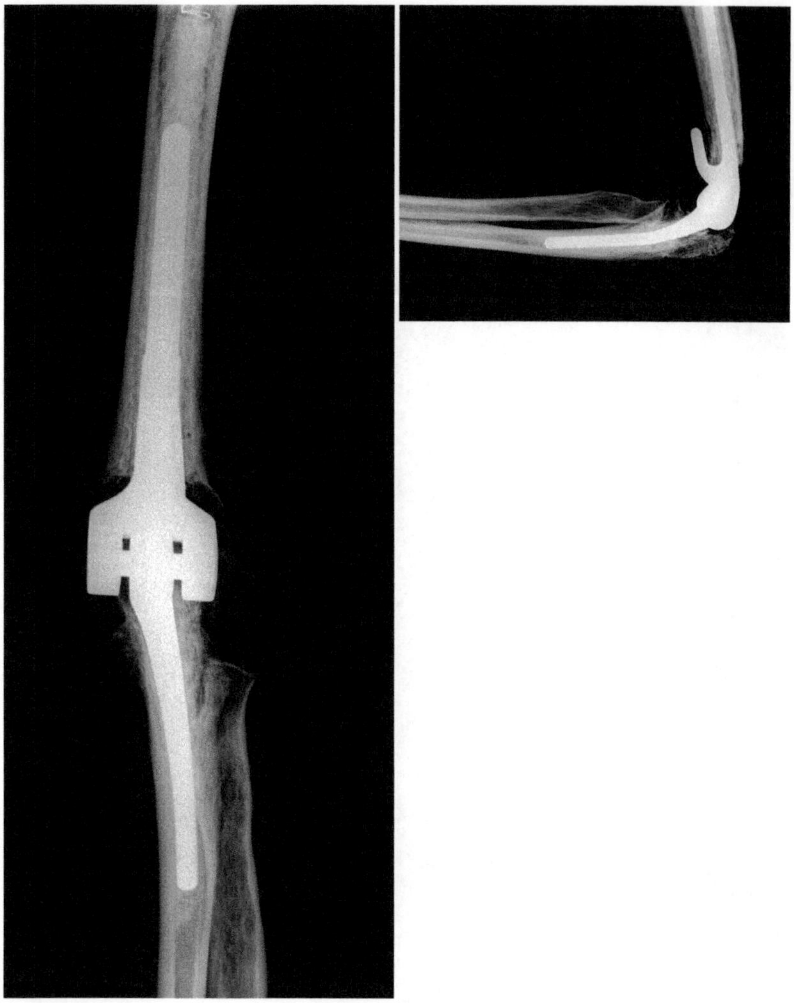

**Abb. 28.3**

## ▪ Diskussion

In der Retrospektive hätte bei vorbestehender, langjähriger chronischer Polyarthritis mit schlechter Knochenqualität und fortgeschrittener Arthrose bereits der primäre Osteosyntheseversuch vom 04.02.2000 vermieden werden sollen. Die direkte prothetische Versorgung hätte der Patientin einen Eingriff erspart. Der langjährige Verlauf zeigt aber auch eindrücklich, dass insbesondere in der Ellbogenprothetik die systematischen Kontrollen äußerst wichtig sind. Jedes Ellbogenprothesenmodell hat seine Schwachstellen, die bekannt sind. Bei der Coonrad-Morrey-Prothese sind es die Polyäthyleneinsätze im Bereich der Verbindungsbuchse. Tritt eine zunehmende Achsendeviation gepaart mit verstärkten Reibegeräuschen auf, spricht dies für ein konsumiertes Polyäthylenlager. Dies ist auf den Röntgenbildern vom 23.11.2010 eindrücklich zu sehen. Bereits zu diesem Zeitpunkt hätten wir die Revision des Gelenklagers mit Achsen- und Polyäthylenbuchsenwechsel trotz weitgehender Beschwerdefreiheit diskutieren müssen. Die rasche Zunahme der Metallose führt zu einem „vanishing bone" und zur konsekutiven Prothesenlockerung. Der Sturz führte dann bei fragilsten Verhältnissen zur periprothetischen Fraktur.

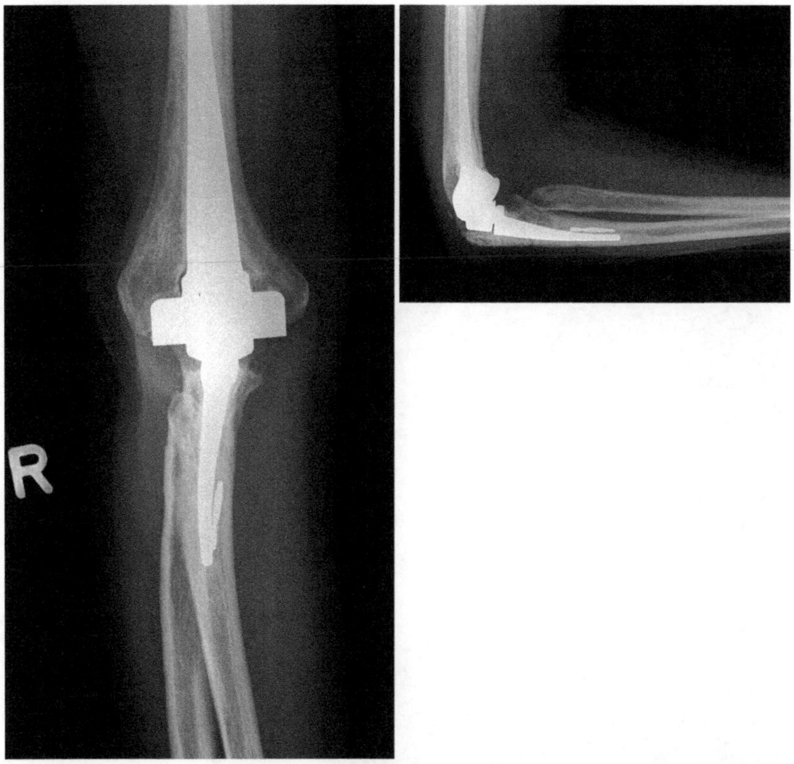


Abb. 28.4

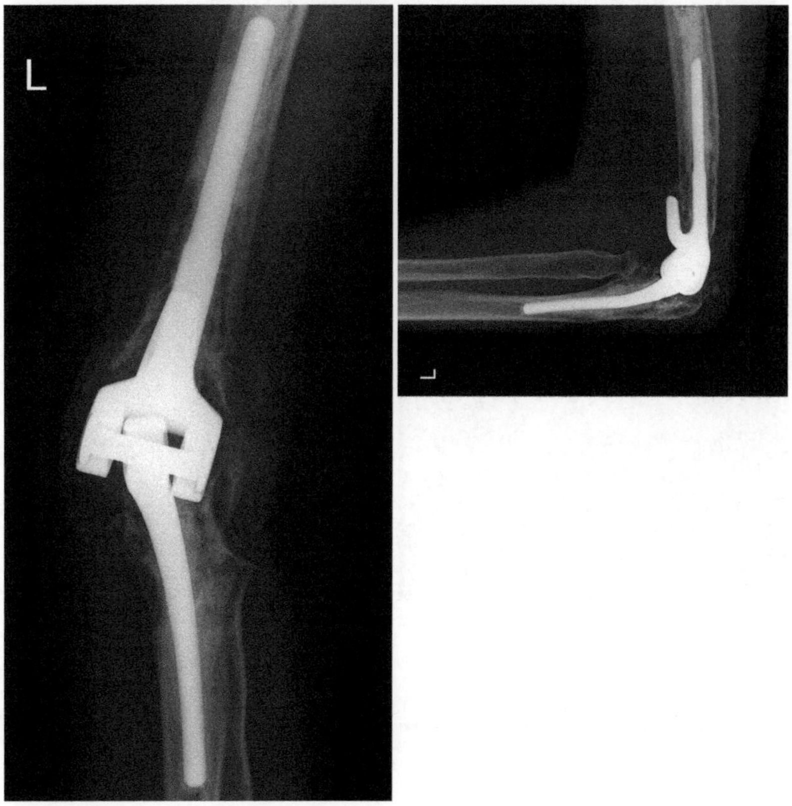


Abb. 28.5

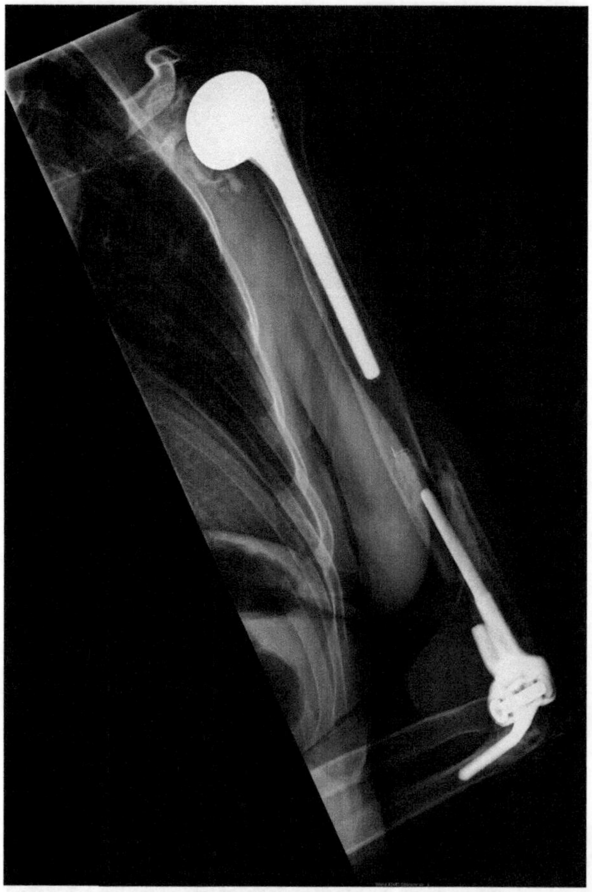

■ **Abb. 28.6**

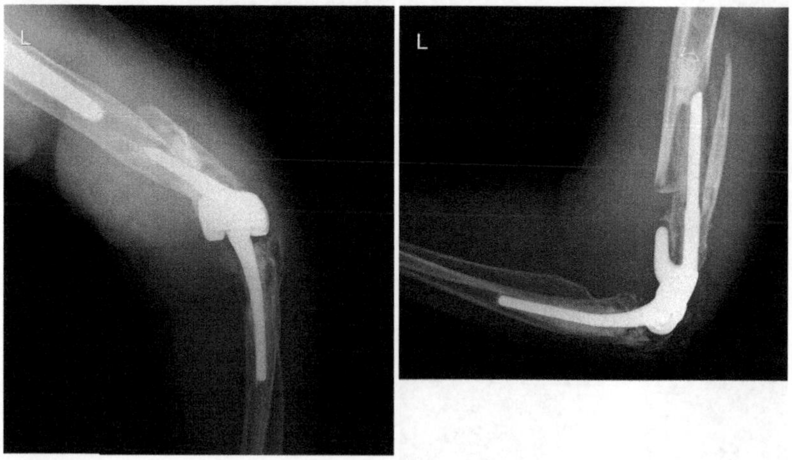


■ **Abb. 28.7**

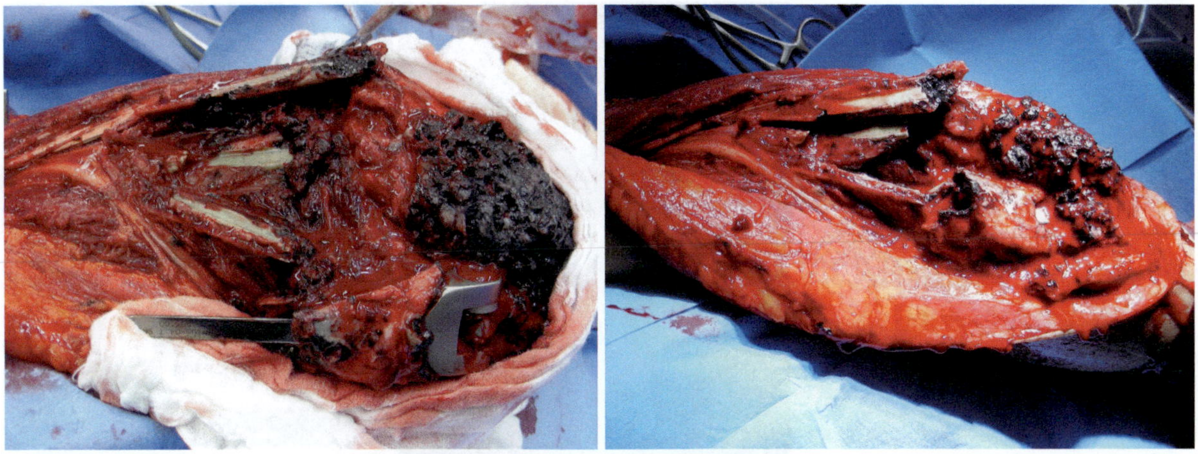

Abb. 28.8

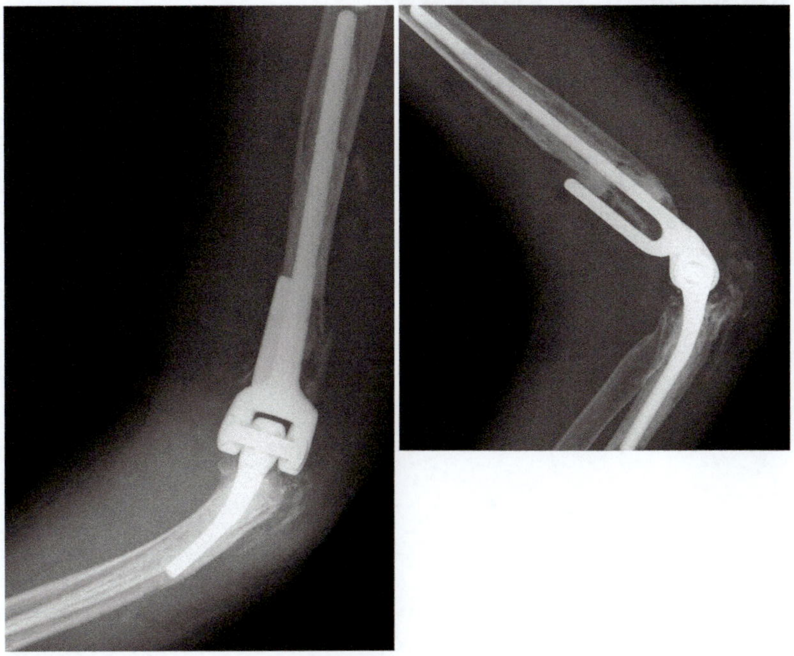

Abb. 28.9

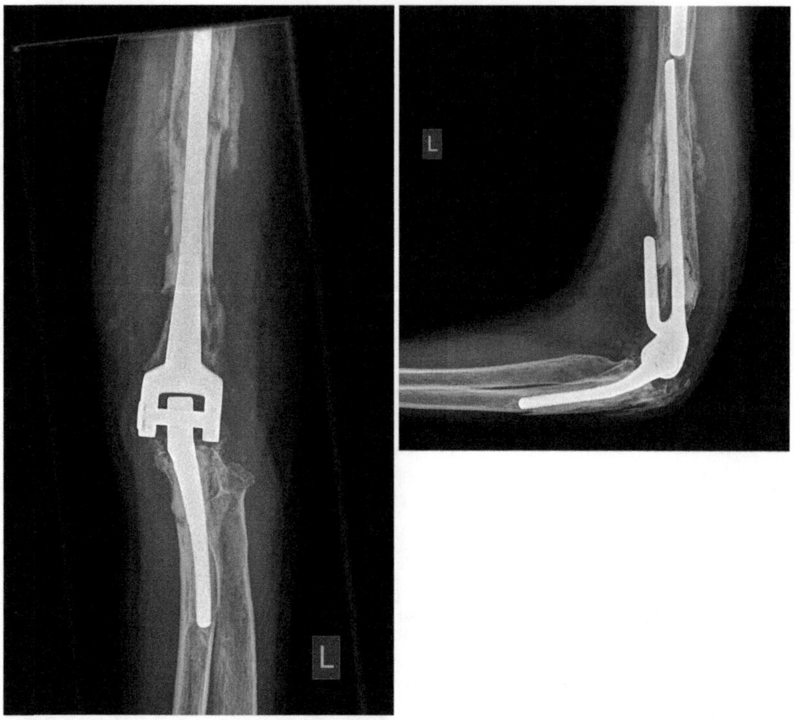


■ **Abb. 28.10**

# GSB-Ellbogenarthroplastik mit Ermüdungsfraktur der Humeruskomponente 12 Jahre nach Implantation

*R.P. Meyer, H.K. Schwyzer*

## ■ Klinischer Fall

Seit 14 Jahren ist bei einer 40-jährigen Patientin eine seropositive chronische Polyarthritis bekannt. Bei zunehmend schmerzhafter Bewegungseinschränkung des rechten Ellbogengelenks und radiologisch massiver Destruktion des Gelenks (■ Abb. 29.1) wird am 25.03.1999 eine GSB-III-Ellbogenprothese mit strecksehnenerhaltendem Zugang implantiert (■ Abb. 29.2). Die postoperativen Kontrollen zeigen einen idealen klinischen und radiologischen Verlauf. 5 Jahre nach dem Eingriff ist die Patientin schmerzfrei bei einer Bewegungsamplitude des rechten Ellbogens in Flexion/Extension von 150/5/0° und freier Pro-/Supination. Radiologisch besteht ein fester, korrekter Sitz der Prothesenkomponenten ohne periartikuläre Ossifikationen (■ Abb. 29.3). Die Patientin arbeitet in ihrem Beruf als medizinische Masseurin voll. 10 Jahre nach der Operation ist die Patientin nach wie vor schmerzfrei bei voll funktionstüchtigem rechten Ellbogen. Die Bewegungsamplitude beträgt in Flexion/Extension 150/10/0° bei einer Pro-/Supination von 80/0/80°. Radiologisch zeigt sich ein fester Sitz der Prothese ohne Lockerungszeichen (■ Abb. 29.4). Am 21.02.2011, d. h. 12 Jahre nach Prothesenimplantation, verspürt die Patientin beim Massieren eines Patienten plötzlich einschießende Schmerzen im rechten Ellbogen mit Krepitationen. Sie meldet sich notfallmäßig an unserer Klinik. Der rechte Arm wird in flektierter Schonhaltung in einer Armschlinge getragen. Die Ellbogenbeweglichkeit rechts ist schmerzhaft massiv eingeschränkt. Die Röntgenkontrolle zeigt einen Ermüdungsbruch der humeralen Prothesenkomponente an ungewöhnlicher Stelle am radialen Kondyl inklusive Luxation des Bewegungsauslegers. Die Ulnakomponente ist fest, ohne Lockerungszeichen, ebenso die Humeruskomponente (■ Abb. 29.5). Die Indikation zur Revision ist gegeben.

## ■ Operative Korrektur

Der Eingriff erfolgt am 25.02.2011 in Linksseitenlage mit hängendem rechten Vorderarm. Nach Eröffnung durch die alte Narbe radial ist der Einblick auf das Gelenk für die Revision ungenügend, sodass der transtrizipitale Zugang gewählt wird. Es findet sich wenig Abriebmaterial in Anbetracht der langen Laufzeit der GSB-Prothese. Die abgebrochene Komponente kann ohne Schwierigkeiten entfernt werden. Auch der humerale Prothesenteil kann relativ gut aus dem Zement herausgebracht werden. Der verbleibende Zementmantel wird mit Ultrapower weitgehend entfernt. Die Kondylen sind typischerweise etwas osteolytisch aufgelöst. Die Ausrichtung der ehemaligen Prothese war korrekt, sodass die Humeruskomponente problemlos einzementiert werden kann. Nach Kopplung der Prothese besteht eine freie Beweglichkeit. Die Refixation des Streckapparats erfolgt transossär am Olecranon durch 4 2er-Fiber-Wire. Die postoperative Röntgenkontrolle zeigt den korrekten Sitz der Prothese (■ Abb. 29.6).

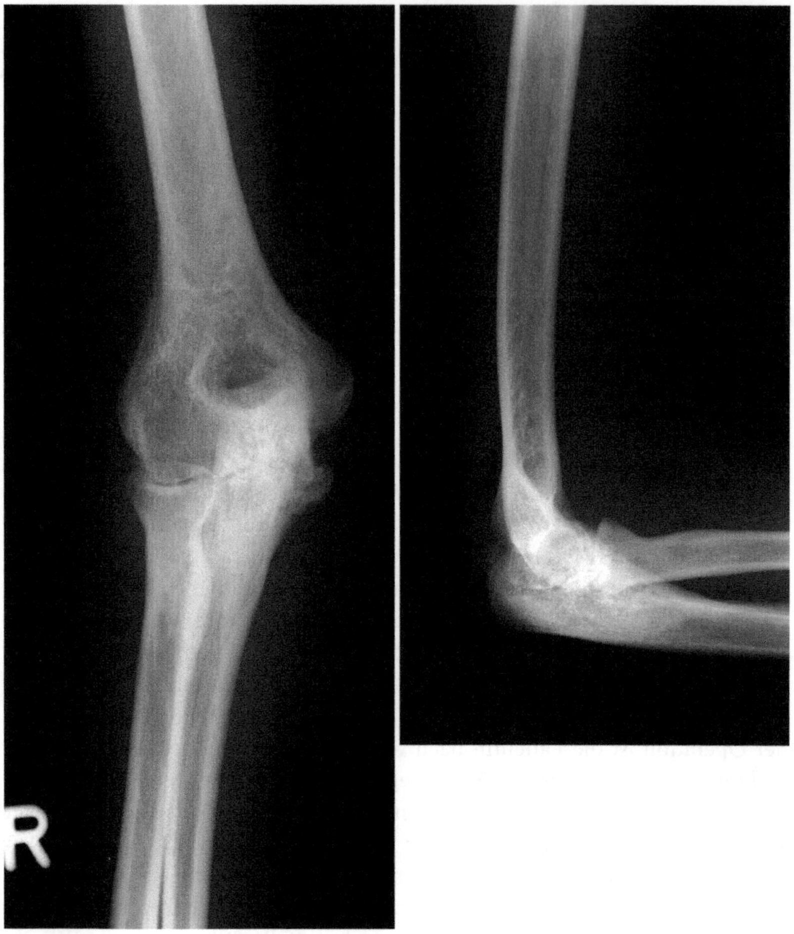


▣ Abb. 29.1

## ▪ Verlauf

Die physiotherapeutisch geführte Rehabilitation beginnt unmittelbar postoperativ aus der Neoprenschiene heraus, die für 6 Wochen im Wechsel mit dem Orthogilet getragen wird. 7 Wochen nach dem Eingriff ist die Patientin weitgehend beschwerdefrei bei einer Bewegungsamplitude des rechten Ellbogens in Flexion/Extension von 125/30/0° mit weichem Anschlag in Extension. Die Belastung bleibt noch reduziert für weitere 6 Wochen. Die Neoprenschiene kann weggelassen werden. Radiologisch zeigt sich ein fester, korrekter Sitz der Prothesenkomponenten (▣ Abb. 29.7). 6 Monate nach der Operation ist die Patientin beschwerdefrei. Die Ellbogenbeweglichkeit rechts beträgt in Flexion/Extension 150/15/0° bei freier Pro-/Supination. Unter passiver Dehnung wird eine Extension von −5° erreicht. Radiologisch zeigt sich ein korrekter Sitz der Prothesenkomponenten ohne periartikuläre Ossifikationen ventral (▣ Abb. 29.8). Der Ellbogen kann nun frei belastet werden. Die Extension wird passiv weiter geübt. Die nächste Kontrolle ist 1 Jahr nach dem Eingriff vorgesehen.

## ▪ Diskussion

Die ideale Funktion der GSB-Ellbogenprothese während 12 Jahren bei voller Arbeitsbelastung als medizinische Masseurin sowie bei rheumatoider Arthritis mit entsprechender Osteoporose entspricht in etwa unseren Erwartun-

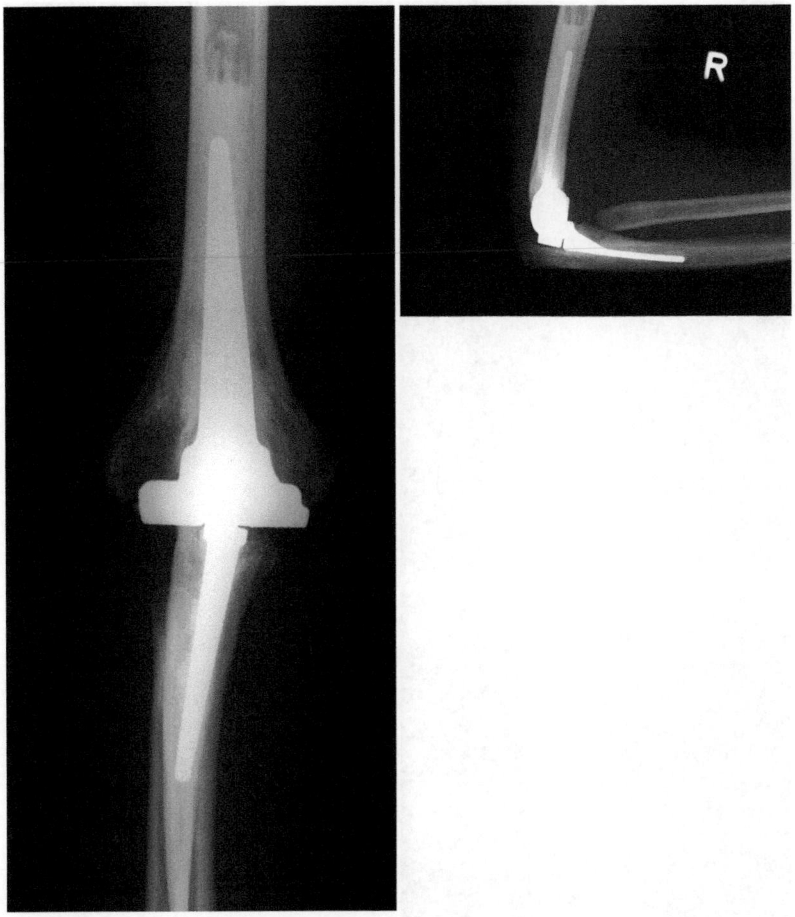


Abb. 29.2

gen. Die Revisionsoperation erfolgt rasch, gelingt technisch problemlos und belastet die Patientin nur wenig. Der Ermüdungsbruch trat am radialen Kondyl, d. h. an ungewöhnlicher Stelle, auf. Wir nehmen an, dass sich die physisch anspruchsvolle Arbeit als medizinische Masseurin bei dieser zierlichen Frau belastend auf die Prothesenmechanik ausgewirkt hat. Möglicherweise verursachte die damals noch gerade, nicht angebogene ulnare Prothesenkomponente zusätzlich vermehrte Scherkräfte auf das Kunstgelenk. Seit über 10 Jahren implantieren wir nun einen für die rechte und linke Seite entsprechend angebogenen ulnaren Komponententeil.

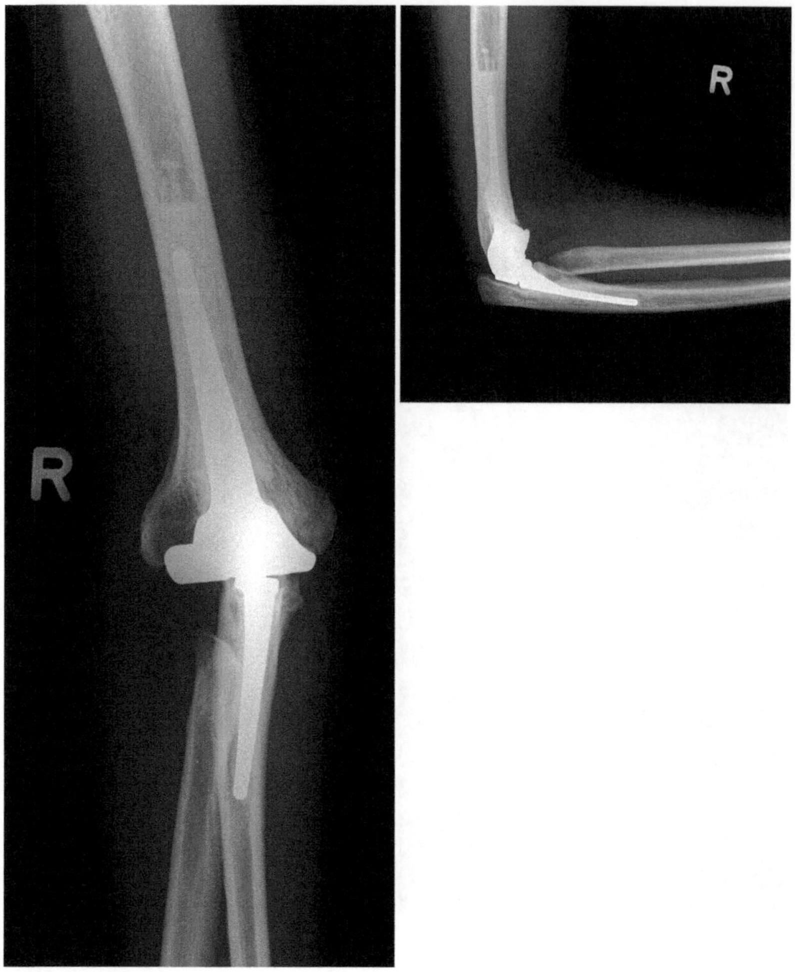


■ **Abb. 29.3**

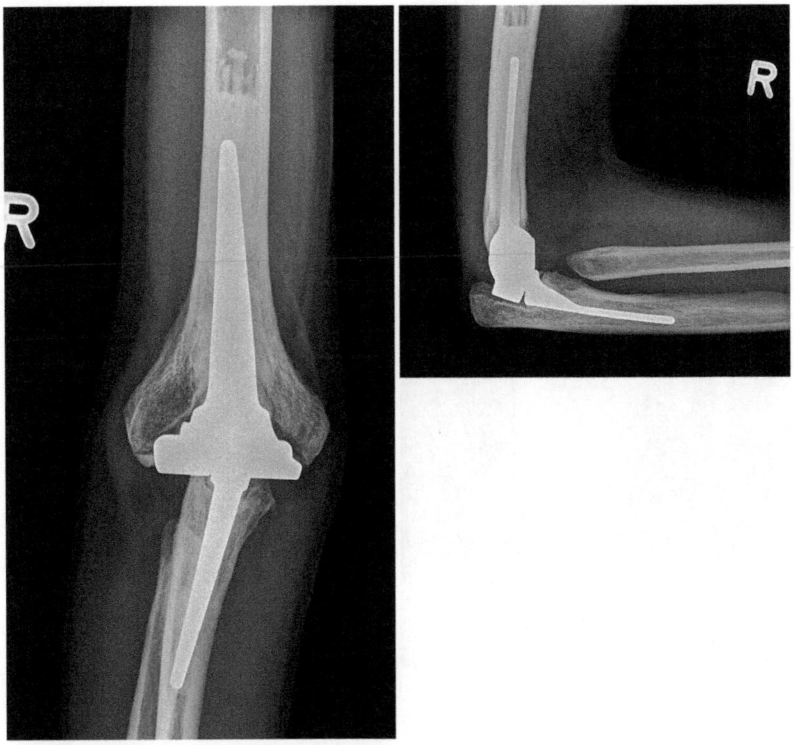


Abb. 29.4

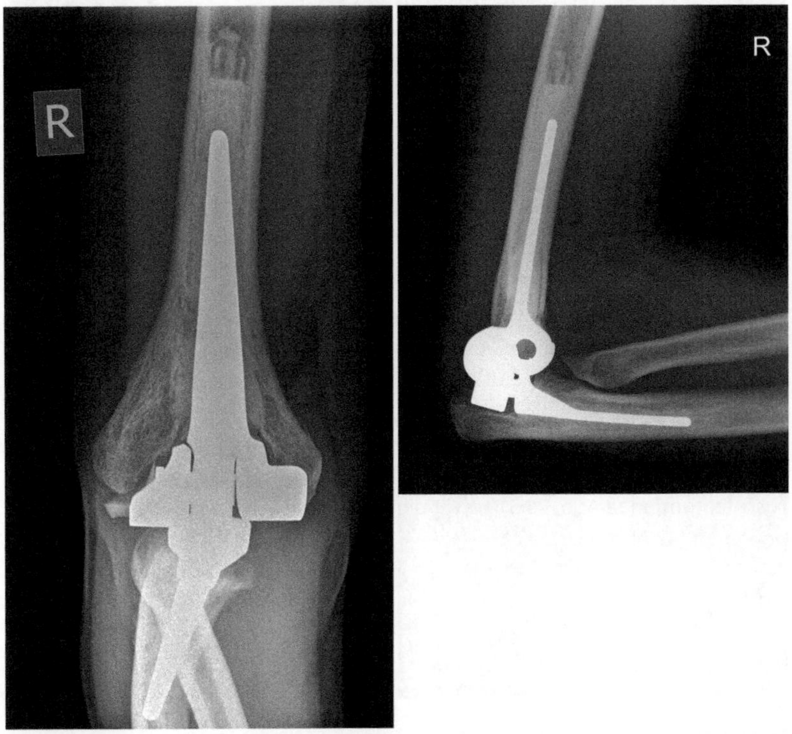


Abb. 29.5

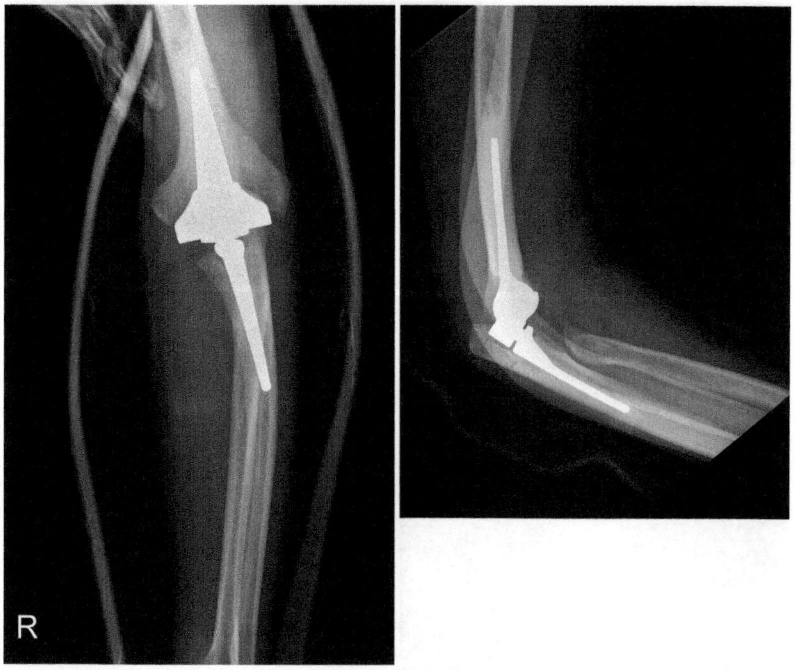


■ **Abb. 29.6**

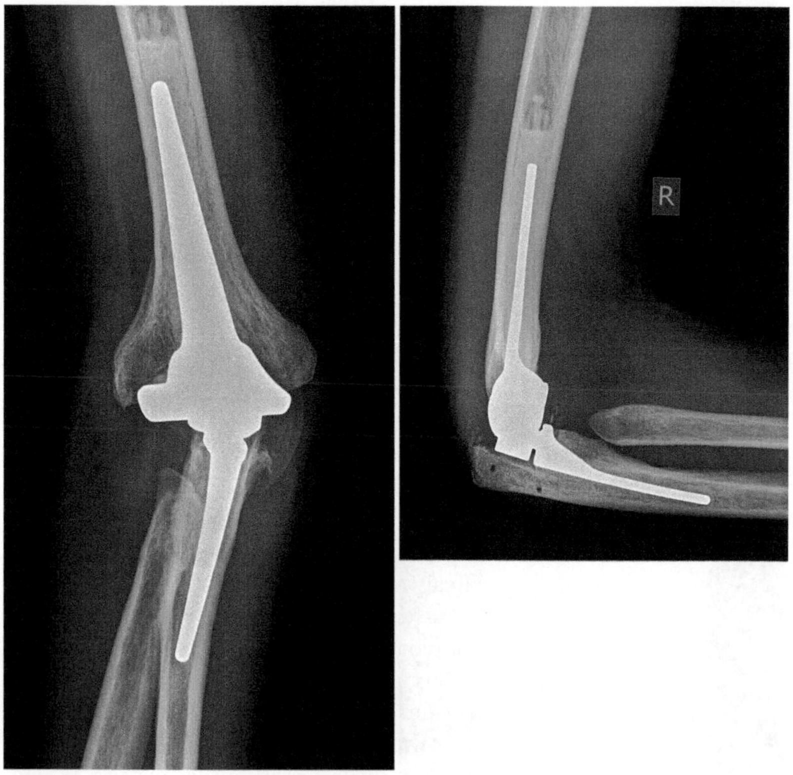


■ **Abb. 29.7**

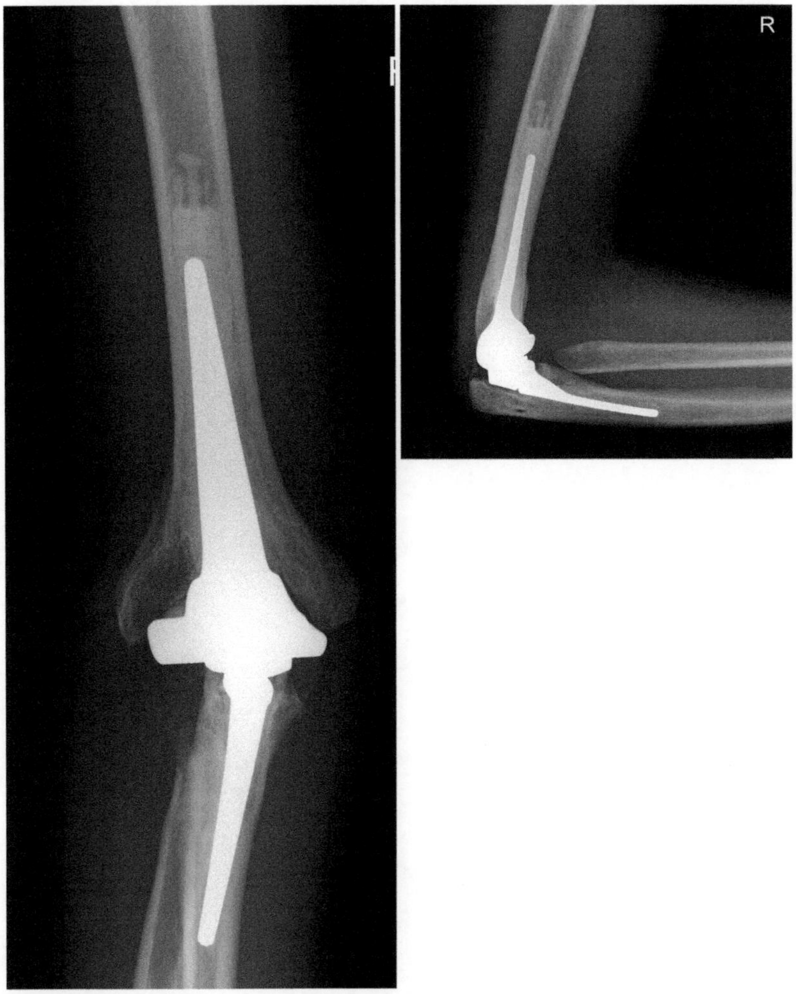


Abb. 29.8

# Trizeps- und Bizepssehnenrupturen

# Frische Trizepssehnenruptur

*R.P. Meyer, H.K. Schwyzer*

## ▪ Klinischer Fall

Ein 31-jähriger professioneller Handballspieler verletzt sich als Rechtshänder am 24.02.2009 bei einem Meisterschaftsspiel an seinem linken Ellbogen. Beim Versuch, einen Gegenspieler mit dem linken Arm abzuwehren, verspürt er einen einschießenden Schmerz im Ellbogen. Ein Weiterspielen ist nicht mehr möglich. Es persistieren Bewegungsschmerzen, insbesondere eine schmerzhafte Extension mit Kraftverlust bei Streckung. Am 25.02.2009 erfolgt eine Abklärung des linken Ellbogens mit MRI. Es bestätigt sich die Verdachtsdiagnose einer subtotalen Ruptur der Trizepssehne ansatznah am Olecranon mit zusätzlichem medialseitigen, proximalen Riss am muskulotendinösen Übergang (◘ Abb. 30.1). Die Indikation zur Reinsertion ist gegeben.

## ▪ Operative Korrektur

Am 05.03.2009 erfolgt die operative Revision. In Rechtsseitenlage wird bei hängendem linkem Vorderarm durch eine Längsinzision über dem distalen Trizeps radialseits der Olecranonspitze eingegangen. Es bestätigt sich die vollständige Ruptur des zentralen Zügels der Trizepssehne mit ossärer Avulsion am Olecranon. Das Avulsionsfragment misst 15×7 mm. Es wird entfernt. Die rupturierte Sehne ist ausgefasert und zusätzlich in sich längs gerissen mit deutlichem Einriss am muskulotendinösen Übergang zum ulnaren Zügel. Die Insertionsstelle wird ossär angefrischt. 2 2er-Fiber-Wire werden in Zickzacktechnik durch den rupturierten zentralen Zügel sowie durch den medialen und lateralen Zügel angebracht. Die 4 Fadenenden werden transossär durch das Olecranon gezogen und die beiden Fadenpaare verknotet. Die Flexion ist bis 90° gut möglich unter Anspannung des Trizeps.

## ▪ Verlauf

Nach Abschwellung wird die vorgefertigte, dynamische Ellbogenorthese angelegt. In den ersten 3 Wochen besteht ein Flexionsstopp von 30°, anschließend für 3 Wochen von 60° und für weitere 3 Wochen von 90°. Nach 9 Wochen wird der Ellbogen freigegeben. Es darf jedoch für 3 Monate keine Extension gegen Widerstand erfolgen. 9 Wochen nach dem Eingriff besteht am linken Ellbogen eine Bewegungsamplitude in Flexion/Extension von 110/0/0° bei weichem Stopp in Flexion und gutem Anspannen des Trizeps. Die Ellbogenschiene kann weggelassen werden. Die Physiotherapie wird noch ohne Extension gegen Widerstand für weitere 4 Wochen weitergeführt. 3 Monate postoperativ beträgt die Ellbogenbeweglichkeit in Flexion/Extension 135/0/0° bei freier Pro-/Supination. Klinisch besteht eine gute Kontinuität der reinserierten Trizepssehne. Es erfolgt nun der dosierte Kraftaufbau, auch gegen Widerstand, im schmerzfreien Bereich. Auch das Wurftraining – bei Rechtshändigkeit – darf aufgenommen werden, allerdings noch nicht in 1:1-Situationen. 4½ Monate nach Intervention ist die Ellbogenbeweglichkeit frei und symmetrisch. Die Kraft für Extension gegen Widerstand ist links noch etwas reduziert, jedoch gut und schmerzfrei. Der Trainingsaufbau wird weitergeführt. Ein Blocken mit dem linken Arm ist noch nicht gestattet. Ein halbes Jahr nach der Trizepssehnen-

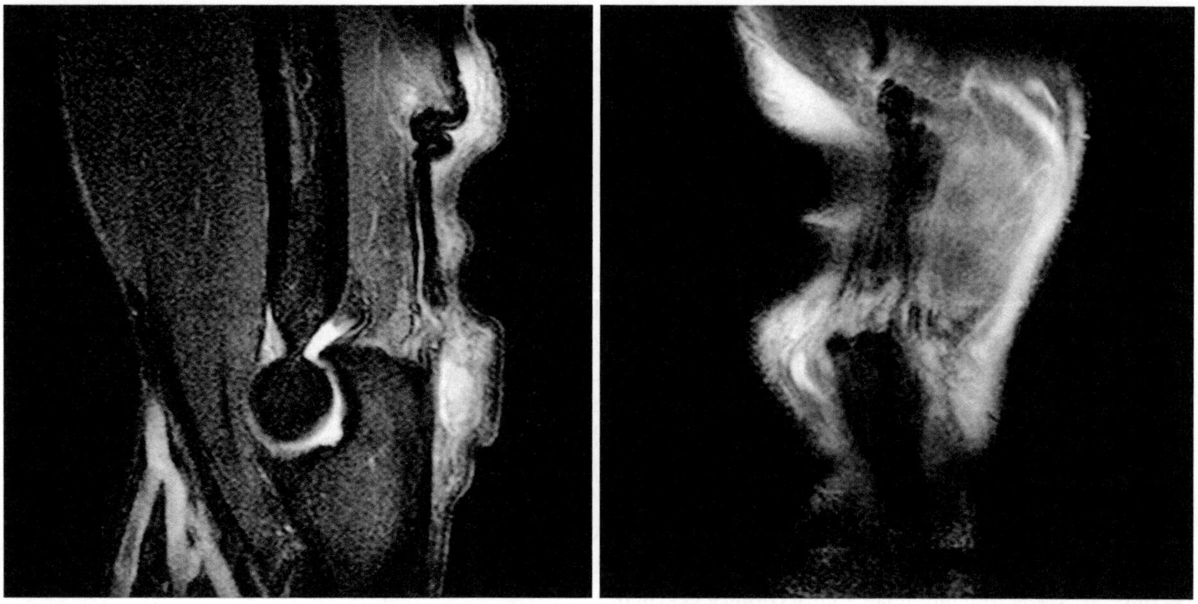



■ **Abb. 30.1**

refixation ist der Patient wieder voll im Handballtraining integriert. Die Extensionskraft ist nahezu seitengleich bei symmetrischer Beweglichkeit. Der Profihandballer ist ab 01.09.2009, d. h. 6 Monate nach dem Eingriff, wieder voll wettkampftauglich.

### ▪ Diskussion

Mit den heutigen bildgebenden Verfahren ist die Diagnose einer Trizepssehnenruptur, sei es partiell oder vollständig, einfach. Auch die Operationstechnik, ob mit einer transossären Refixation oder der Stabilisierung mit Spezialankern, ist technisch unproblematisch. Anspruchsvoller ist jedoch die Nachsorge. Regelmäßige Nachkontrollen und viel Fingerspitzengefühl gerade bei Profisportlern sind für ein dauerhaft gutes Resultat wichtig. Eine zu laxe postoperative Führung oder eine zu frühe Wiederaufnahme der sportlichen Aktivität führen zur Überdehnung der Trizepssehnenstrukturen oder gar zu Rerupturen. Diese sind dann um einiges schwieriger zu therapieren.

# Frische traumatische Trizepssehnenruptur

C. Spormann

## ▪ Klinischer Fall

Ein 42-jähriger Patient ist aktiver Bodybuilder und erleidet 2006 einen Sturz in der Dusche. Beim Aufprall schlägt er mit dem abduzierten rechten Vorderarm bei leicht gebeugtem Ellbogen auf dem Boden auf. Er verspürt sofort einen dorsal in den Ellbogen einschießenden Schmerz sowie eine fehlende Extensionskraft bei gut erhaltener Flexion.

Bei der klinischen Untersuchung zeigt sich eine Weichteildelle unmittelbar proximal des Olecranons und ein ausgedehntes Hämatom am distalen dorsalen Oberarm. Es besteht ein aktives Extensionsdefizit von 45° bei einer Flexion bis 140°. Die radiologische Untersuchung zeigt ein ossäres Ausrissfragment proximal des Olecranons (◘ Abb. 31.1). Ein solcher radiologischer Befund unter Berücksichtigung der Anamnese ist pathognomonisch für einen partiellen oder totalen Ausriss der Trizepssehne am Olecranon. Die sonographische Untersuchung bestätigt die Diagnose einer subtotalen Trizepsruptur. Die Indikation zur Trizepssehnenreinsertion wird gestellt.

## ▪ Operativer Eingriff

Die offene Reinsertion der Trizepssehne erfolgt in Seitenlage. Der Ellbogen ist über einer Armrolle gelagert. Die Operation erfolgt in pneumatischer Oberarmblutleere. Bei dieser Lagerung ist der Weichteildefekt am proximalen Rand des Olecranons gut sichtbar (◘ Abb. 31.2). Die Trizepssehne ist bis auf eine dünne Faserschicht des tiefen Sehnenblatts komplett rupturiert (◘ Abb. 31.3).

Die Sehne wird mit nicht resorbierbarem, festem Nahtmaterial, in diesem Fall mit Fiber-Wire Stärke 5, in „Bunnel-Technik" über ca. 8 cm proximal des Stumpfes angeschlungen (◘ Abb. 31.4). Um diese Naht wird eine „Rahmennaht" gelegt mit identischem Nahtmaterial (◘ Abb. 31.5). Es werden je 1 horizontales und 2 vertikale 2-mm-Bohrlöcher durch die proximale Ulna gesetzt (◘ Abb. 31.6). Anschließend werden die Fadenenden der Rahmennaht durch das horizontale Loch und die beiden anderen Fadenenden durch die 2 vertikalen Bohrlöcher gezogen. Die Fäden werden bei vollständig extendiertem Ellbogen fest verknüpft. Darüber erfolgt zusätzlich eine Naht mit resorbierbarem Fadenmaterial (◘ Abb. 31.7).

Postoperativ wird der Ellbogen in einer abnehmbaren Oberarmsandwichschiene in 30° Flexion gelagert, sodass der Ellbogen weder flektiert noch extendiert werden kann.

## ▪ Verlauf

Die abnehmbare Oberarmschiene wird postoperativ für 3 Wochen getragen. Während dieser Zeit erfolgen lediglich passiv-assistierte Extensionsübungen bis zur vollen Streckung bei Flexion bis max. 90°. Von der 4. postoperativen Woche an erfolgen für weitere 3 Wochen aktive Flexionsübungen bis max. 120° bei weiterhin passiver Extension. Erst ab der 7. Woche kann der Patient mit der aktiven Extensionstherapie beginnen. 3 Monate nach dem Eingriff ist der Patient beschwerdefrei. Er kann bei symmetrischer Flexion/Extension das Fitnesstraining wieder aufnehmen.

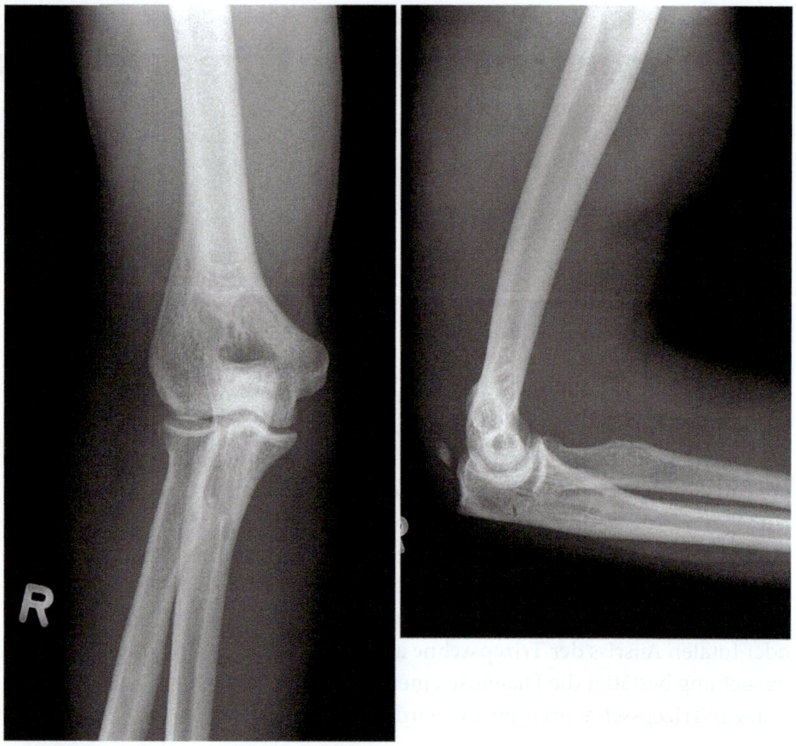


■ **Abb. 31.1**

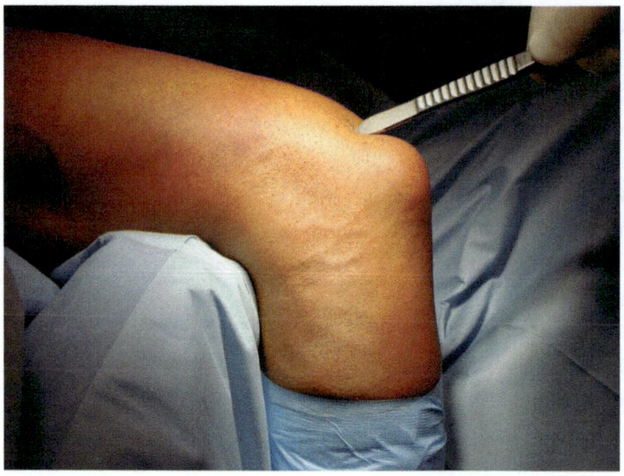

■ **Abb. 31.2**

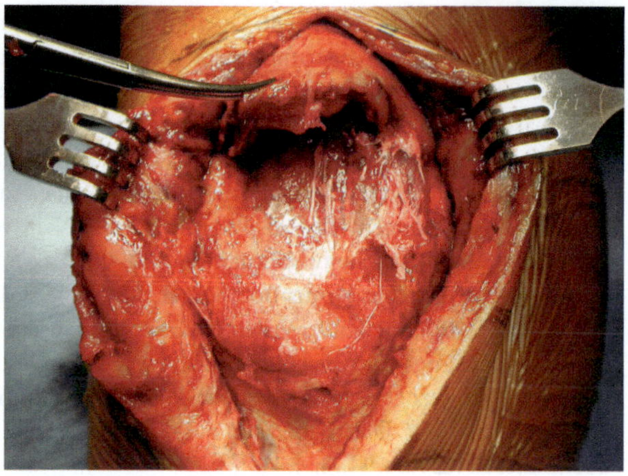

■ **Abb. 31.3**

### ▪ Diskussion

Die traumatischen Ausrisse der Trizepssehne am Ellbogen sind bedeutend seltener als die der Bizepssehne. Sie kommen gehäuft bei sehr kräftigen Männern, insbesondere bei Fitnesssportlern vor. Aufgrund der sehr breiten Ansatzfläche über dem Olecranon gelingt die Refixation mittels transossärer Naht gut. Wichtig ist, dass in der Nachbehandlungsphase während 3–6 Wochen eine extensionsnahe Schonstellung beibehalten wird.

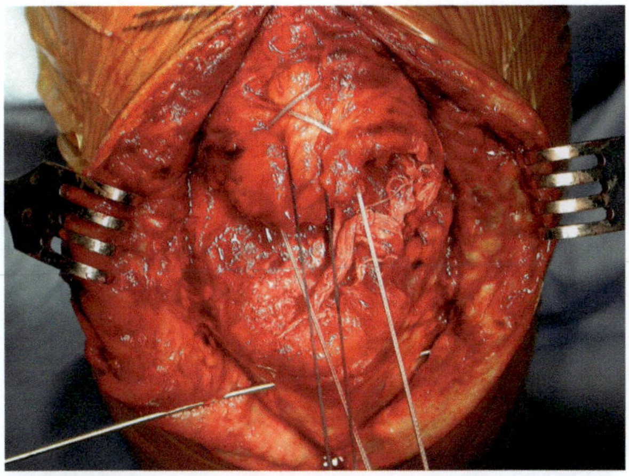

Abb. 31.4

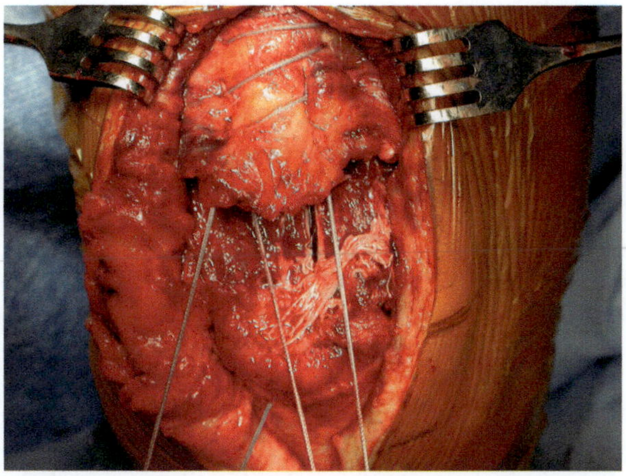

Abb. 31.5

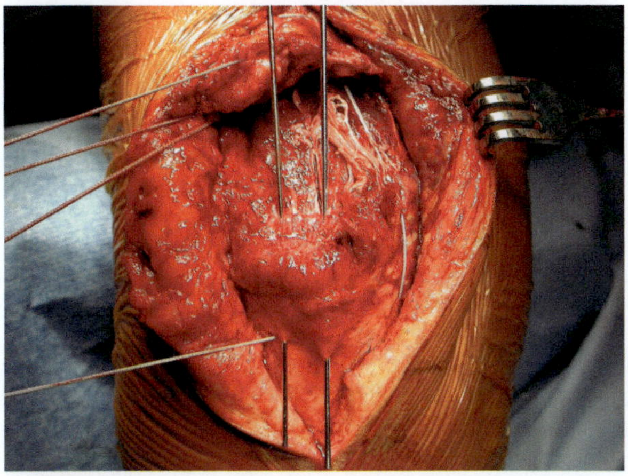

Abb. 31.6

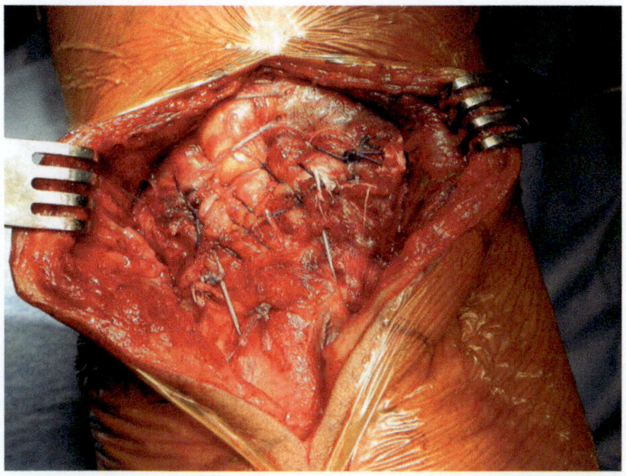

Abb. 31.7

# Frische distale Bizepssehnenruptur

R.P. Meyer, H.K. Schwyzer

## ▪ Klinischer Fall

Ein 51-jähriger, sportlicher Mann verspürt am 17.03.2010 beim Heben einer schweren Last mit gleichzeitiger Translationsbewegung einen einschießenden Schmerz in der rechten Ellenbeuge. Eine gewisse schmerzbedingte Bewegungseinschränkung wird vermerkt. 2 Tage später meldet sich der Patient bei seinem Hausarzt. Dieser veranlasst eine Sonographie, die den hohen Verdacht auf distale Bizepssehnenruptur ergibt. Zur Sicherung der Diagnose und präziseren Beurteilung der Lage des Sehnenstumpfs wird am 23.03.2010 eine Nativ-MRI-Untersuchung durchgeführt. Das MRI bestätigt die frische, vollständige Ruptur der distalen Bizepssehne. Der Defekt hat eine kraniokaudale Ausdehnung von 4,5 bis 5 cm (◻ Abb. 32.1). Der Patient wird am 25.03.2010 zur eventuellen operativen Sanierung an uns gewiesen. Die klinische Untersuchung zeigt eine seitengleiche und freie Ellbogenbeweglichkeit. Auch die Umwendbewegungen sind beidseits ohne Schmerzauslösung. In der rechten Fossa cubitalis ist in der Tiefe ein Druckschmerz auslösbar. Die Indikation zur operativen Reinsertion des distalen Bizepssehnenabrisses ist bei diesem sportlich ambitionierten Mann gegeben.

## ▪ Operative Korrektur

Der Eingriff erfolgt am 31.03.2010. Es wird über eine kurze Querinzision 4 cm distal der rechten Kubitalfalte eingegangen. Bereits subkutan kann die nach proximal ausgerissene, zurückgeschlagene Bizepssehne problemlos aufgefunden werden. Das ausgerissene Bizepsende wird angefrischt und die distale Sehne mit Fiberloopsystem über eine Distanz von 4 cm durchstochen. Dann wird die Tuberositas radii unter Setzen von Hohmann-Haken in der Tiefe dargestellt und die Insertionsstelle angefrischt. Mit einem 3,2-mm-Spezialbohrer wird die Tuberositas bikortikal-zentral aufgebohrt, anschließend mit einem 7-mm-Bohrer unikortikal überbohrt. Nun wird der Bizepsbutton durch die beiden Fiber-Wire-Fadenenden eingeführt und der Button an der Gegenkortikalis eingehakt. Das Sehnenende wird in die Tuberositas radii eingezogen und der Bizeps mit einer 7×10-mm-Biotenodesisschraube ulnarseitig verblockt. Über der Schraube wird der Fiber-Wire-2-Faden geknotet. Die Extension ist voll möglich. Es tritt auch keine Friktion bei Umwendbewegungen auf.

## ▪ Verlauf

Postoperativ wird eine Ellbogenergoschiene mit 70° Flexion ohne Handgelenkeinschluss angepasst. Die Mobilisation erfolgt physiotherapeutisch geführt aus der Schiene heraus bis in die Bewegungsendstellungen. Während 10 Wochen ist keine Belastung gestattet. 6 Wochen postoperativ ist der rechte Ellbogen reizlos mit einer Bewegungsamplitude in Flexion/Extension von 130/0/0° und freier Pro-/Supination. Palpatorisch spürt man ein gutes Anspannen der distal reinserierten Bizepssehne. Für weitere 6 Wochen erfolgt keine wesentliche Ellbogenbelastung bei ungezwungener Physiotherapie. 3 Monate nach dem Eingriff besteht eine freie symmetrische Ellbogenbeweglichkeit mit einer Flexion/Extension von 135/0/0° und freier Pro-/Supination. Die distale Bizepssehne

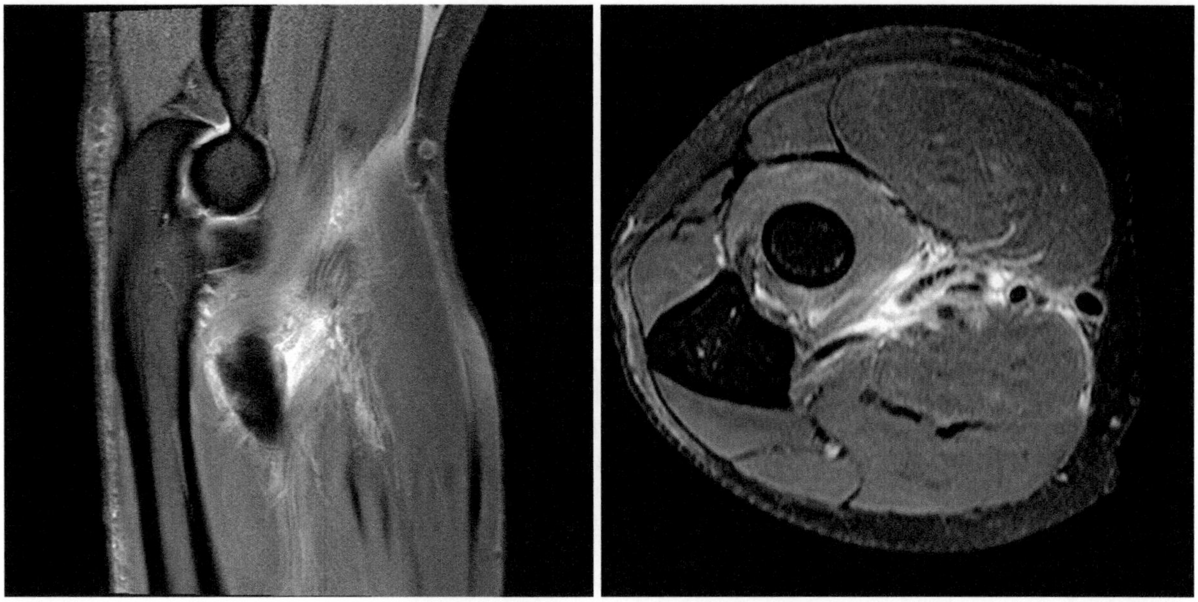

Abb. 32.1



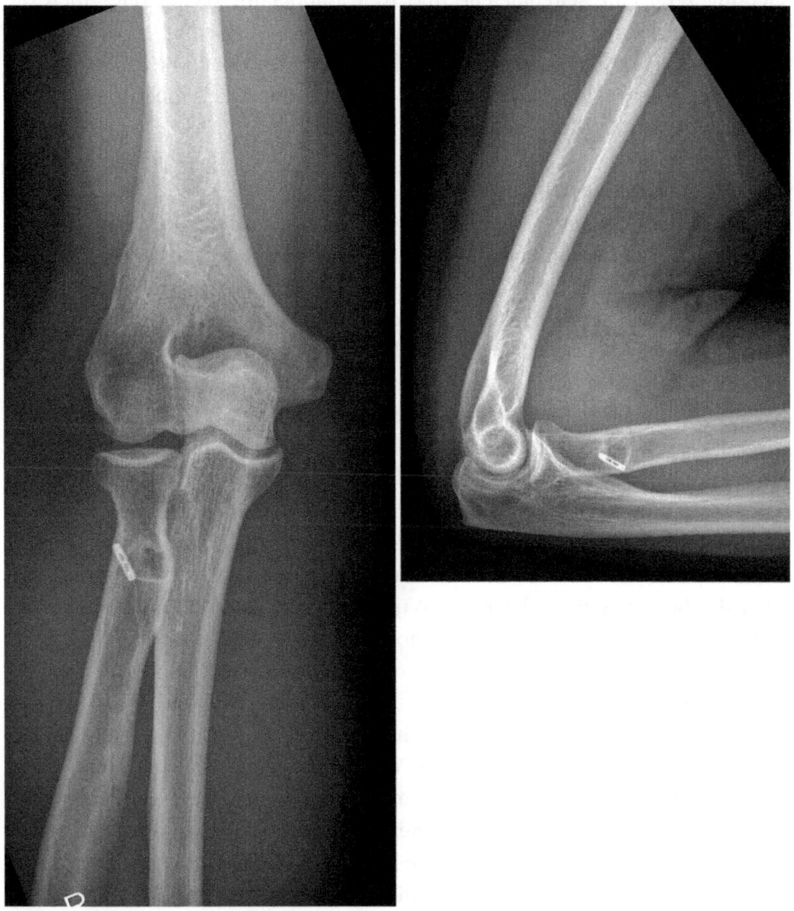

Abb. 32.2

weist eine gute Spannung auf. Es wird mit aufbauendem Krafttraining begonnen. Ein halbes Jahr nach der Reinsertion ist der Patient beschwerdefrei. Die Ellbogenbeweglichkeit ist frei. Ein Kraftverlust kann nicht festgestellt werden. Spezifische Maßnahmen sind nicht mehr notwendig. Knapp 1½ Jahre nach dem Eingriff erscheint der Patient wegen einer anderen Affektion an unserer Klinik. Die dabei durchgeführte klinische und radiologische Kontrolle auch des rechten Ellbogens zeigt eine Restitutio ad integrum (◘ Abb. 32.2).

### ▪ Diskussion

Erfolgt die Reinsertion eines frischen distalen Bizepssehnenausrisses rasch, d. h. innerhalb von ca. 3 Wochen nach der Läsion, so tritt bei technisch korrekter Durchführung eine weitgehende Restitution ein. Durch die Anwendung neuer Materialien ist die Intervention technisch einfacher und weniger aufwendig geworden. Gleichwohl sollte die Indikation zu einem operativen Vorgehen nicht zu weit gefasst werden, kann doch auch durch konservative Therapie bei sportlich nicht besonders ambitionierten Patienten ein zufriedenstellendes Resultat erzielt werden.

# Veraltete distale Bizepssehnenruptur

*R.P. Meyer, F. Moro*

## ▪ Klinischer Fall

Am 14.01.2009 verletzt sich ein 48-jähriger Mann beim Heben eines schweren Tisches an seinem rechten Ellbogen. Teils erfolgt eine direkte Kontusion über der rechten Ellenbeuge durch die Tischplatte, teils erfolgt aber auch eine Verdrehung des rechten Vorderarmes. Der Patient verspürt einen stechenden Schmerz in der Ellenbeuge. Anderntags stellt er ein Hämatom im distalen Oberarm ventralseits fest. Der als Lagerchef tätige Mann nimmt seine Arbeit nach wenigen Tagen wieder auf. Er verspürt jedoch Schmerzen im rechten Oberarm beim Tragen von schweren Lasten. Auch besteht ein Kraftverlust im rechten Arm. Zusätzlich palpiert der Patient einen harten, nicht schmerzhaften Knoten im distalen Oberarmbereich ventralseits. Eine erste Untersuchung erfolgt im peripheren Krankenhaus am 07.04.2009, d. h. nahezu 3 Monate nach dem Unfall. Die Ultraschallkontrolle zeigt ein großes, altes Hämatom. Eine zusätzliche MRI-Untersuchung findet am 16.04.2009 statt. Eine partielle Diskontinuität im muskulotendinösen Übergang der Bizepssehne wird im MRI festgehalten. Eine Physiotherapie wird veranlasst. Wegen persistierender Beschwerden beim Heben von Lasten sowie schmerzhaften Umwendbewegungen im rechten Ellbogenbereich wird der Patient zur Einholung einer Zweitmeinung an unsere Klinik überwiesen. Bei der Untersuchung vom 02.11.2009 zeigt sich eine symmetrische Ellbogenbeweglichkeit. Bei Flexion gegen Widerstand findet sich rechts ein proximalisierter Bizepsmuskelbauch. Die Röntgenbilder des rechten Ellbogens a.-p./seitlich sind unauffällig (▪ Abb. 33.1). Die Sonographie dokumentiert Kalkreste im distalen Bizepsbereich vor dem muskulotendinösen Übergang. Eine erneute MRI-Untersuchung vom 19.11.2009 bestätigt die Diagnose eines alten distalen Bizepssehnenabrisses mit deutlich ausgedünntem Sehnenende (▪ Abb. 33.2). Der Patient ist in seinem Beruf als Lagerchef behindert. Der distale Bizepssehnenabriss bleibt gute 10 Monate nach dem Unfall symptomatisch. Der Kraftverlust stört. Die Umwendbewegungen sind schmerzhaft. Die Indikation zur Revision und Rekonstruktion der distalen Bizepssehne, vermutlich mit Allograft, ist unseres Erachtens gegeben.

## ▪ Operative Korrektur

Der Eingriff erfolgt am 29.03.2011, d. h. 14 Monate nach dem Unfall. Da der Bizepsmuskelbauch deutlich proximalisiert ist und mobilisiert werden muss, wird auf eine pneumatische Blutsperre verzichtet. Die Hautinzision erfolgt S-förmig. In der Tiefe wird zwischen Musculus brachioradialis und Musculus brachialis auf die Tuberositas radii eingegangen. Die Präparation ist durch die starken Verklebungen erschwert. Die distale Bizepssehne kann nicht dargestellt werden. Es findet sich lediglich ein ausgedünnter Strang von ca. 4 mm Stärke. Nach Erweiterung des Hautschnitts nach proximal gelingt es, durch Lösen von weiteren Verklebungen die Sehne des M. biceps darzustellen. Die Sehne ist insuffizient und massiv ausgedünnt. Nach vollständiger Mobilisierung erfolgt nun die Augmentation der Sehne mit einem Semitendinosusallograft. Der Allograft wird entsprechend der Länge des Bizepssehnenstumpfs

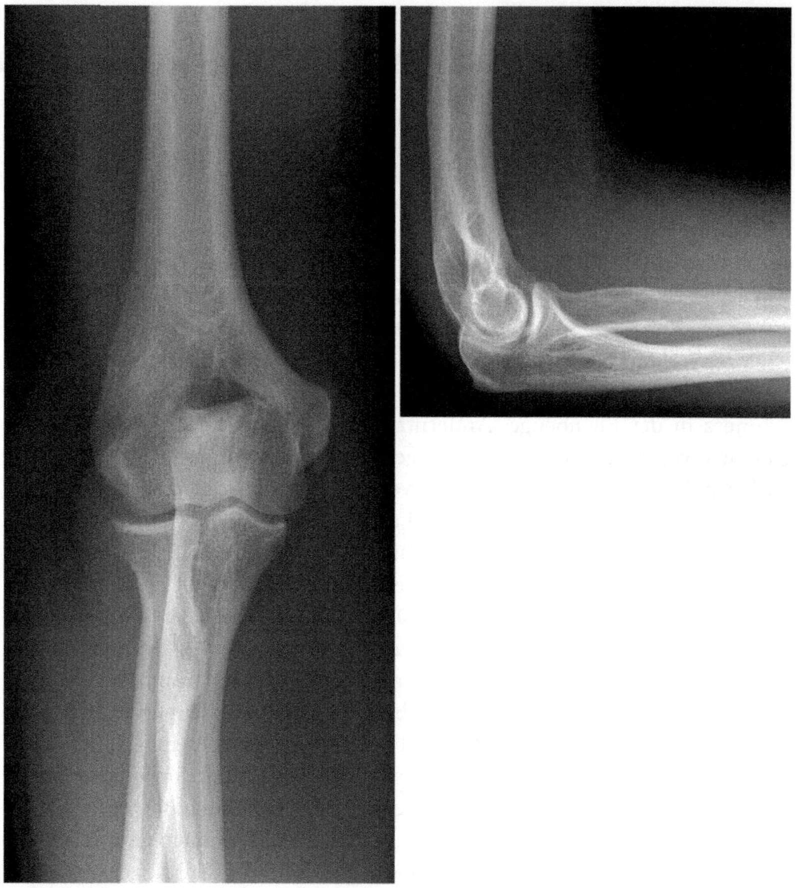

**Abb. 33.1**

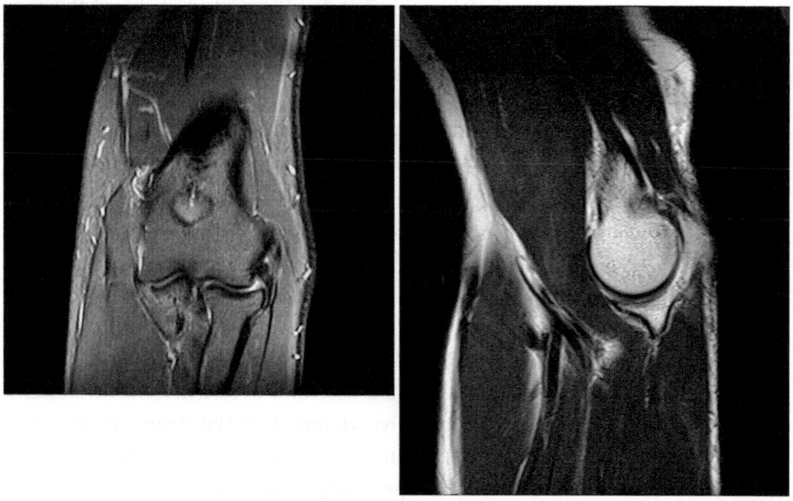

**Abb. 33.2**

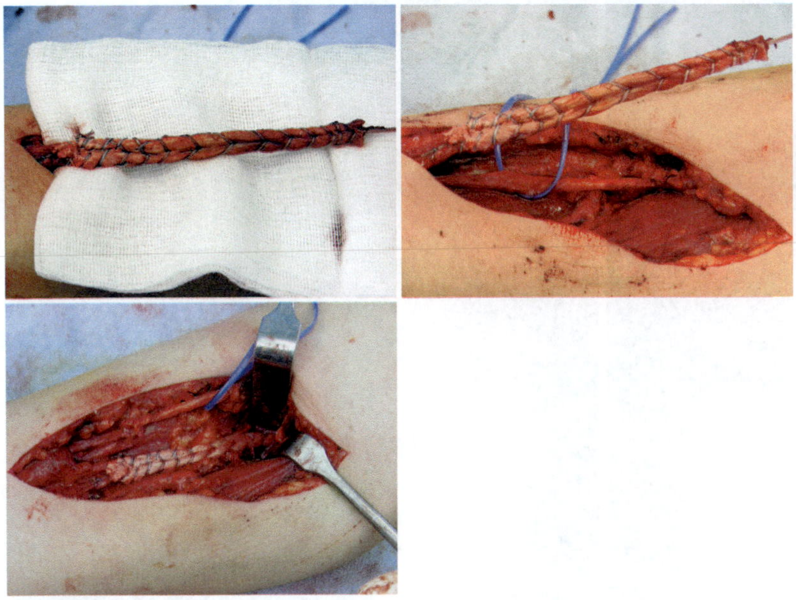

Abb. 33.3

ausgeschnitten. Dann erfolgt die Augmentation mit Fiberloop und zusätzlicher Verstärkung des Transplantats am muskulotendinösen Übergang mit einem 2er-Fiber-Wire (Abb. 33.3a,b). Nun wird der 3,2-mm-skalierte Bohrer am Ansatz der distalen Bizepssehne bikortikal eingebohrt, anschließend monokortikal mit dem 7-mm-Bohrer die ventrale Kortikalis aufgebohrt. Die Fäden werden durch den Endobutton eingezogen und der Endobutton an das Bohrloch an der Tuberositas radii eingeschoben. Durch Zug an den Fäden erfolgt nun das Flippen des Endobuttons. Dadurch gelingt es, in der Tension-Slide-Technik die Neosehne in das Bohrloch einzuschieben. Die Sehne wird mit einer Interferenzschraube zusätzlich tenodesiert. Die Sehnenlänge ist ausgeglichen bei stabiler Fixation (Abb. 33.3c). Die Streckung gelingt ohne wesentliche Spannung voll. Die Pro-/Supination ist frei. Die Fiber-Wires werden über der Biotenodeseschraube verknotet. Die postoperative Röntgenkontrolle des rechten Ellbogens a.-p./seitlich zeigt die korrekte Stellung des Endobuttons (Abb. 33.4b).

### Verlauf

Eine Oberarmschiene wird für 2 Wochen getragen. Die physiotherapeutisch geführte Rehabilitation erfolgt vorerst aus der Schiene heraus. Für die Flexion/Extension bestehen keine Limits, jedoch darf bis zur 6. Woche keine Belastung erfolgen. 6 Wochen nach dem Eingriff ist die Ellbogenbeweglichkeit in Pro-/Supination sowie Flexion frei. Es besteht noch ein Extensionsdefizit von gut 5°. Die Physiotherapie wird fortgesetzt. 8 Wochen nach der Intervention darf mit dosiertem Kraftaufbau begonnen werden. 3 Monate nach der Operation ist der Patient beschwerdefrei. Die Ellbogenbeweglichkeit ist symmetrisch und frei. Der Patient stellt subjektiv eine Verbesserung der Kraft fest. Die Wiederaufnahme der Arbeit zu 100 % erfolgt 4 Monate nach der Intervention. Die Physiotherapie wird sistiert. Eine Abschlusskontrolle findet 6 Monate nach der Operation statt. Die Ellbogenbeweglichkeit ist sowohl in Flexion/Extension wie in Pro-/Supination symmetrisch und schmerzfrei (Abb. 33.5). Die klinische Kraftmessung für Flexion und Supination gegen Widerstand zeigt keine

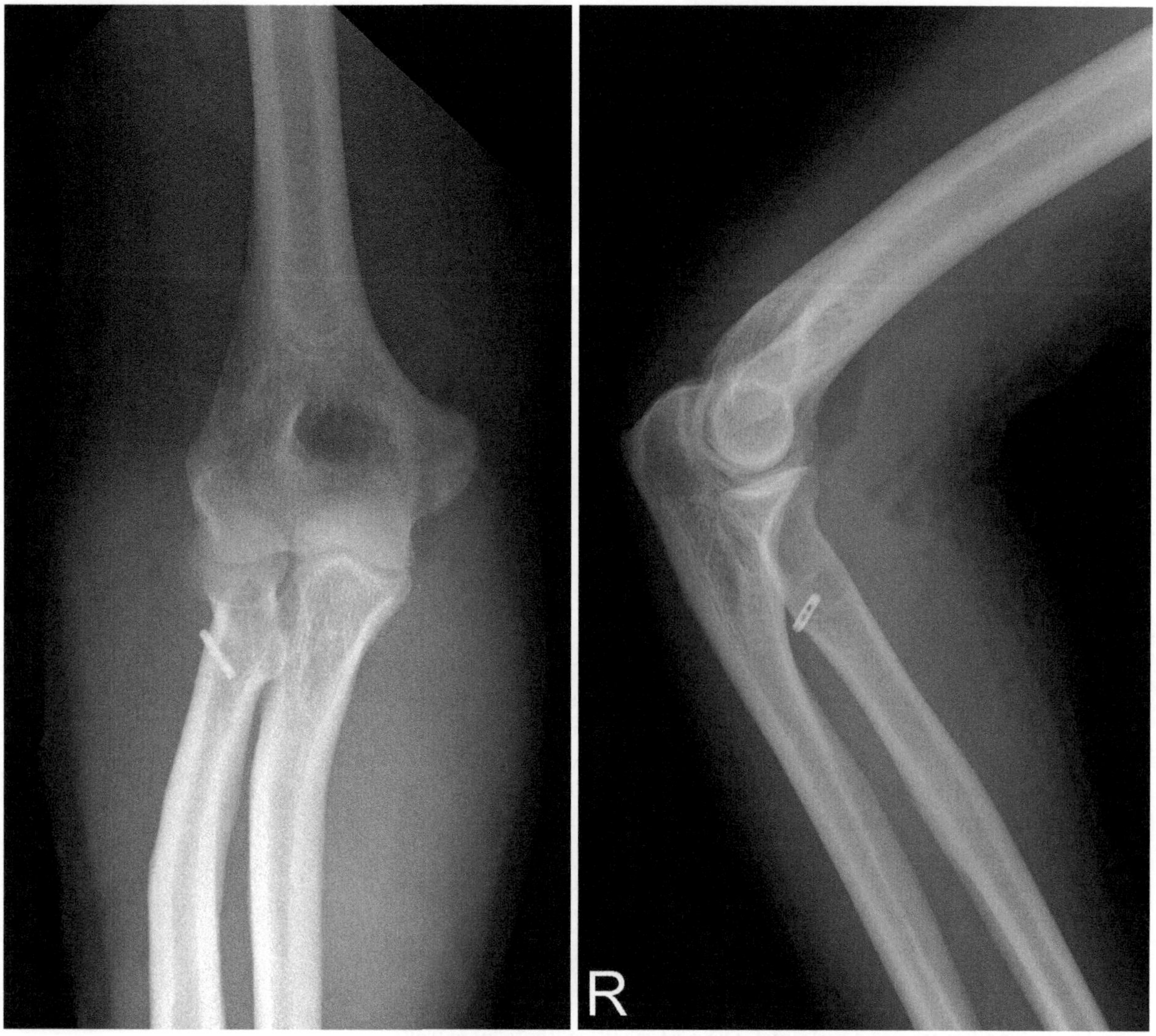


Abb. 33.4

Seitendifferenz. Der Patient ist beschwerdefrei, mit dem erreichten Resultat sehr zufrieden und arbeitet als Lagerchef wieder voll.

### Diskussion

Veraltete, teils übersehene distale Bizepssehnenrupturen sind nicht so selten und häufig beschwerdearm. Kommen, wie bei unserem Patienten, beruflich bedingt hohe körperliche Ansprüche hinzu, kann diese Läsion symptomatisch werden oder bleiben. Die Rekonstruktion von veralteten distalen Bizepssehnenrupturen ist dann meist nur noch mit einem Transplantat möglich. Die Augmentation mit einem Semitendinosusallograft und Fixation in Tension-Slide-Technik mit Biotenodeseschraube ist unseres Erachtens eine gute Option.

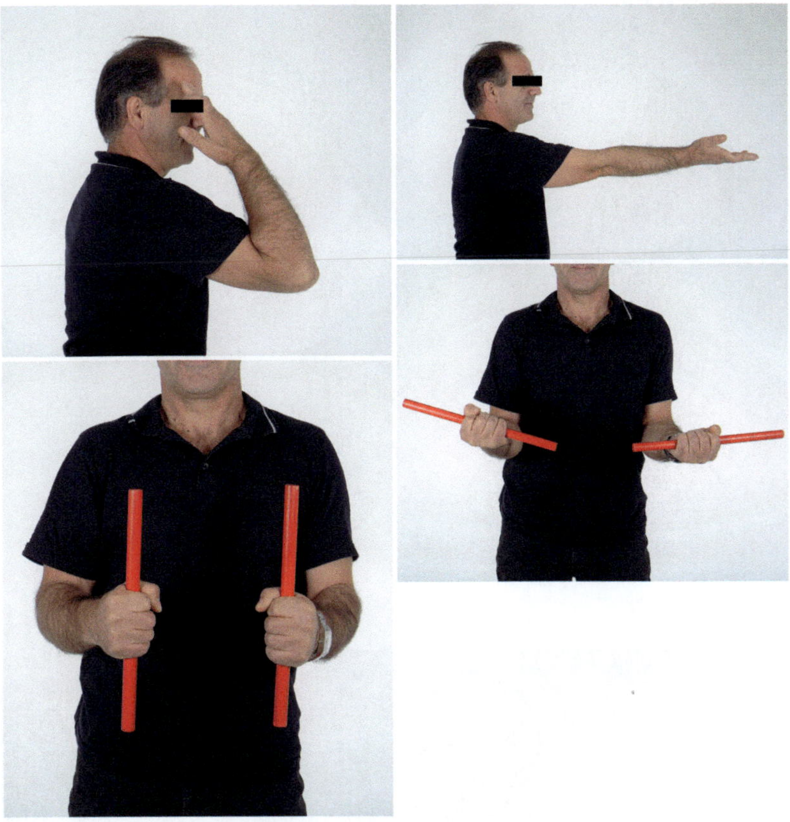

Abb. 33.5

# Verpasste distale Bizepssehnenruptur

*R.P. Meyer, P. Frey, F. Moro*

## ▪ Klinischer Fall

Ein 45-jähriger Fahrzeugschlosser verspürt beim Heben einer schweren Last am 20.03.2011 einen stechenden Schmerz in seiner linken Ellenbeuge bei Linkshändigkeit. Es wird vorerst eine Muskelzerrung diagnostiziert und entsprechend behandelt. Da die Beschwerden mit einem gewissen Kraftverlust insbesondere bei physisch anspruchsvoller Arbeit persistieren, wird der Patient 2 Monate nach dem Initialtrauma in einem peripheren Krankenhaus neu beurteilt. Mit einer MRI-Untersuchung wird die Verdachtsdiagnose einer distalen Bizepssehnenruptur mit Retraktion des Sehnenstumpfs bestätigt (▪ Abb. 34.1). Der Patient wird zur chirurgischen Therapie an uns überwiesen.

Am 20.06.2011 beurteilen wir den Patienten in unserer Klinik im Hinblick auf die chirurgische Revision. Klinisch zeigt sich eine nahezu symmetrische Ellbogenbeweglichkeit mit Flexion/Extension links von 130/5/0°, rechts von 130/0/0° bei freier, symmetrischer Pro/Supination von 90/0/90°. Es besteht eine deutliche Druckdolenz über dem distalen Bizepsmuskelbauch. Die Bizepssehne ist in der Ellenbeuge links im Gegensatz zur rechten Seite nicht palpierbar. Radiologisch finden sich unauffällige ossäre Strukturen (▪ Abb. 34.2). Die Ultraschalluntersuchung bestätigt den distalen Bizepssehnenabriss ohne Gelenkerguss bei resorbiertem Hämatom. Die Indikation zur Refixation ist gegeben. Der Patient wird informiert, dass mit hoher Wahrscheinlichkeit ein Allograftinterponat notwendig sein wird. Dies kann jedoch erst intraoperativ definitiv entschieden werden.

## ▪ Operative Korrektur

Die Intervention erfolgt am 19.08.2011, d. h. 5 Monate nach dem Unfallereignis. Es wird durch eine bajonettförmige Inzision über der Cubita eingegangen. Die distale Bizepssehne ist retrahiert und kann wegen Verklebungen nicht mehr vollständig entfaltet werden. Es verbleibt ein Sehnenstumpf von ca. 3 cm Länge (▪ Abb. 34.3). Eine direkte Reinsertion ist somit nicht mehr möglich. Die Rekonstruktion mit einem Sehnenallograft ist notwendig. Es wird die Tuberositas radii dargestellt und die genaue Lokalisation unter Bildverstärker bestätigt. Nun werden 2 Semitendinosus-Allograftsehnen in Überwendlingsnaht mit dem distalen Bizepssehnenstumpf vernäht (▪ Abb. 34.4). Insgesamt ist eine Sehnenverlängerung von ca. 6 cm notwendig, um eine spannungsfreie Reinsertion zu erreichen. Es erfolgt die bikortikale Durchbohrung der Tuberositas radii mit dem 3,2-mm-Bohrer, anschließend die Überbohrung unikortikal mit dem 7-mm-Bohrer (▪ Abb. 34.5). Der freie Fiberloopfadenschenkel wird mit einem Endobutton bestückt, bikortikal durch die Tuberositas radii eingeführt und geflippt. Nun kann in der Tension-Slide-Technik die distale Bizepssehne in das 7-mm-Bohrloch eingezogen und zusätzlich mit einer Interferenzschraube gesichert werden (▪ Abb. 34.6). Es resultiert die gewünschte Spannung des Transplantats bei freier Flexion und voller Extension sowie ebenfalls freier Pro-/Supination (▪ Abb. 34.7).

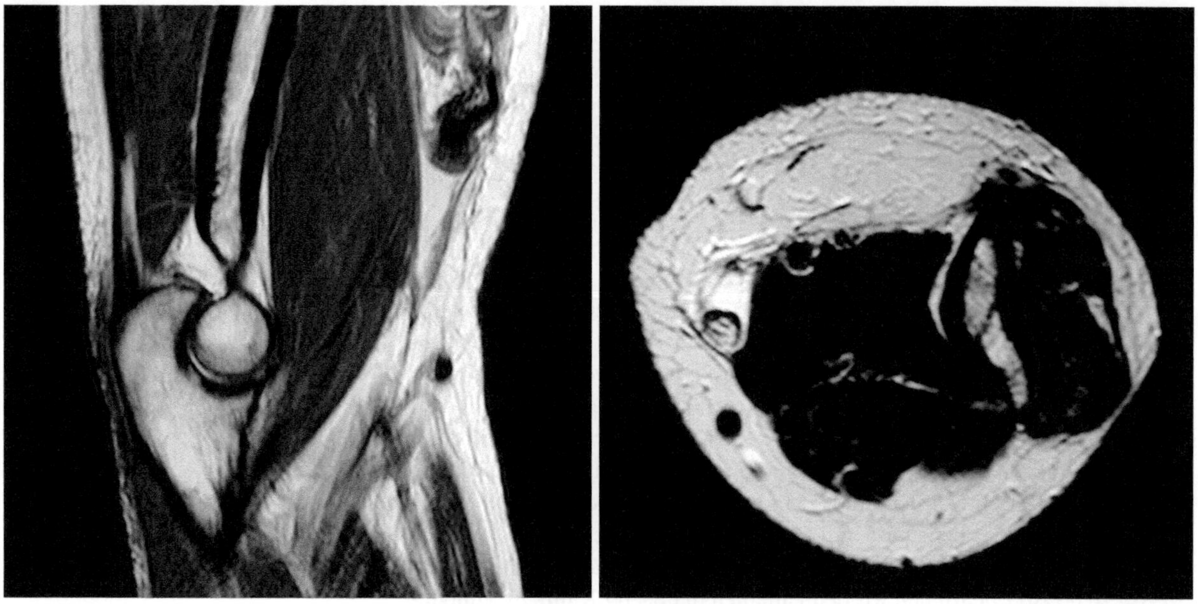

■ **Abb. 34.1**



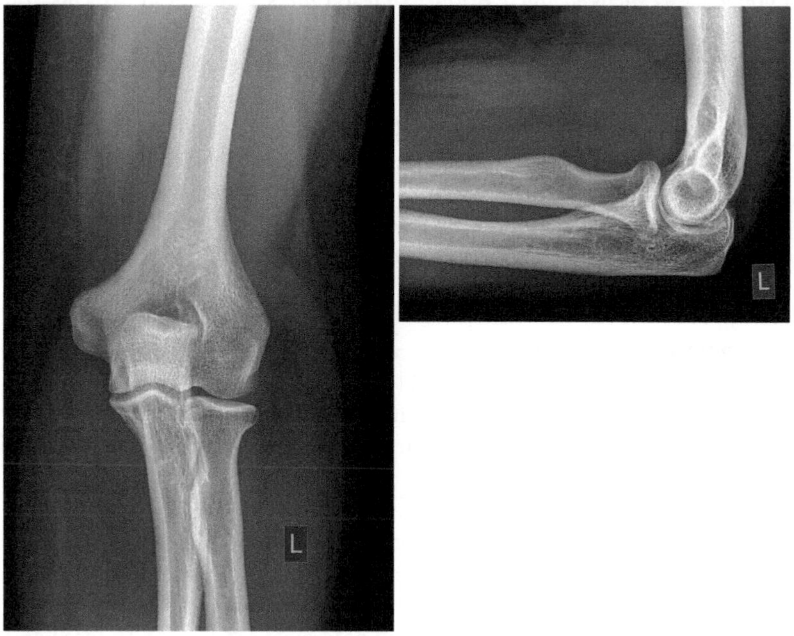


■ **Abb. 34.2**

## ■ Verlauf

Der linke Ellbogen wird in einer Ellbogenschiene für 2 Wochen gelagert. Aus der Schiene heraus erfolgt vom 1. postoperativen Tag an die freie funktionelle Nachbehandlung ohne Einschränkung des Bewegungsumfangs, jedoch ohne Belastung bis zur 6. Woche. 4½ Wochen nach dem Eingriff besteht noch eine leichte Schwellung des linken Arms. Die Ellbogenbeweglichkeit links beträgt in Flexion/Extension 110/10/0° bei einer Pro-/Supination von 90/0/20°. Die Röntgenkontrolle zeigt die korrekte Positionierung des Bohrkanals an der Tuberositas radii ohne sekundäre Ossifikationen (■ Abb. 34.8). Die Physio- und

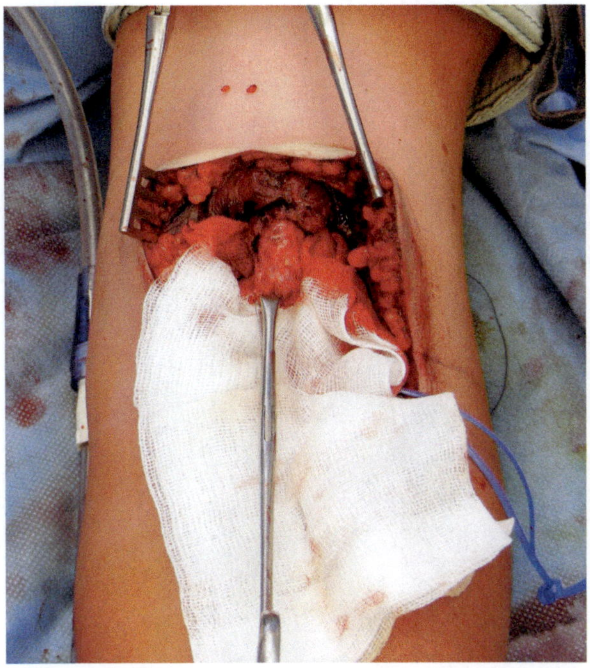

Abb. 34.3

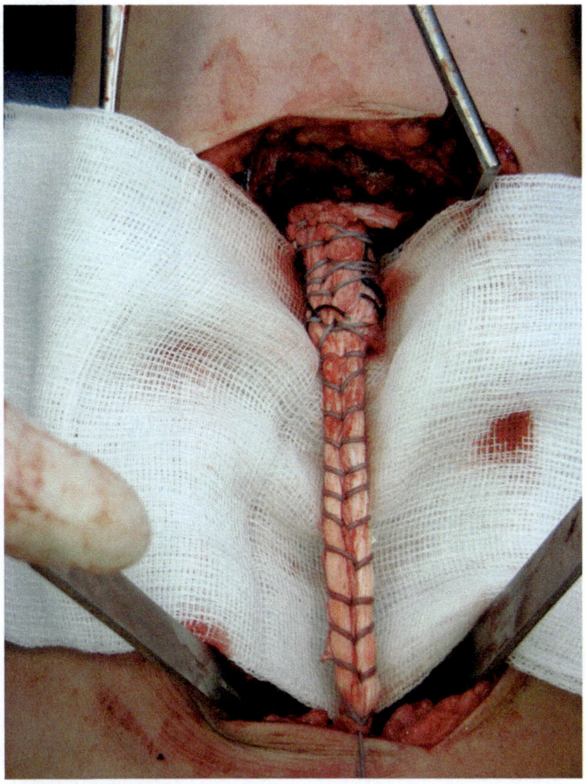

Abb. 34.4

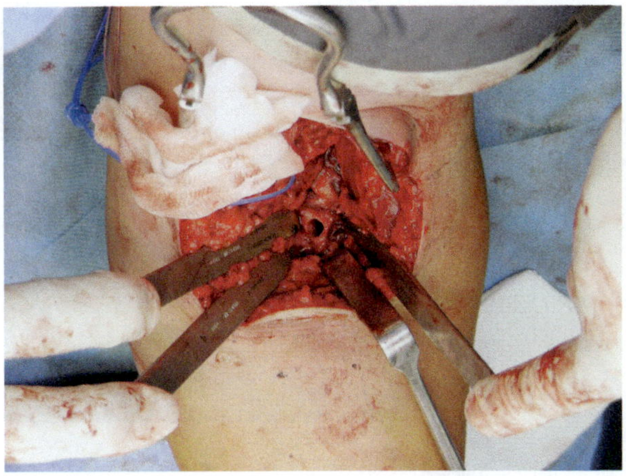

Abb. 34.5

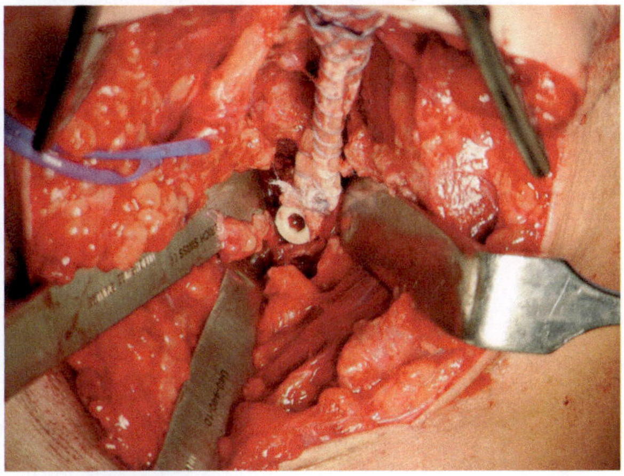

Abb. 34.6

die Ergotherapie werden mit zusätzlichen ödemreduzierenden Maßnahmen weitergeführt. Gute 4 Monate nach der Intervention ist der Patient beschwerdefrei. Die Bewegungsamplitude des linken Ellbogens beträgt in Flexion/Extension 140/0/0° bei einer Pro-/Supination von 80/0/50°. Der Patient arbeitet seit ca. 1 Monat im angestammten Beruf wieder voll. Ein Kraftverlust wird nicht mehr vermerkt. Weitere Kontrollen sind nicht vorgesehen.

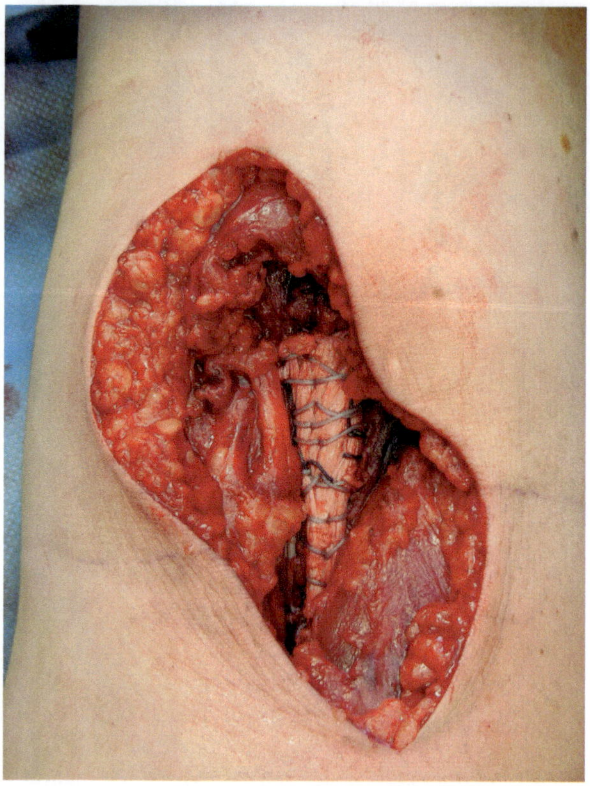

Abb. 34.7



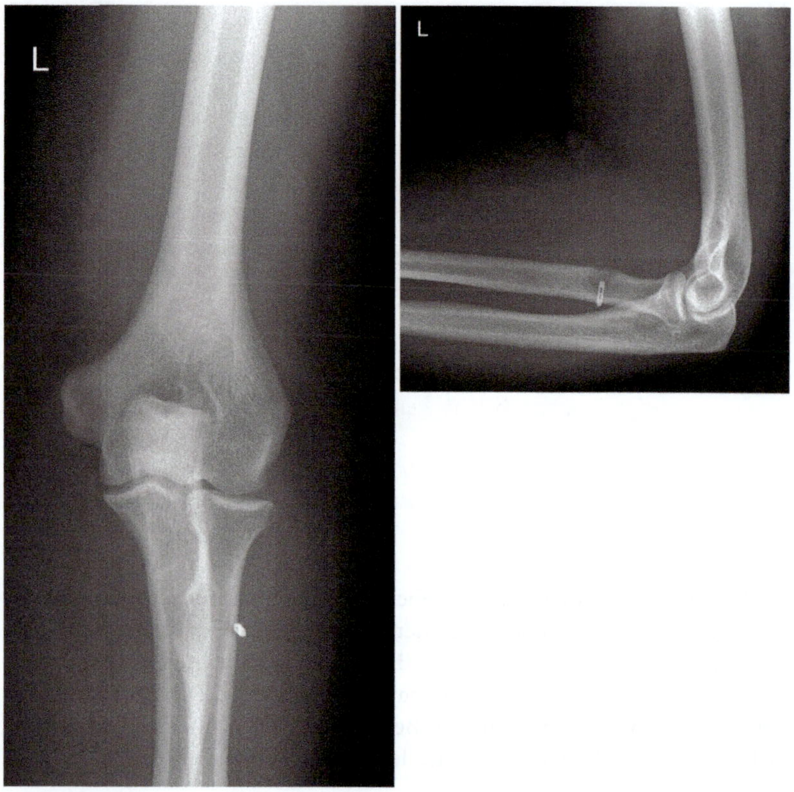


Abb. 34.8

## ■ Diskussion

Die Refixation eines veralteten distalen Bizepssehnenausrisses sollte aus unserer Sicht zwingend mit einem Interponat angegangen werden nach dem Motto: eher ein Interponat zu viel als eines zu wenig. Eine zu starke intraoperative Sehnenanspannung kann auch bei korrekter Refixationstechnik und sorgfältigster physiotherapeutischer Nachsorge im Nachhinein nicht mehr wettgemacht werden. Eine Überdehnung mit Reruptur ist die Folge. Eine aufwendige operative Therapie wird so zunichte gemacht. Auch darf der Schwierigkeitsgrad dieses Eingriffs nicht unterschätzt werden. Gerade dieses enge ossäre Nadelöhr zwischen Ulna und Radius im proximalen Vorderarmbereich schenkt dem Operateur keine große Toleranz. Bei harter Operationstechnik und/oder Fehlinsertion resultieren überschießende Ossifikationen mit entsprechender Einschränkung der Umwendbewegungen, schlimmstenfalls bis hin zur völligen Blockade bei Entwicklung einer radioulnaren Synostose.

# Heterotope Ossifikationen nach fehlinserierter, distal rupturierter Bizepssehne

*C. Spormann*

## ▪ Klinischer Fall

Ein 36-jähriger Patient erleidet im Mai 2008 eine traumatische distale Bizepssehnenruptur an seinem dominanten rechten Arm. In einem auswärtigen Krankenhaus wird die Rekonstruktion der distalen Bizepssehne vorgenommen (◘ Abb. 35.1). In der Folge persistieren Schmerzen und eine erhebliche Bewegungseinschränkung in Pro-/Supination. Radiologisch sind bereits 3 Monate postoperativ ausgedehnte heterotope Ossifikationen an der Insertionsstelle am proximalen Radius erkennbar (◘ Abb. 35.2). 6 Monate nach dem Ersteingriff wird im November 2008 eine offene Revision durchgeführt mit Abtragung eines Teils der Ossifikationen (◘ Abb. 35.3).

Auf Veranlassung der Unfallversicherung stellt sich der 37-jährige Patient erstmals im Mai 2009 in unserer Sprechstunde vor. Er klagt über belastungsabhängige Schmerzen und eine eingeschränkte Beweglichkeit im rechten Ellbogen. In seinem Beruf als selbstständiger Plattenleger ist er seit dem Unfall arbeitsunfähig. In der klinischen Untersuchung besteht ein Extensionsdefizit von 10° bei Flexion bis max. 120° sowie eine schmerzhaft eingeschränkte Pro-/Supination von 60/0/60°. Außerdem klagt der Patient über starke Schmerzen bei Berührung des proximalen Vorderarms mit Kribbelparästhesien in den ersten 3 Fingern der rechten Hand. Radiologisch sind erneut deutliche Ossifikationen ventral der Insertionsstelle über dem proximalen Radius erkennbar (◘ Abb. 35.4). Die Sehne wurde mit Knochenankern fixiert, deren Lokalisation deutlich anterior und proximal von der Tuberositas bicipitalis lokalisiert ist. In den CT-Aufnahmen mit 3D-Rekonstruktion wird diese Fehlinsertion klar erkennbar (◘ Abb. 35.5). Neurologisch lässt sich keine Einschränkung der Nervenleitfähigkeit von N. medianus und N. radialis nachweisen, wenngleich eine sensible Reizung des N. medianus durch Druck auf den proximalen Vorderarm ausgelöst werden kann. Es wird die Indikation zur offenen Revision mit Abtragung der Ossifikationen und neuer Insertion der distalen Bizepssehne gestellt.

## ▪ Operativer Eingriff

Zur Vorbereitung der Operation wird eine einmalige Bestrahlung des rechten Ellbogens geplant als Prophylaxe vor neuen heterotopen Ossifikationen. Die Bestrahlung zur Vorbeugung neuer Ossifikationen ist nur wirksam, wenn die anschließende Operation innerhalb der folgenden 4 Stunden ausgeführt wird.

Die Operation erfolgt in Rückenlage mit pneumatischer Oberarmblutsperre und mit der Technik, die 1961 durch Boyd und Anderson beschrieben wurde. Man beginnt über einen palmaren Zugang nach „Henry" am proximalen Vorderarm. Die Bizepssehne wird aufgesucht und bis zu ihrer Insertionsstelle am proximalen Radius dargestellt. Die Sehne kann nun von der Insertionsstelle mühelos gelöst werden, und die Ossifikationen werden aus dem Sehnengewebe herausgeschält. Da die Bizepssehne distal über eine Länge von 3 cm zerrieben und aufgefasert ist, wird sie um diese Distanz gekürzt. Das verbleibende Sehnenende

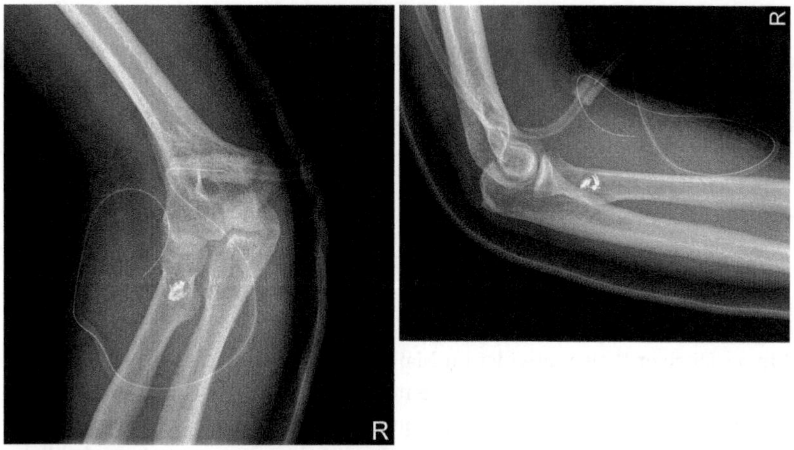


▪ Abb. 35.1

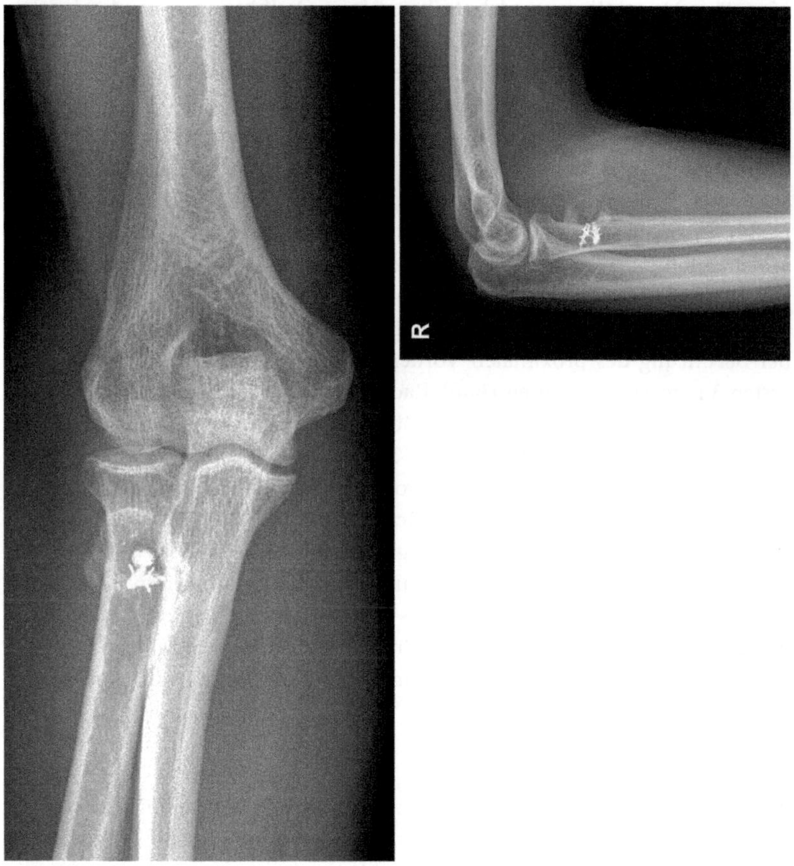


▪ Abb. 35.2

ist zu kurz, um den deutlich längeren Weg nach posterior an die Tuberositas radii zu überbrücken. Daher wird ein Allograft einer Semitendinosussehne in den Stumpf der distalen Bizepssehne eingeflochten. Der eingeflochtene Sehnenallograft wird mit nicht resorbierbaren Fibre-Wire-Fäden der Stärke 2 fixiert.

Anschließend wird eine lange Péan-Klemme zwischen Radius und Ulna von ventral durch die Extensorenmuskulatur nach dorsal subkutan geschoben. An dieser Stelle erfolgt von dorsal am proximalen Vorderarm die zweite In-

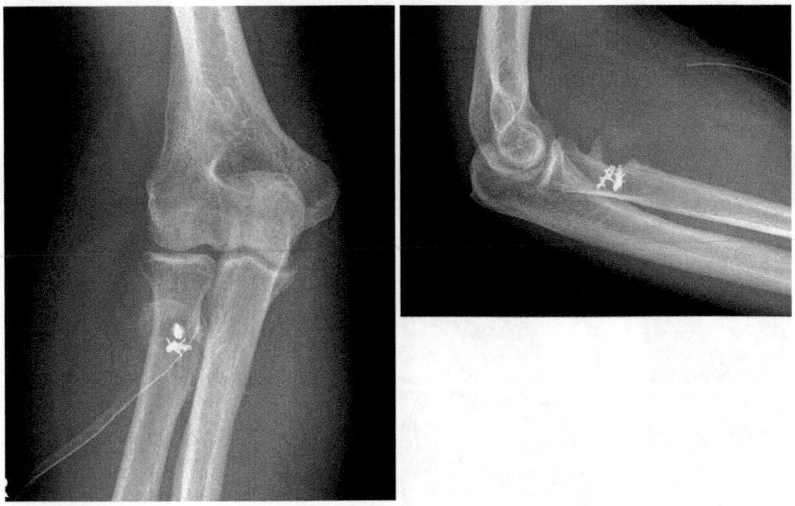

Abb. 35.3

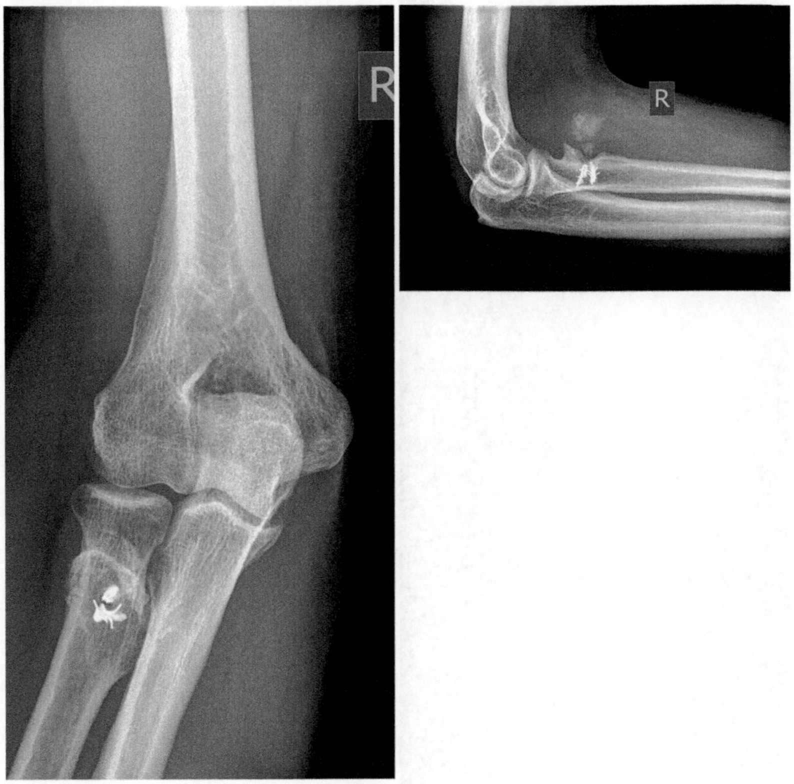


Abb. 35.4

zision. Durch stumpfes Spreizen der Extensorenmuskulatur gelangt man von dorsal direkt auf den Radius. Bei maximaler Pronation und Flexion stellt man die Tuberositas radii dar. An der Tuberositas wird nun mit einer Fräse die Kortikalis eröffnet und eine ovale Öffnung von ca. 5×15 mm in die Markhöhle gefräst. Daneben werden 3 2-mm-Bohrlöcher gesetzt. Die mit Allograft augmentierte Bizepssehne wird am Ende mit 2 Fibre-Wire-Fäden Stärke 2 angeschlungen und von ventral zwischen Ulna und Radius nach dorsal gezogen.

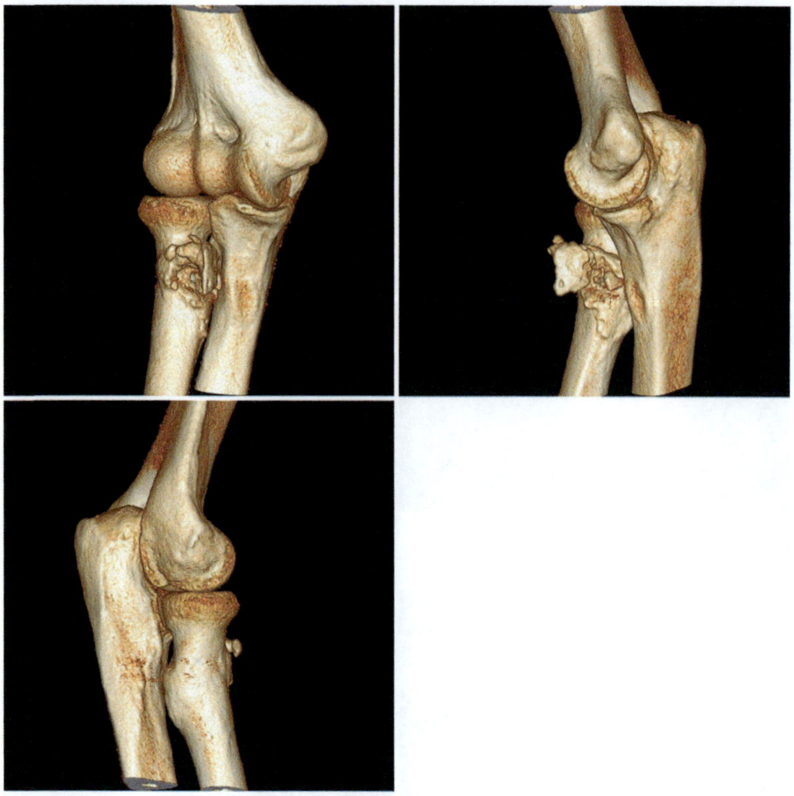

Abb. 35.5

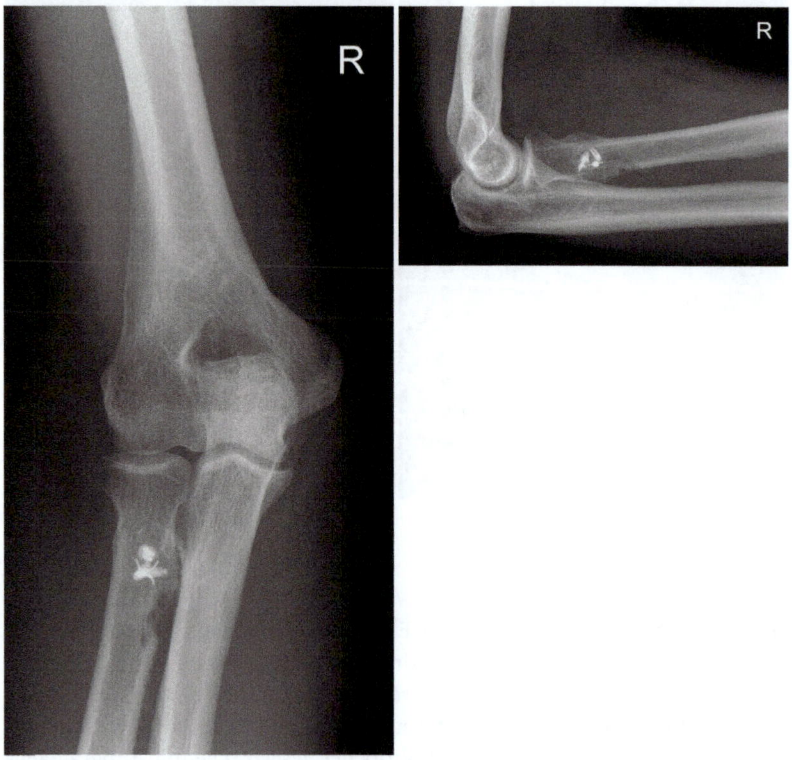


Abb. 35.6

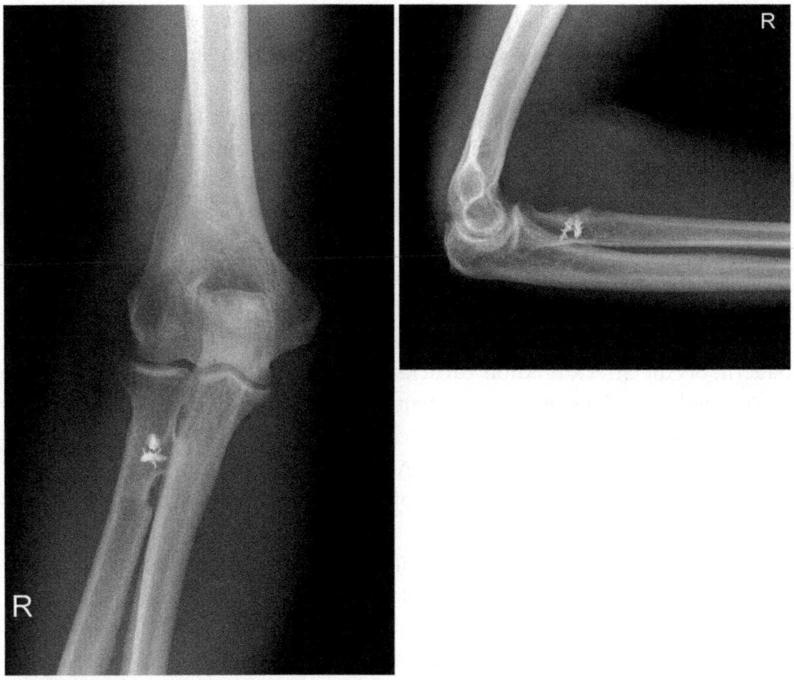


■ Abb. 35.7

Die Fäden werden durch die 2-mm-Bohrlöcher gezogen, und somit wird die Bizepssehne in der Markhöhle des proximalen Radius fixiert.

## ▪ Verlauf

Postoperativ wird der Ellbogen während 2 Wochen in einer Gipsschiene in 90° Flexion gelagert. Aus dieser Schiene erfolgen lediglich passiv geführte Bewegungen in die volle Flexion und in leichte Extension bis 60°. Anschließend wird eine Oberarmorthese mit blockierbarem Gelenkteil und einer Extensionsblockade bei 60° für weitere 2 Wochen angelegt. Die Extensionsblockade wird anschließend für 2 Wochen auf 30° und dann für 2 Wochen auf 0° – also volle Extension – eingestellt. Während dieser Zeit wird lediglich passiv mobilisiert. Nach 8 Wochen wird die Orthese entfernt, und die aktive Mobilisation beginnt. Außerdem wird zusätzlich Diclofenac 3×50 mg/d per os während 2 Wochen verordnet als zusätzliche Prävention vor heterotopen Ossifikationen.

Unmittelbar nach dem Eingriff präsentiert der Patient eine schlaffe Lähmung der Handgelenk- und Langfingerstrecker. Neurologisch besteht eine Neurapraxie des Ramus dorsalis nervi radialis. Der Patient erhält zum Schutz vor Beugekontrakturen eine Handgelenkmanschette. Nach 6 Wochen normalisiert sich die Streckfunktion wieder vollständig. Nach 8 Wochen kann der Patient den Ellbogen schmerzfrei voll strecken und bis 130° beugen. Radiologisch ist die neue Insertionsstelle gut erkennbar am Ort der Tuberositas radii. Heterotope Ossifikationen sind nicht vorhanden (■ Abb. 35.6). Nach 3 Monaten kann der Patient wieder in seiner ursprünglichen Tätigkeit als Plattenleger arbeiten. Auch 1 Jahr postoperativ sind keine neuen heterotopen Ossifikationen erkennbar bei praktisch seitengleicher Ellbogenbeweglichkeit (■ Abb. 35.7).

## ▪ Diskussion

Für die korrekte Reinsertion der distalen Bizepssehne ist es entscheidend, die Tuberositas radii darzustellen und den Sehnenstumpf an dieser Stelle des Radius zu fixieren. Die Technik des ventralen und dorsalen Zugangs von Boyd und Anderson erlaubt eine gute Darstellung des proximalen Radius und der Tuberositas. Es besteht aber die Gefahr der Radialisparese, da sich der Ramus dorsalis nervi radialis in unmittelbarer Nähe der Tuberositas radii befindet und durch das Auseinanderspreizen der Extensorenmuskulatur leicht komprimiert werden kann. In Fällen eines postoperativen Extensionsverlusts der Langfingerstrecker nach distaler Bizepsrekonstruktion empfiehlt sich umgehend eine neurologische Untersuchung, einerseits, um die strukturelle Integrität des Nervs nachzuweisen, und andererseits, um Patient und Operateur zu beruhigen. In der Regel handelt es sich um Neurapraxien, bei denen das Erholungspotenzial 100 %ig ist. Es kann aber unter Umständen bis zu 6 Monate dauern, bis die Streckfunktion zurückkehrt. Bei einer derartigen Neurapraxie ist es in jedem Fall wichtig, den Patienten eine Langfingerschiene anzupassen, um Beugekontrakturen im Handbereich vorzubeugen.

Für Revisionsoperationen dieser Art oder auch bei distalen Bizepsrupturen, die älter als 8 Wochen sind, empfiehlt es sich, einen Sehnenallograft in Bereitschaft zu haben. Es können auch autologe Sehnen, wie die Palmaris-longus-Sehne, verwendet werden. Da sie aber nur inkonstant vorhanden sind und ihre Entnahme eine zusätzliche Wunde setzt, geben wir dem Sehnenallograft den Vorzug.

Die Bildung heterotoper Ossifikationen am Ellbogen nach Reinsertion der distalen Bizepssehne ist ein relevantes Problem. Zur Prophylaxe von heterotopen Ossifikationen wird eine einmalige präoperative Bestrahlung empfohlen, die aber nur wirksam ist, wenn der Revisionseingriff innerhalb von 4 Stunden nach der Bestrahlung erfolgt. Außerdem ist eine postoperative Prophylaxe mit Mefenacid oder Diclofenac für 2 Wochen empfehlenswert.

# Laterale und mediale Epikondylitiden unterschiedlicher Ätiologien

# Tennisellbogen mit Partialruptur der Extensorenansätze am Epicondylus radialis

*S.F. Schindele*

## ▪ Klinischer Fall

Ein 46-jähriger sportlicher Patient stellt sich mit radialseitigen Beschwerden am Ellbogen rechts in der Sprechstunde vor. Aufgetreten sind die belastungsabhängigen Schmerzen nach einem Sturz beim Tragen eines Computers und direktem Kontusionstrauma des linken Ellbogens. Nach anfänglicher Besserung ist es dann zu persistierenden Beschwerden am Epicondylus radialis gekommen. Während 10 Monaten wurden verschiedene konservative Therapiemaßnahmen – Physiotherapie, Stretching, Querfriktionen, Dry-Needling, Carbostesininfiltrationen – eingesetzt, die zu keiner Reduktion der Beschwerden führten. Eine Steroidinfiltration am Epicondylus radialis konnte zwischenzeitlich die Beschwerden deutlich bessern. Wegen der anhaltenden Beschwerden während der manuellen Tätigkeit in seinem Beruf als Büromöbellieferant und beim Kraftsport erfolgte die Zuweisung zum orthopädischen Chirurgen.

Klinisch zeigt sich eine deutliche Druckdolenz im Bereich der Extensorenansätze am Epicondylus radialis und gut 1 cm distal desselben. Die Handgelenkextension gegen Widerstand und auch die Streckung der Finger, insbesondere des Mittelfingers, sind deutlich abgeschwächt und schmerzhaft. Der Ellbogen selbst ist frei beweglich. Das humeroradiale Gelenk und die Supinatorloge sind nicht druckdolent. Radiologisch findet sich ein unauffälliger Befund. Im MRI zeigt sich eine Partialruptur der Extensorenansätze am Epicondylus radialis (◘ Abb. 36.1). In den coronalen und axialen T2-Schichten (◘ Abb. 36.2) findet sich zusätzlich ein leichtes „bone bruise" im Bereich der Sehnenansätze am Epicondylus radialis. Aufgrund der persistierenden Beschwerden unter der konservativen Therapie und dem eindeutig positiven MRI-Befund wird die Indikation zur Operation mit Revison der Extensorenansätze nach Nirschl gestellt.

## ▪ Operative Therapie

In Plexusanästhesie und Oberarmblutleere wird der Eingriff in Rückenlage durchgeführt. Über eine 4 cm lange, geschwungene Hautinzision werden die Sehnenansätze am Epicondylus radialis dargestellt. Hierbei kann die partielle Ablösung der Sehnenansätze am Epikondylus bestätigt werden. Ursächlich sind mukoide Degenerationsherde – partielle Nekrosen im Sehnengewebe – mit einer umgebenden Ödembildung und kleinen Zystenbildungen im Sehnengewebe. In der Technik nach Nirschl werden die Sehnenansätze der Handgelenkextensoren debridiert und sämtliches nekrotisches Sehnengewebe entfernt. Zusätzlich wird eine kleine Epikondylektomie von 2 mm am Epikondylus radialis durchgeführt, um wieder eine gut vaskularisierte Refixationsstelle für die Sehnenansätze zu schaffen. Dann werden die radialen Extensorenansätze am umliegenden Fasziengewebe refixiert. Postoperativ wird in einer Oberarmschiene mit Einschluss des Handgelenks für 4 Tage immobilisiert.

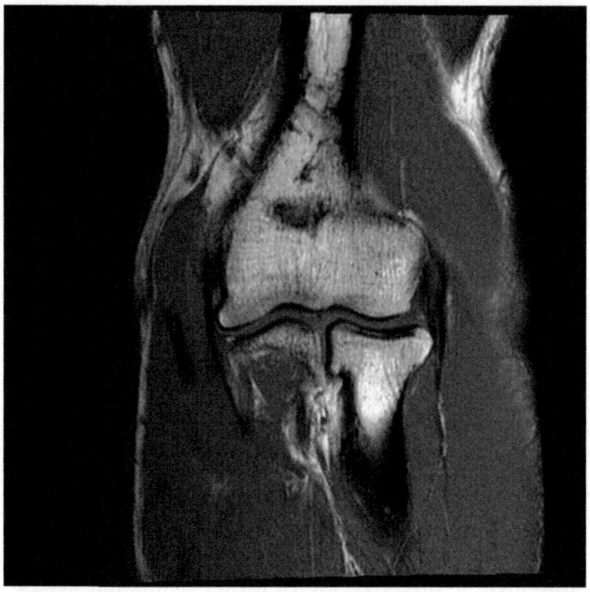

Abb. 36.1

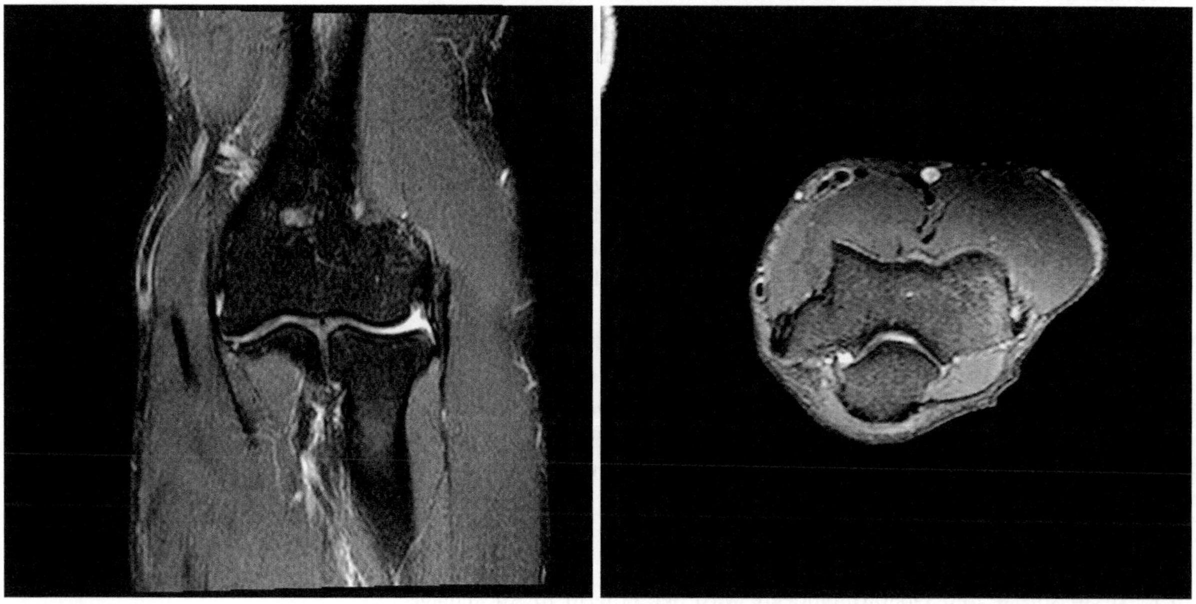

Abb. 36.2

36

## Verlauf

Bei komplikationslosem postoperativen Verlauf konnte nach 14 Tagen auf eine Handgelenkmanschette gewechselt werden. Der Ellbogen zeigt nach 10 Tagen eine freie Beweglichkeit. Mit leichten belastenden Übungen der Handgelenkextensoren wurde nach 4 Wochen begonnen. Eine Vollbelastung war 8 Wochen postoperativ wieder schmerzfrei möglich.

## Diskussion

Der sog. Tennisellbogen – Epicondylitis humeri radialis – stellt ein häufiges Problem am Ellbogen in der orthopädischen Sprechstunde dar. Meist sind die Beschwerden langwierig oder treten rezidivierend auf. In therapieresistenten

Fällen können hierfür kleinste Sehnennekrosen, sog. mukoide Degenerationen, ursächlich sein. Im Kernspintomogramm (MRT) können solche Sehnennekrosen als Partialrupturen der Sehnenansätze dargestellt werden, wobei teilweise in den fettsupprimierten T2-Sequenzen auch ein umliegendes Ödem im Bereich der Sehnenansätze sichtbar ist. Bei gescheiterter konservativer Therapie stellt ein Débridement der Sehnennekrosen mit Refixation am Epikondylus ein geeignetes Behandlungsverfahren dar.

# Tennisellbogensymptomatik bei intramuskulärem Hämangiom der Extensoren am radialen Epikondylus

*R.P. Meyer, H.K. Schwyzer, W.O. Frey*

## ▪ Klinischer Fall

Eine 25-jährige Frau, Mutter von 2 Kindern, leidet seit nahezu 6 Jahren an Tennisellbogenbeschwerden links. Die konservative Therapie, unter anderem auch mit Triggerpunktbehandlung, schlägt fehl. Die Schmerzen sind progredient und mit zunehmenden nächtlichen Beschwerden für klassische Tennisellbogenschmerzen eher atypisch. Es erfolgt die Überweisung an unsere Klinik. Die klinische Untersuchung zeigt eine symmetrische Ellbogenbeweglichkeit mit einer Flexion/Extension von 140/0/0° bei einer Pro-/Supination von 90/0/90°. Die Epicondylitis-radialis-Provokationsteste sind positiv. Eine Vergrößerung und Druckdolenz der Extensorenmuskelgruppe links fällt im Vergleich zur Gegenseite auf. Aufgrund des atypischen Verlaufs dieser Epikondylitis wird eine Magnetresonanzuntersuchung durchgeführt. Die MRI-Bilder zeigen eine umschriebene Alteration im Muskelbauch der proximalen Extensoren, am ehesten einem intramuskulären Hämangiom entsprechend (◘ Abb. 37.1). Eine zusätzlich veranlasste 3-Phasen-Szintigraphie ergibt keine Anhaltspunkte für einen entzündlichen Prozess. Die Indikation zur operativen Exzision des intramuskulären Hämangioms wird gestellt.

## ▪ Operative Korrektur

Über eine gerade Inzision distal des Epicondylus humeri radialis wird auf die Extensorenmuskulatur eingegangen. Die Faszie wird eröffnet. Es zeigt sich die erwartete tumoröse Masse. Der makroskopische Befund entspricht einem Hämangiom im proximalen Bereich des Musculus extensor carpi radialis longus und brevis sowie auch des angrenzenden M. extensor digitorum (◘ Abb. 37.2). Das Gefäßkonvolut wird unter Schonung des Nervus radialis aus der Muskulatur herauspräpariert (◘ Abb. 37.3). Die histologische Untersuchung bestätigt die Diagnose eines arteriovenösen Hämangioms.

## ▪ Verlauf

Einen Monat nach der Intervention ist die Patientin beschwerdefrei. Die Ellbogenbeweglichkeit ist frei, ebenso die Handgelenkbeweglichkeit. Die periphere Sensomotorik ist intakt. Weitere Kontrollen finden bei Bedarf statt.

## ▪ Diskussion

Das klinische Erscheinungsbild der Epicondylitis humeri radialis ist äußerst vielfältig. Entsprechende Fehleinschätzungen sind nicht selten. Bei einer 20-jährigen Frau mit in der Folge über 6 Jahre persistierenden „Tennisellbogenbeschwerden" kann die Symptomatik nicht einfach als Epikondylitis klassiert werden. Erst die Schwellung mit Asymmetrie im Bereich der Extensoren ließ in diesem Fall hellhörig werden. Die MRI-Untersuchung führte zur korrekten Diagnose.

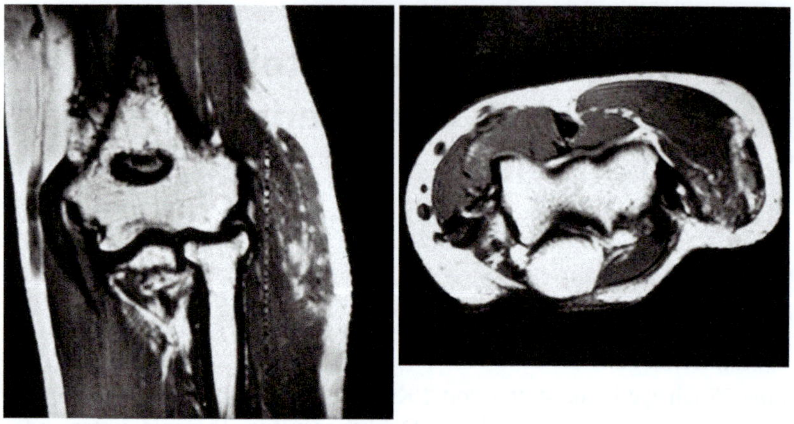

Abb. 37.1

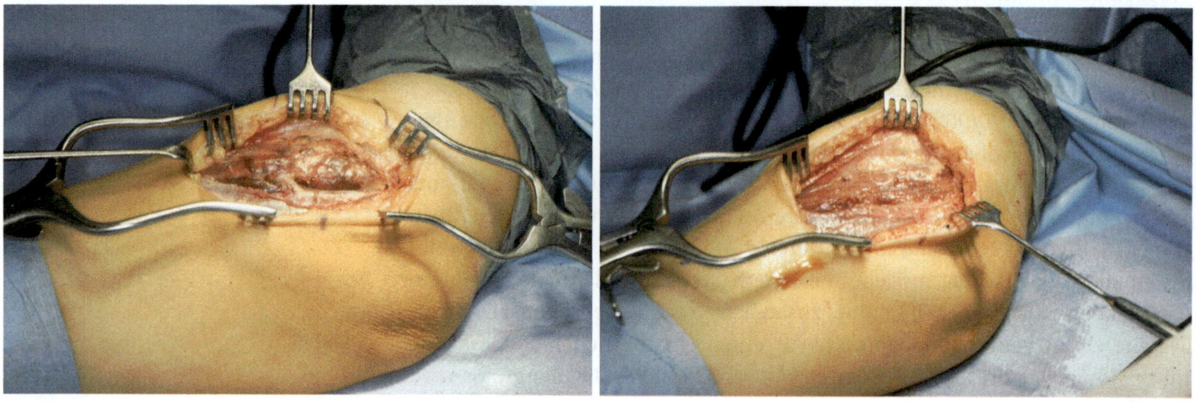

Abb. 37.2



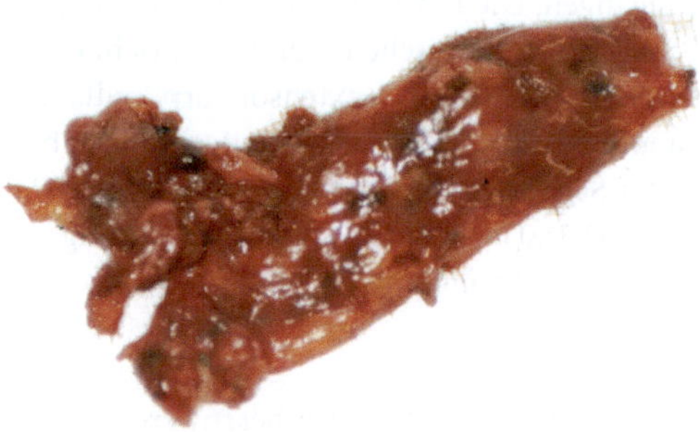

Abb. 37.3

# Ellbogenschmerzen durch Muskelhypertrophie

*R.P. Meyer, H.K. Schwyzer, W.O. Frey*

## ■ Klinischer Fall

Ein 14-jähriger Gymnasiast ist seit mehreren Jahren als zukünftiger Eliteschwimmer in ein intensives Trainingsprogramm eingespannt. Nachdem einige Monate zuvor das wöchentliche Schwimmtraining auf 10 Stunden gesteigert worden ist, bemerkt der Jugendliche an seinem linken, adominanten Ellbogen eine Schwellung dorsolateral. Nach längeren Trainingseinheiten kommt es zu belastungsabhängigen Schmerzen im Bereich dieser Weichteilschwellung. Der Patient wird zur weiteren Abklärung an unsere Klinik überwiesen.

Die klinische Untersuchung zeigt eine generalisierte Kapselbandlaxität. Eine eigentliche Instabilität am linken Ellbogen kann nicht nachgewiesen werden. Die Ellbogenbeweglichkeit ist symmetrisch. Bei forcierter Pronation des linken Ellbogens kommt es zu einem indolenten Knacken mit Schnappen des Gelenks in Endstellung, ähnlich wie bei einer „pronation douloureuse". Es findet sich keine umschriebene Druckdolenz. Ein ausgeprägter Weichteiltumor liegt dorsoradial hinter dem Epicondylus lateralis, in etwa dem Verlauf des Musculus anconaeus entsprechend, vor. Es besteht eine diffuse Druckschmerzhaftigkeit, insbesondere entlang dem Ansatz des M. anconaeus an der Ulna. Die konventionellen Röntgenbilder in 2 Ebenen zeigen keine pathologischen Befunde. Die MRI-Bilder dokumentieren eine deutliche Hypertrophie des M. anconaeus (■ Abb. 38.1).

## ■ Verlauf

Bei altersbedingter, nicht pathologischer Kapselbandlaxität wird der M. anconaeus zur besseren Stabilisierung bei hoher physischer Beanspruchung entsprechend gefordert und hypertrophiert. Es tritt eine Insertionstendinopathie am breitflächigen Ansatz des M. anconaeus an der Ulna auf. Die Therapie ist eine konservative: Die Crawltechnik wird verbessert. Ein spezifisches Trainingsprogramm zur Stabilisierung des laxen Ellbogengelenks wird installiert. Physikalische Therapie und Weichteiltechniken werden im Bereich der Insertionstendinopathie an der Ulna eingesetzt. Durch diese Behandlungsmaßnahmen wird der Patient beschwerdefrei. Der Schwimmer verbessert in der Folge seine persönlichen Bestleistungen deutlich. Die Hypertrophie des M. anconaeus persistiert, bleibt jedoch schmerzfrei.

## ■ Diskussion

Interessant ist die Tatsache, dass eine physiologische Situation an diesem linken Ellbogen unter Last derart entgleisen kann. Die Kapselbandlaxität ist für das Alter des Patienten normal. Die Schwimmtechnik ist noch nicht ausgereift und perfektioniert. Um die muskuläre Stabilisierung des Gelenks zu verbessern, hypertrophiert die gelenknahe Muskulatur. Es tritt eine Insertionstendinopathie am ulnaren Ansatz des M. anconaeus auf. Mit gezielter Physiotherapie und Korrektur der Schwimmtechnik wird der Athlet wieder beschwerdefrei.

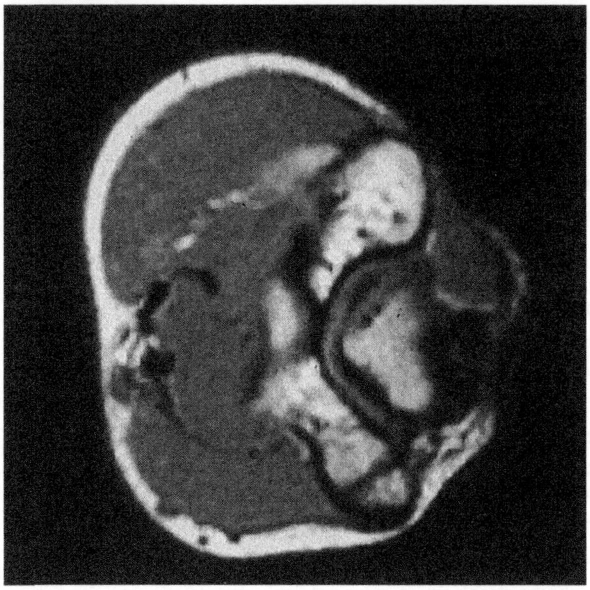

**Abb. 38.1**

# Sensomotorisches Kubitaltunnelsyndrom – Sulcus-ulnaris-Syndrom

*S.F. Schindele*

## ▪ Klinischer Fall

Ein 71-jähriger Patient wird auf Zuweisung der neurologischen Abteilung im Hause in der handchirurgischen Sprechstunde vorstellig. Er beklagt ein unangenehmes Taubheitsgefühl im Kleinfinger und im ulnarseitigen Ringfinger seit 7–8 Monaten. Zusätzlich ist ihm ein Kraftverlust der betroffenen Hand aufgefallen. Dies bemerkte er zuerst beim Halten des Skistocks während des Skitourengehens, dann zusätzlich beim Festklemmen von Gegenständen zwischen Daumen und Zeigefinger, wie beispielsweise beim Umdrehen eines Schlüssels. Er erwähnt eine Ellbogenfraktur vor 56 Jahren, wobei seit dieser Zeit eine Einschränkung der endgradigen Ellbogenstreckung bekannt ist. Diese störe jedoch nur wenig, und er habe seinen Beruf als Polizist stets gut absolvieren können. Klinisch findet sich eine deutliche Hypästhesie am ulnarseitigen Ringfinger, Kleinfinger und der ulnaren Handkante. Motorisch finden sich eine Schwäche der ulnarisinnervierten intrinsischen Muskulatur und eine deutliche Muskelatrophie in der 1. Kommissur. Der Schlüsselgriff ist mit 3 kg stark eingeschränkt (gesunde Gegenseite: 8,5 kg), und das Froment-Zeichen ist positiv.

Radiologisch zeigt sich eine alte Fraktur am Ellbogen mit Deformität des Epicondylus ulnaris (◘ Abb. 39.1). Im zusätzlich durchgeführten MRT (◘ Abb. 39.2) zeigt sich eine fast komplette Pseudarthrose eines großen Fragments des Epicondylus ulnaris. Zusätzlich liegt eine diffuse Verdickung mit chronischer Neuropathie des Nervus ulnaris proximal des Sulcus vor. Die elektrophysiologisch neurologische Untersuchung dokumentiert eine schwere sensomotorische Ulnarisneuropathie mit chronischer Denervierung und axonalem Nervenschaden. Zusätzlich besteht eine deutlich verlangsamte Nervenleitgeschwindigkeit über dem Unterarm und besonders stark ausgeprägt über dem Sulcus.

Nach eingehender Besprechung der Situation mit dem Patienten wird die Indikation zur Dekompression des Nervus ulnaris gestellt. Primär geplant ist eine langstreckige endoskopische Entlastung. Mit dem Patienten wird aufgrund der besonderen Anatomie jedoch vereinbart, das genaue operative Prozedere endgültig intraoperativ festzulegen und eine Vorverlagerung des Nervs in Erwägung zu ziehen.

## ▪ Operative Entlastung des Nervus ulnaris durch endoskopische Dekompression

Rund 3 Wochen nach primärer Beurteilung in der handchirurgischen Sprechstunde wird die endoskopische Dekompression des Nervs in Rückenlage und Allgemeinanästhesie durchgeführt. Über eine kurze Hautinzision von 3 cm über dem Sulcus wird der Nerv dargestellt und dann mit einer Kornzange ein epifaszialer subkutaner Tunnel nach proximal und distal auf einer Länge von jeweils 10 cm präpariert. Dann wird mittels eines Spezialdissektors unter endoskopischer Sicht mit einer 30°-Winkeloptik das Weichteilgewebe beiseite

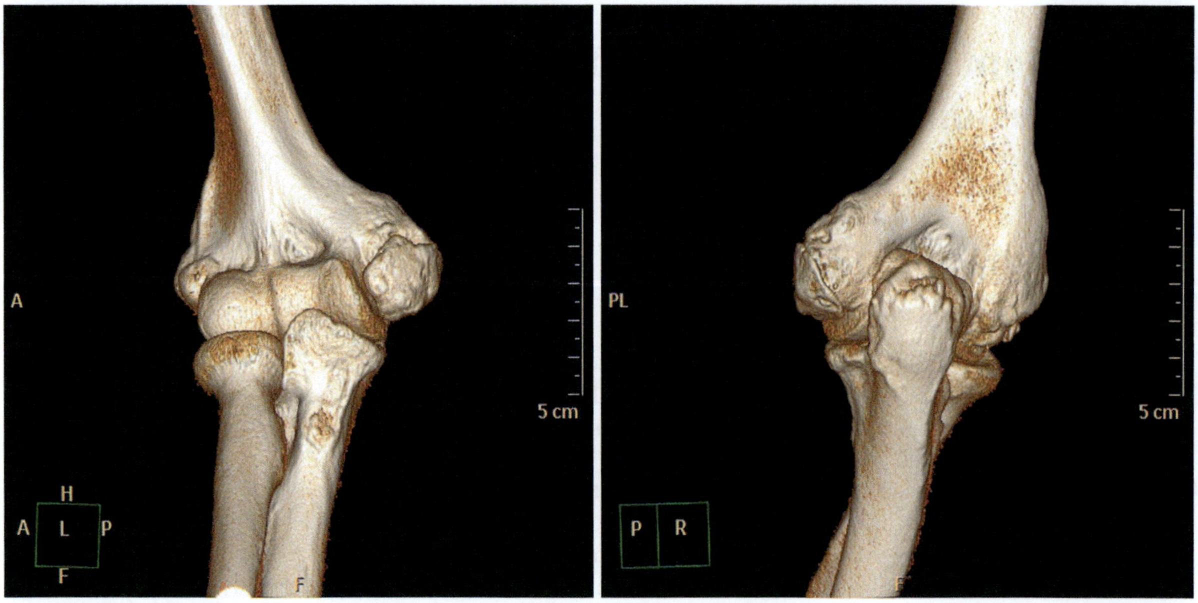


■ **Abb. 39.1**

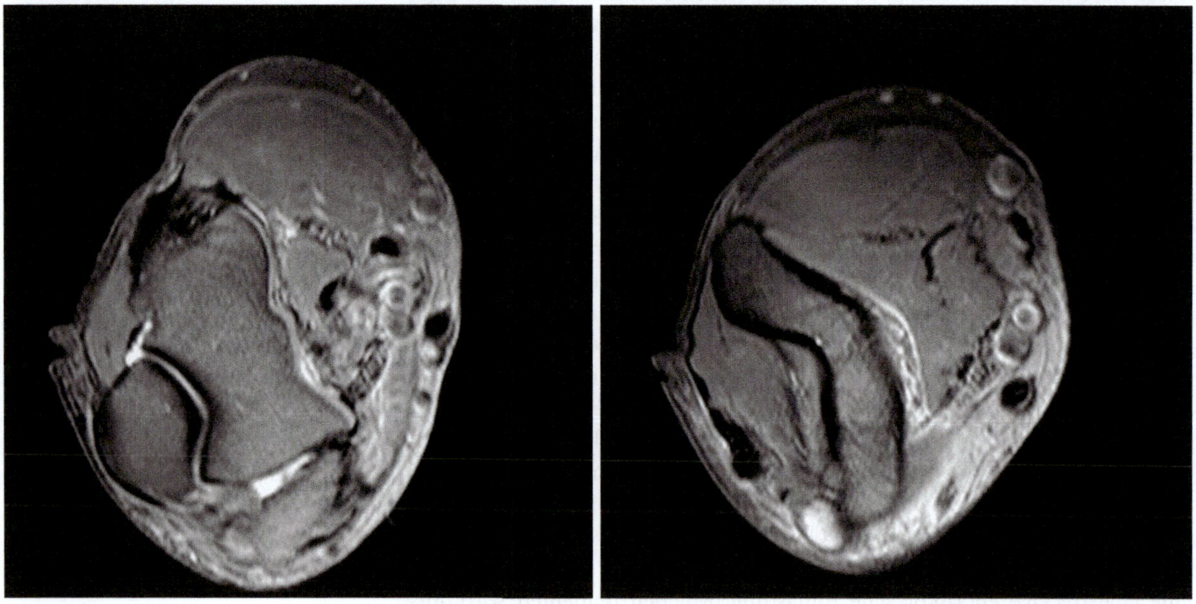



■ **Abb. 39.2**

gehalten und der Nerv nach distal in seinem Verlauf in die Muskelbäuche des Flexor carpi ulnaris vollumfänglich dekomprimiert. Bei der langstreckigen Dekompression bestätigt sich der im MRT sichtbare Kalibersprung des Nervs mit erheblicher Verdickung am Eingang des Sulcus (■ Abb. 39.3). Da der Nerv keine Subluxation bei Ellbogenbeugung aufweist und auf endoskopischem Weg minimalinvasiv vollständig dekomprimiert werden kann, wird auf die zusätzliche Vorverlagerung verzichtet.

### ■ Verlauf

Der postoperative Verlauf ist komplikationslos. Es zeigt sich lediglich, wie erwartet, ein Hämatom von ca. 25 cm auf der Dekompressionsstrecke am ulnar-

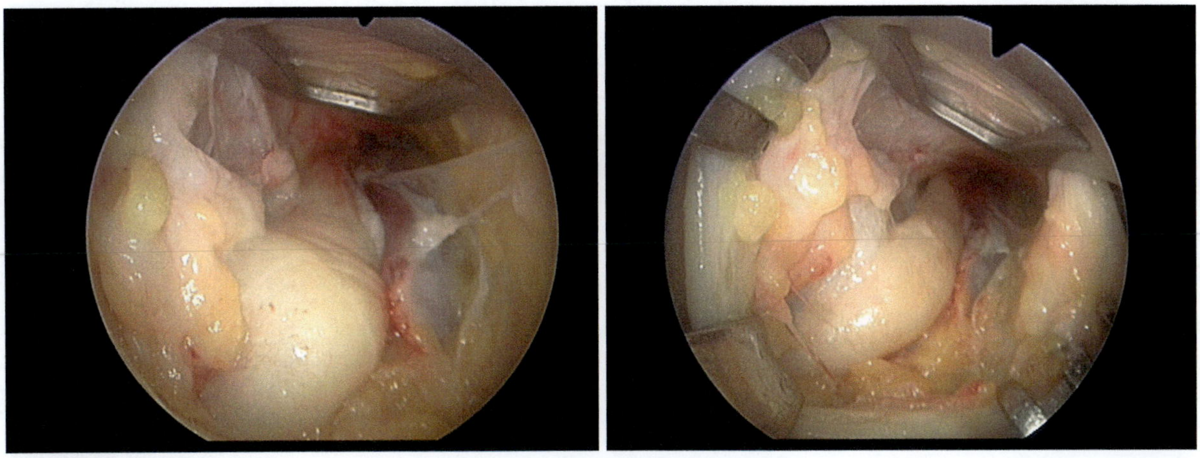

Abb. 39.3

seitigen Ober- und Unterarm. Der Ellbogen ist sofort wieder frei beweglich, wobei eine Limitierung der Ellbogenflexion (>120°) zur Prophylaxe einer Nervenluxation über den Epikondylus für die ersten 14 Tage verordnet wird. Die Nerverholung zeigt langsam eine Besserung, wobei auch 6 Monate nach dem Eingriff immer noch eine leichte Hypästhesie im Bereich der ulnaren Finger besteht. Auch die Kraft zeigt eine langsame Verbesserung. Im Alltag ist der Patient jedoch nur noch leichtgradig behindert.

## Diskussion

Die Kompression des Nervus ulnaris im Bereich des Sulcus stellt das zweithäufigste periphere Nervenkompressionssyndrom nach dem Karpaltunnelsyndrom dar. Mehrmonatige Verläufe führen zwangsläufig zu einem erheblichen Nervenschaden, wobei neben dem Sensibilitätsverlust auch noch eine motorische Schwäche eintritt. Insbesondere ein schwerer axonaler Schaden des Nervs zeigt auch langfristig trotz operativer Entlastung nur selten eine vollständige Erholung. Die endoskopische Dekompression des Nervs ist eine minimalinvasive Methode, um den Nerv langstreckig sicher zu entlasten und somit die Voraussetzung für eine Nervenerholung zu schaffen.

# Ellbogenimpingement

# Posteroradiales Ellbogenimpingement bei humeroradialer Plica synovialis

*R.P. Meyer, H.K. Schwyzer*

## ▪ Klinischer Fall

Ein 68-jähriger Patient erscheint am 04.05.2009 in unserer Sprechstunde zwecks Einholung einer Zweitmeinung. Er klagt seit über einem Jahr über Schmerzen in seinem linken Ellbogen bei Rechtshändigkeit. Ein Unfallereignis liegt nicht vor. Der zuvor konsultierte Rheumatologe äußerte den Verdacht einer Chondrokalzinose. Eine intraartikuläre Steroidinfiltration brachte keine Schmerzlinderung. Die Beschwerden akzentuierten sich im Anschluss an Nordic Walking mit zusätzlich massiver Einschränkung der Ellbogenbeweglichkeit. Bis zur Konsultation bei uns normalisierte sich die Bewegungsamplitude am linken Ellbogen wieder. Der polysportive Patient ist durch die Ellbogenschmerzen deutlich gehandicapt. Die Ellbogengelenkbeweglichkeit ist symmetrisch, nicht schmerzhaft, bei leichter Überstreckbarkeit. Es findet sich eine deutliche Druckdolenz im dorsoradialen Gelenkkompartiment mit auch leichtgradiger Druckdolenz über den Extensorenansätzen des radialen Epikondylus. Die Gelenkstabilität ist gut. Der Nervus ulnaris verläuft im Sulcus ulnaris. Die konventionellen Röntgenbilder des linken Ellbogens zeigen keine Hinweise für ossäre, freie Gelenkkörper bei gut erhaltenem Gelenkspalt (◘ Abb. 40.1). Die klinische Verdachtsdiagnose einer impingierenden Plica humeroradialis wird mit einer Arthro-MRI-Untersuchung bestätigt. Osteochondrale Läsionen liegen nicht vor (◘ Abb. 40.2). In Anbetracht der seit 1 Jahr anhaltenden Beschwerden ist die Indikation zur Arthroskopie mit Plicaresektion am linken Ellbogen gegeben.

## ▪ Operative Korrektur

Der Eingriff erfolgt am 25.08.2009. In Rechtsseitenlage wird bei hängendem linken Vorderarm über die Portale superomedial, „soft spot" sowie posteroradial eingegangen. Im ventralen Kompartiment bestehen unauffällige Verhältnisse. Die Gelenkkapsel ist weit, die Bänder sind intakt bei altersentsprechendem Knorpel. Nach Eingehen durch das posteroradiale Portal zeigt sich eine freie Fossa olecrani. Der Knorpel an der Trochlea ist intakt. Es bestätigt sich die dorsoradiale Plica, welche ins Gelenk hineinragt und den Knorpel im unmittelbar darunterliegenden Radiusköpfchen tangiert. Die posteroradiale Kante wurde dadurch destruiert. Über den „soft spot" wird der gebogene Synovektomieshaver eingeführt und die Plica reseziert.

## ▪ Verlauf

Initial wird physiotherapeutisch geführte, freie aktive und passive Ellbogenmobilisation verordnet. Sekundär wird die Muskulatur auftrainiert. 6 Wochen postoperativ ist der Patient zufrieden. Die präoperative Schmerzsymptomatik ist vollständig verschwunden. Die Ellbogenbeweglichkeit ist frei und mit einer Flexion/Extension von 140/0/0° symmetrisch. Dorsoradial besteht keine Druckdolenz mehr. Knapp 2 Jahre nach dem Eingriff ist der Patient mit seinem linken Ellbogen vollauf zufrieden. Die Ellbogenbeweglichkeit beträgt beidseits in Flexion/Extension 145/0/0° bei einer Pro-/Supination von

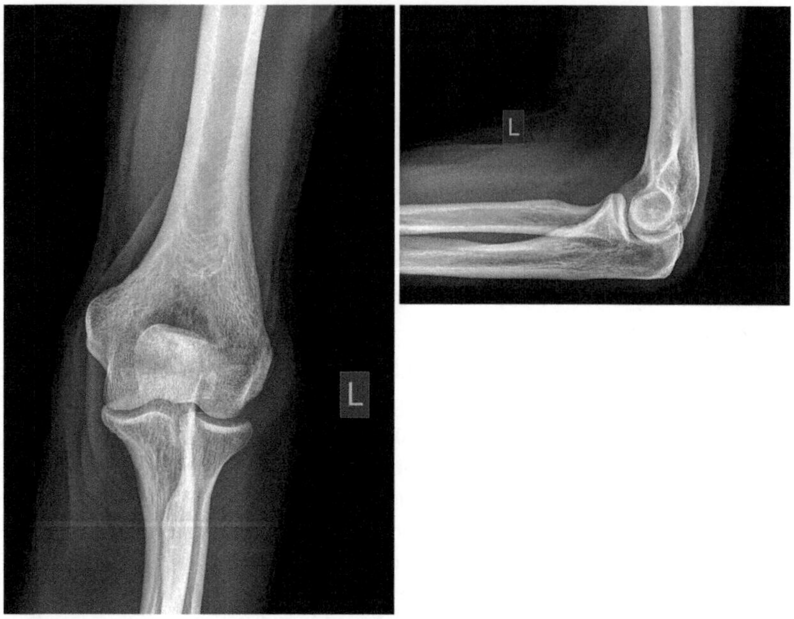


■ **Abb. 40.1**

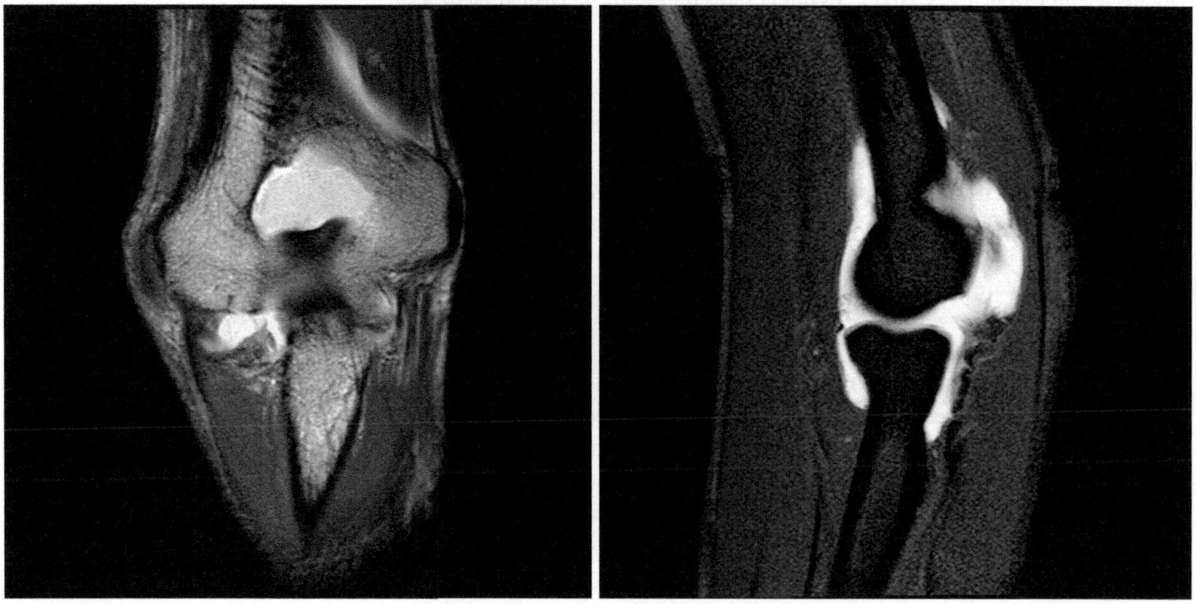

■ **Abb. 40.2**



90/0/80°. Eine Druckdolenz dorsoradial besteht nicht mehr. Der Patient ist voll sportfähig.

## ■ Diskussion

Die dorsoradiale Plica am Ellbogen mit Impingementbeschwerden ist selten. Um sie diagnostizieren zu können, muss man vor allem wissen, dass es diese pathologische Struktur gibt. Bei der früher in solchen Fällen vorgenommenen explorativen Ellbogenarthrotomie wurde oft bereits durch den Zugang die Plica alteriert und dadurch eine sichere Diagnose verhindert. Mit Arthro-MRI und arthroskopischer Exzision haben wir heute diagnostisch und therapeutisch ideale Möglichkeiten, um dem Patienten zu helfen.

# Laterales humeroulnares Ellbogenimpingement bei Plicasyndrom

*R.P. Meyer, H.K. Schwyzer, W.O. Frey*

## ▪ Klinischer Fall

Eine 19-jährige Frau, als Eiskunstläuferin auf hohem Niveau aktiv, meldet sich in unserer Klinik, nachdem eine Woche zuvor plötzlich Ellbogenschmerzen rechts aufgetreten sind. Die Schmerzen kamen ohne Trauma, spontan auf und werden in den lateralen Ellbogen lokalisiert. Sie manifestieren sich jeweils bei rascher Ellbogenflexion, beispielsweise bei den Sprüngen. Sprünge beim Eiskunstlaufen sind so nicht mehr möglich. In der Anamnese wird erwähnt, dass bei der Patientin als Kind gehäuft Episoden von Pronation-douloureuse-Schmerzen aufgetreten seien. Die klinische Untersuchung ergibt eine symmetrische Ellbogenbeweglichkeit mit einer Flexion/Extension von 130/0/0° bei freier Pro-/Supination. Bei etwa 60° Flexion tritt ein inkonstantes, leichtes Schnappen dorsoradial auf. Die konventionellen Röntgenbilder des rechten Ellbogens zeigen keine pathologischen Befunde. Die zusätzlich veranlasste MRI-Untersuchung dokumentiert einen kleinen Reizerguss bei fraglicher hypertropher Plica dorsoradial (◘ Abb. 41.1). In Anbetracht der deutlichen Symptomatik stellen wir die Indikation zur Arthroskopie.

## ▪ Operative Korrektur

In Linksseitenlage werden bei hängendem rechten Vorderarm die 3 Arthroskopieportale gesetzt: proximal-medial für das vordere Kompartiment, am „soft spot" und dorsoradial für das hintere Kompartiment. Im vorderen Kompartiment zeigen sich bei relativ weitem Gelenkraum unauffällige Verhältnisse. Die Seitenbänder und das Ligamentum anulare sind intakt. Für eine Osteochondrosis dissecans liegen keine Hinweise vor, insbesondere auch keine freien Gelenkkörper. Im hinteren Kompartiment zeigen sich ebenfalls intakte Knorpelverhältnisse. Dorsoradial findet sich eine derbe Plica mit ausgefasertem freiem Rand, der von radialseits in das humeroulnare Gelenk hineinragt (◘ Abb. 41.2). Mit dem Synovektomieshaver wird die Plica reseziert (◘ Abb. 41.3; ◘ Abb. 41.4).

## ▪ Verlauf

Es erfolgt eine funktionelle Nachbehandlung ohne Restriktionen, initial physiotherapeutisch geführt. Eine erste klinische Kontrolle 3 Wochen postoperativ zeigt einen reizlosen rechten Ellbogen mit endgradig noch um je ca. 5° reduzierter Flexion/Extension bei freier Pro-/Supination. Die Physiotherapie wird weitergeführt. Zum Eiskunstlauftraining trägt die Patientin eine einfache Epitrain-Bandage. 3 Monate nach dem Eingriff ist die Patientin auch bei intensivem Eistraining beschwerdefrei. Die Ellbogenbeweglichkeit ist seitengleich und frei. Die Kraftmessung ergibt mit 36 kg beidseits symmetrische Werte. Besondere Maßnahmen sind nicht mehr notwendig. Weitere Kontrollen finden bei Bedarf statt.

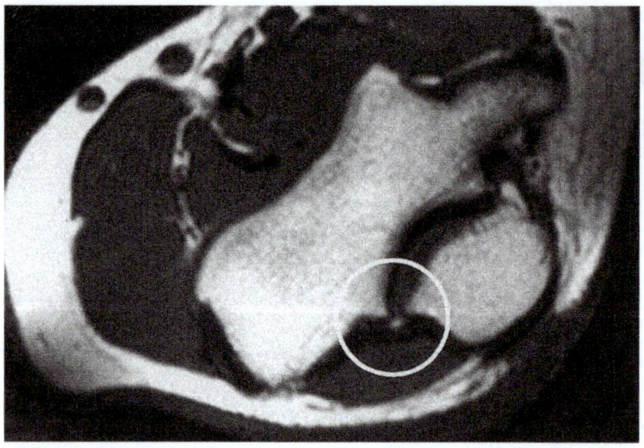

■ **Abb. 41.1**

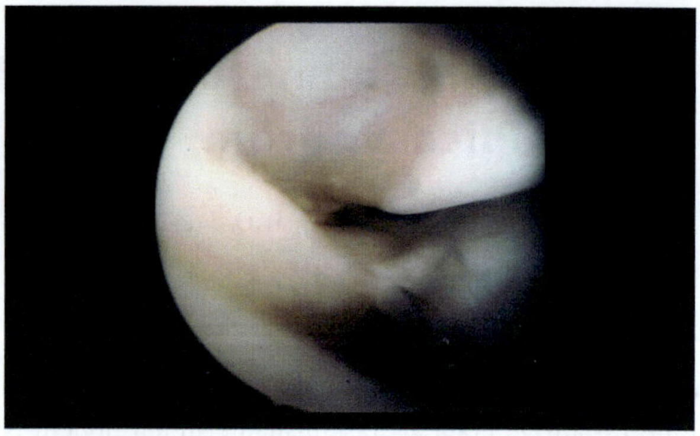

■ **Abb. 41.2**

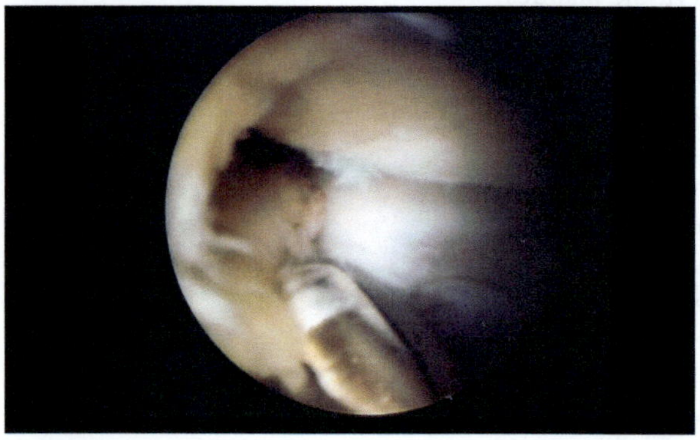

■ **Abb. 41.3**

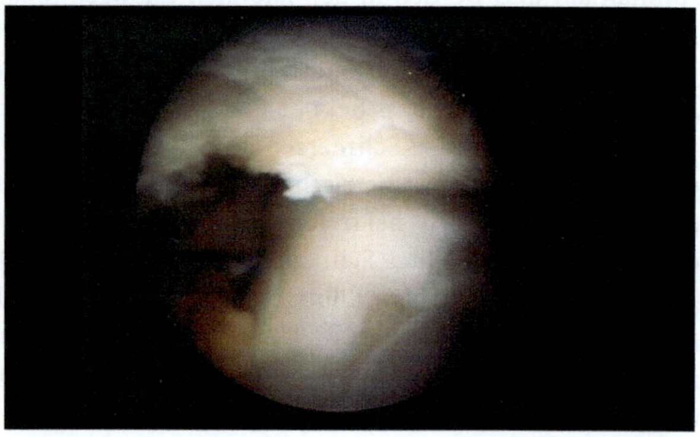

■ **Abb. 41.4**

## ▪ Diskussion

Die Diagnose stand hier vor der klärenden Arthroskopie nicht klar fest. In der Differenzialdiagnose wurde auch an eine Osteochondrosis dissecans gedacht. Dieser Fall bestätigt erneut den hohen Stellenwert der Arthroskopie am Ellbogen. In der Hand des Versierten sollte die Arthroskopie am Ellbogen unseres Erachtens offensiv eingesetzt werden.

# Internes Ellbogenimpingement bei „non union" einer Processus-coronoideus-Avulsionsfraktur Typ I

*R.P. Meyer, H.K. Schwyzer*

## ▪ Klinischer Fall

Im März 2009 verletzt sich eine 27-jährige Elitejudoka bei einer Wurfaktion am linken Ellbogen. Vermutlich erfolgt dabei eine Hyperextension im linken Ellbogen. Wegen persistierender Schmerzen wird wenige Tage nach dem Unfall eine Röntgenabklärung inklusive MRI-Untersuchung durchgeführt. Diese zeigen eine nicht dislozierte Spitzenfraktur des Processus coronoideus, einem Typ I nach Morrey entsprechend, ohne Läsion der Bandstrukturen. Es handelt sich somit um eine Avulsionsverletzung ohne Luxation. Die konservative Therapie mit 3-wöchiger relativer Ruhigstellung und Physiotherapie aus der Schiene heraus wird geplant. Nach 1 Monat setzt die Patientin mit dem Judotraining wieder ein. Nach problemlos erfolgtem Belastungsaufbau treten im Oktober 2009 im Training einschießende Schmerzen in der linken Ellenbeuge auf bei störender Flexionseinschränkung. Die Nativ-MRI-Untersuchung wird im Oktober 2009 wiederholt. Sie zeigt eine „non union" des Coronoidspitzenfragments (◘ Abb. 42.1). Die Patientin wird zur Weiterbehandlung an uns überwiesen. Die Ellbogenbeweglichkeit beträgt in Flexion/Extension rechts 145/0/10°, links 130/0/5° bei seitengleicher Pro-/Supination von 85/0/70°. Am linken Ellbogen besteht ein deutlicher Hyperextensions-/Hyperflexionsschmerz. Die Nativröntgenbilder des linken Ellbogens a.-p./seitlich und 2-mal schräg zeigen die nicht konsolidierte Avulsionsfraktur der Processus-coronoideus-Spitze (◘ Abb. 42.2). Die Indikation zur arthroskopischen Fragmententfernung am Processus coronoideus wird gestellt.

## ▪ Operative Korrektur

Der Eingriff erfolgt am 10.02.2010. In Rechtsseitenlage wird über die Portale superomedial und anterolateral am linken Ellbogen eingegangen. Im ventralen Kompartiment bestehen an der ventralen Kapsel einige narbige Veränderungen bei intaktem Knorpel. Radiusköpfchen, Ligamentum anulare und Seitenbänder sind unauffällig. Es bestätigt sich das nicht konsolidierte, noch narbig mit dem Processus coronoideus verbundene Processus-coronoideus-Spitzenfragment mit einer Größe von ca. 4×6 mm. Über das anterosuperiore Portal wird die Pseudarthrose mit dem gebogenen Meißel durchtrennt und das Fragment mit dem Rongeur in toto entfernt (◘ Abb. 42.3). Postoperativ ist das linke Ellbogengelenk in Narkose stabil.

## ▪ Verlauf

Initial wird eine physiotherapeutisch geführte Rehabilitation mit freier aktiver und passiver Ellbogenmobilisation veranlasst. Die Wettkampftätigkeit wird bei Schmerzfreiheit früh wieder aufgenommen. Die klinische Kontrolle 4 Wochen postoperativ zeigt am linken Ellbogen noch eine Flexionseinbuße von gut 5° bei voller Extension. Die Patientin ist schmerzfrei. Im April 2010, d. h. 2 Monate nach dem Eingriff, gewinnt die Judoka an der Judo-Europameisterschaft die Bronzemedaille.

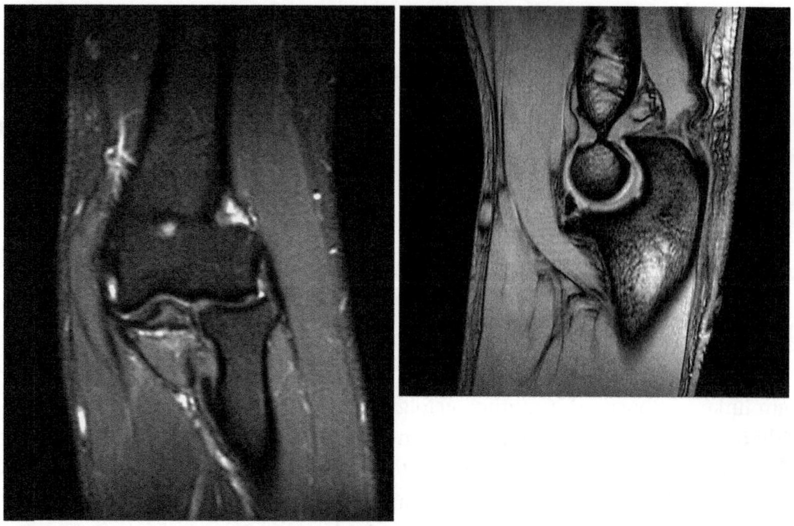

**Abb. 42.1**

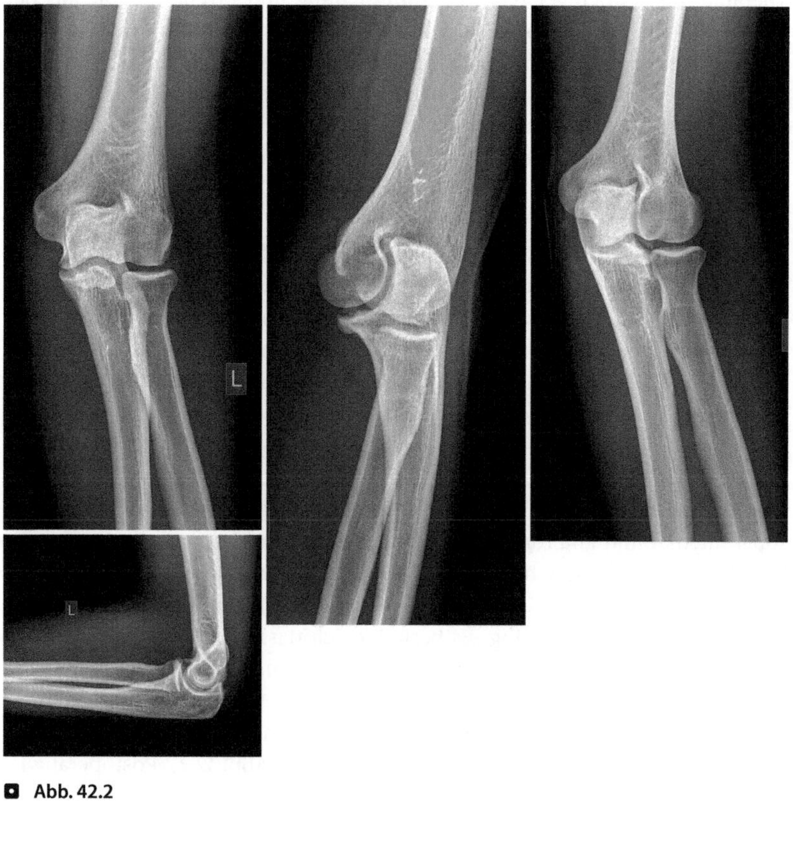


**Abb. 42.2**



## ■ Diskussion

Mit minimalem operativem Aufwand kann hier bei dieser Spitzensportlerin in kürzester Zeit ein optimales Resultat erzielt werden. Die Patientin bringt als junge, sportlich durchtrainierte Frau beste Voraussetzungen für ein Gelingen des Eingriffs mit. Mit der Ellbogenarthroskopie haben wir eine Option in der Hand, die auch bei unklaren intraartikulären Situationen großzügig eingesetzt werden darf.

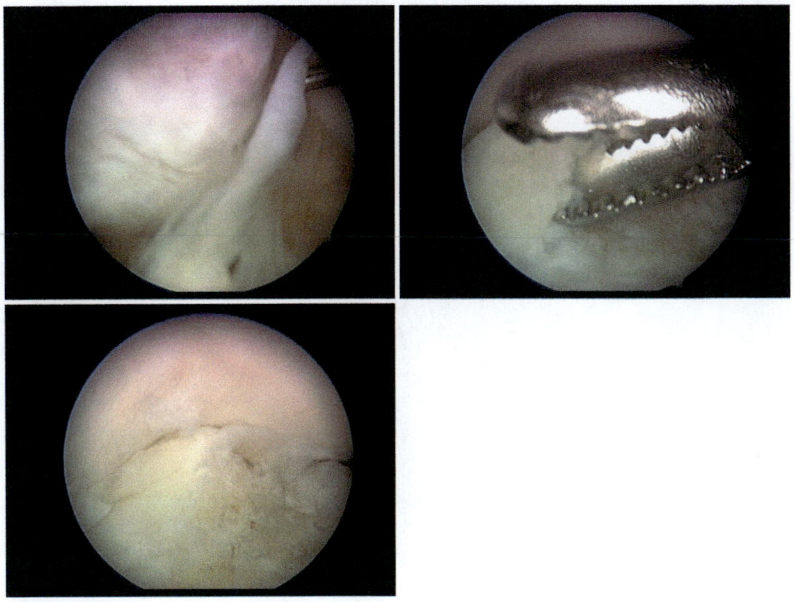

**Abb. 42.3**

# Arthroskopische und offene Arthrolysen bei Ellbogensteife

# Posttraumatischer „frozen elbow"

*R.P. Meyer, H.K. Schwyzer*

## ▪ Klinischer Fall

Ein 30-jähriger Mann stürzt beim Skifahren am 23.02.2010 und zieht sich dabei einen Spitzenabriss des Processus coronoideus am rechten Ellbogen zu. Vermutlich subluxierte der Ellbogen kurz bei diesem Hochgeschwindigkeitstrauma. Der erstkonsultierte Arzt veranlasst eine Ruhigstellung in einer Oberarmschiene für 2 Wochen. Der Patient erscheint 10 Tage nach dem Unfallereignis an unserer Klinik zwecks Einholung einer Zweitmeinung.

Der rechte Ellbogen ist mäßig geschwollen. Es findet sich ein diskretes Hämatom medialseits. Die Ellbogenbeweglichkeit rechts beträgt in Flexion/Extension 110/45/0°, links 150/0/10°, in Pro-/Supination beidseits 80/0/80°. Der Kapsel-Band-Apparat ist intakt – allerdings bei deutlicher Schmerzverspannung. Der Nervus ulnaris ist unauffällig. Radiologisch zeigt sich eine kaum dislozierte Processus-coronoideus-Abrissfraktur sowie eine kleine Knochenschuppe im distalen Bereich des Epicondylus humeri medialis (◘ Abb. 43.1). Die konservative Therapie ist hier sicher die Therapie der Wahl. Klinische Kontrollen in 6-Wochen-Abständen sind vorgesehen.

## ▪ Verlauf

Der Patient wird in der Folge sehr aktiv, arbeitet zu 100 % im Büro. Er meldet sich bereits am 12.03.2010 wieder, weil er sich wegen einer sekundären Dislokation der Processus-coronoideus-Fraktur sorgt. Die Röntgenkontrolle zeigt keine Dislokation (◘ Abb. 43.2). Die Bewegungsamplitude beträgt in Flexion/Extension 70/15/0°. Die Physiotherapie erfolgt 2-mal wöchentlich.

6 Wochen nach dem Unfallereignis nehmen die Beschwerden zu. Die Bewegungsamplitude reduziert sich auf eine Flexion/Extension von 60/20/0°. Wir veranlassen eine Arthro-MRI-Untersuchung, um eventuelle zusätzliche mechanische Komponenten nicht zu übersehen. Das MRI zeigt die zunehmend konsolidierende Processus-coronoideus-Fraktur bei im Übrigen unauffälliger intraartikulärer Situation (◘ Abb. 43.3). Es handelt sich somit nicht um eine mechanische, sondern um eine metabolische Komponente, die zu diesem Zustand führt, ähnlich, wie wir dies bei der „frozen shoulder" kennen.

Knapp 2 Monate nach dem Unfall instillieren wir intraartikulär 1 Ampulle Diprophos, 1 Ampulle Triamcort sowie 1 Ampulle Bupivacain. Unmittelbar nach Instillation verbessert sich nach einem kleinen Knackgeräusch die Bewegungsamplitude auf eine Flexion/Extension von 120/5/0° bei ebenfalls verbesserter Pro-/Supination. 3 Monate nach der Ellbogenverletzung ist der Patient weitgehend beschwerdefrei bei einer Bewegungsamplitude in Flexion/Extension von 135/5/0° und freier Pro-/Supination. Bei der Abschlusskontrolle knapp ein halbes Jahr nach dem Trauma ist der Patient beschwerdefrei. Die Ellbogenbeweglichkeit beträgt rechts 135/0/0°, links 145/0/5° bei seitengleicher Pro-/Supination von 85/0/80°. Der Patient ist wieder sportlich aktiv, weitere Kontrollen sind nicht mehr vorgesehen.

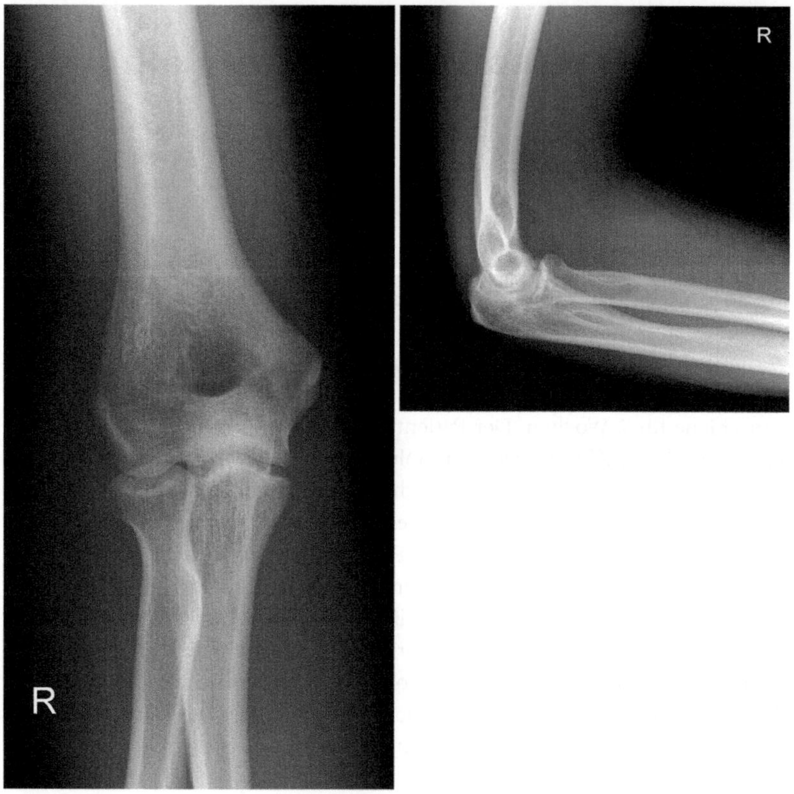


Abb. 43.1

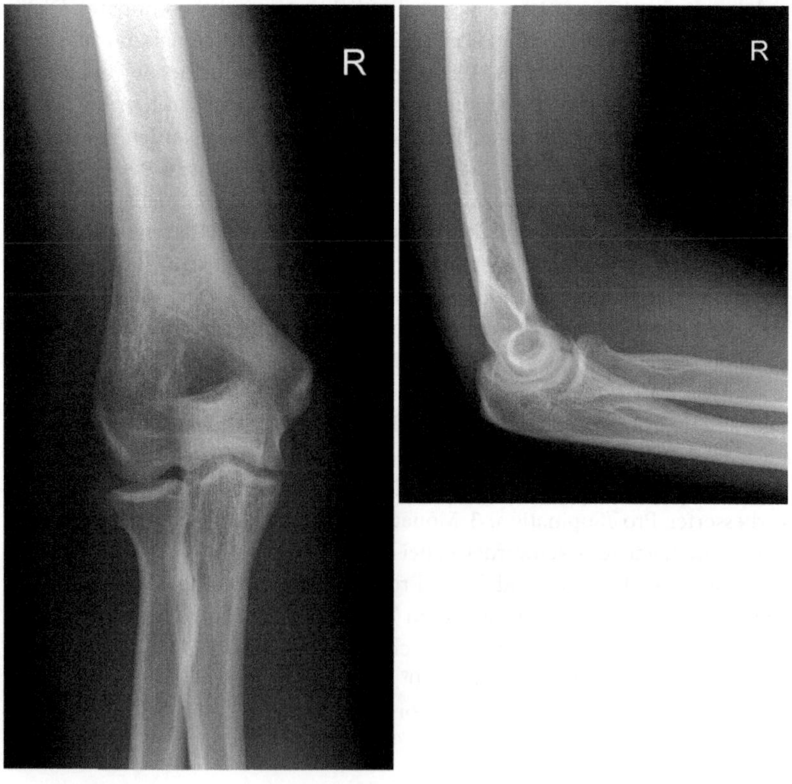


Abb. 43.2

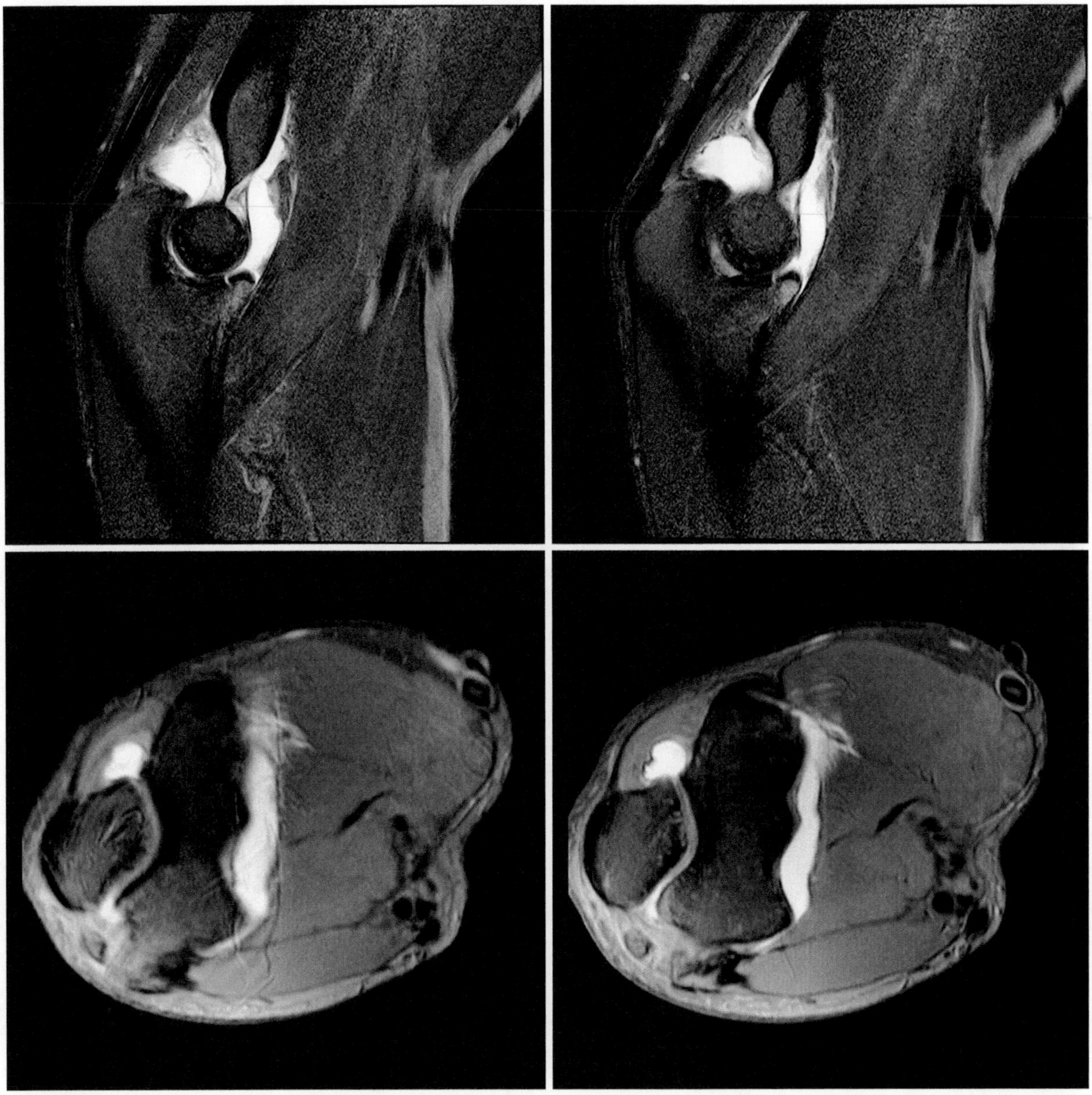

Abb. 43.3

## Diskussion

Da hier eine posttraumatische Synovitis und kein intraartikuläres mechanisches Hindernis am rechten Ellbogen vorlag, konnte bei zeitgerechter intraartikulärer Cortisoninstillation der Circulus vitiosus durchbrochen werden. So profitierte der Patient bei minimalem Aufwand maximal. Hätte sich die Bewegungsamplitude nach 4 Monaten nicht nennenswert verbessert, wäre die arthroskopische Arthrolyse mit Exstirpation des Spitzenfragments am Processus coronoideus zu diskutieren gewesen.

# Posttraumatische Ellbogensteife

*R.P. Meyer, H.K. Schwyzer*

## ▪ Klinischer Fall

Ein 36-jähriger Mann stürzt am 09.10.2009 mit dem Mountainbike und zieht sich dabei eine Ellbogenluxation links zu. Mit Trickbewegungen gelingt eine Selbstreposition. Am Wohnort des Patienten wird anderntags im Krankenhaus die klinische und radiologische Abklärung inkl. Computertomographie durchgeführt. Es werden ein Status nach hinterer Ellbogenluxation links mit multifragmentärer Abrissfraktur des Processus coronoideus Grad II sowie Avulsionsläsionen am ulnaren und radialen Kapsel-Band-Apparat diagnostiziert. Zusätzlich wird ein Status nach suprakondylärer Humerusfraktur links im Kindesalter dokumentiert. Eine konservative Therapie mit 4-wöchiger Ruhigstellung und anschließender Remobilisation aus der Schiene heraus wird durchgeführt. 6 Monate nach dem Unfall verbleiben Restbeschwerden am linken Ellbogen radiodorsal bei massiver Bewegungseinschränkung. Der Patient meldet sich am 01.04.2010 in unserer Klinik zur Neueinschätzung und Weiterbehandlung.

Die klinische Abklärung zeigt eine physiologische Valgusachse am rechten Ellbogen bei neutralen bis knapp varischen Achsenverhältnissen links. Die Ellbogengelenkbeweglichkeit beträgt links in Flexion/Extension 90/35/0° bei 145/0/10° rechts. Der linke Ellbogen ist ligamentär stabil. Der Nervus ulnaris ist klinisch unauffällig. In den Nativröntgenbildern vom 01.04.2010 zeigt sich eine in leichter Dislokation nach distal-ventral weitgehend konsolidierte Processus-coronoideus-Abrissfraktur bei Status nach alter suprakondylärer Humerusfraktur (◘ Abb. 44.1). Die CT-Untersuchung wird wiederholt (◘ Abb. 44.2), ein Arthro-MRI zusätzlich veranlasst (◘ Abb. 44.3). Als erste therapeutische Maßnahme instillieren wir am 20.05.2010 in den linken Ellbogen intraartikulär Cortison und veranlassen eine nochmalige intensive Physiotherapie für 6 Wochen. Die Bewegungsamplitude verbessert sich in der Folge nur unwesentlich. Die Schmerzen persistieren. Wir schlagen die arthroskopische Arthrolyse vor mit dem Ziel, die Ellbogenbeweglichkeit zu verbessern und radialseitig zu debridieren. Eine Korrekturosteotomie primär scheint uns ein zu aufwendiges Verfahren.

## ▪ Operative Korrektur

Am 10.09.2010 wird die Ellbogenarthroskopie mit Arthrolyse durchgeführt. Es finden sich mehrere synoviale Verklebungen im ventralen Kompartiment. Der Knorpel ist insgesamt intakt. Mit Shaver und Arthroskopieschere wird die vordere Kapsulotomie und Kapsulektomie durchgeführt. Die Extension wird dadurch auf −20° verbessert. Im dorsalen Kompartiment finden sich ebenfalls posttraumatische Vernarbungen bei unauffälligen Knorpelverhältnissen. Auch am Processus coronoideus zeigen sich narbige Veränderungen bei fehlverheilter Fraktur. Die posteroradialen Narben werden vollständig entfernt. Nach der Arthrolyse beträgt die Bewegungsamplitude in Flexion/Extension 120/15/0°.

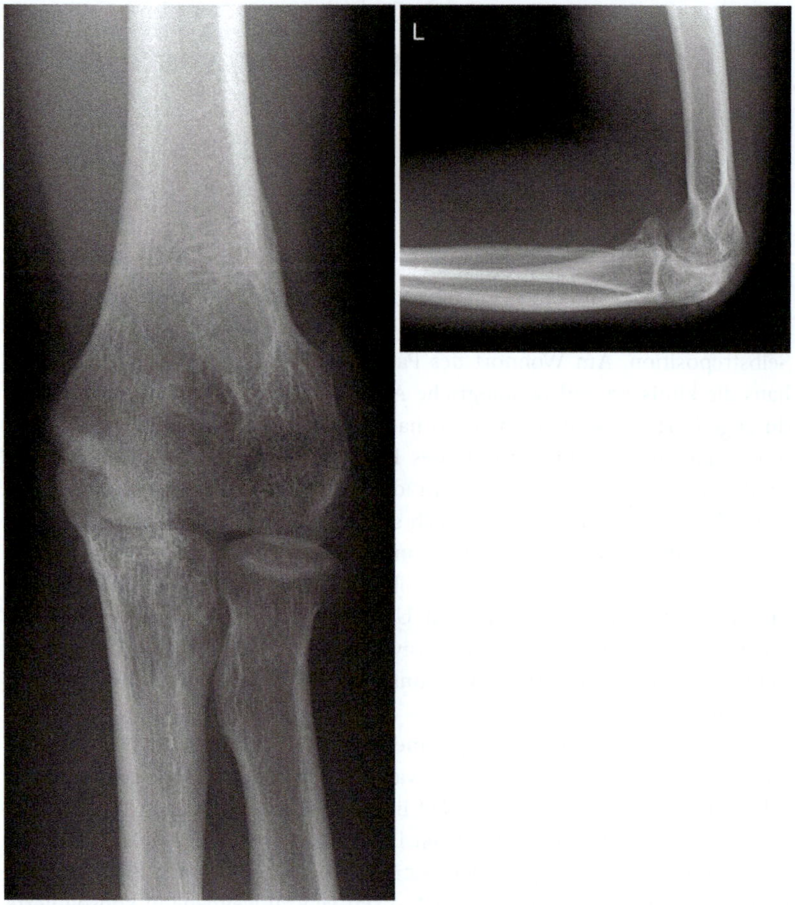


Abb. 44.1

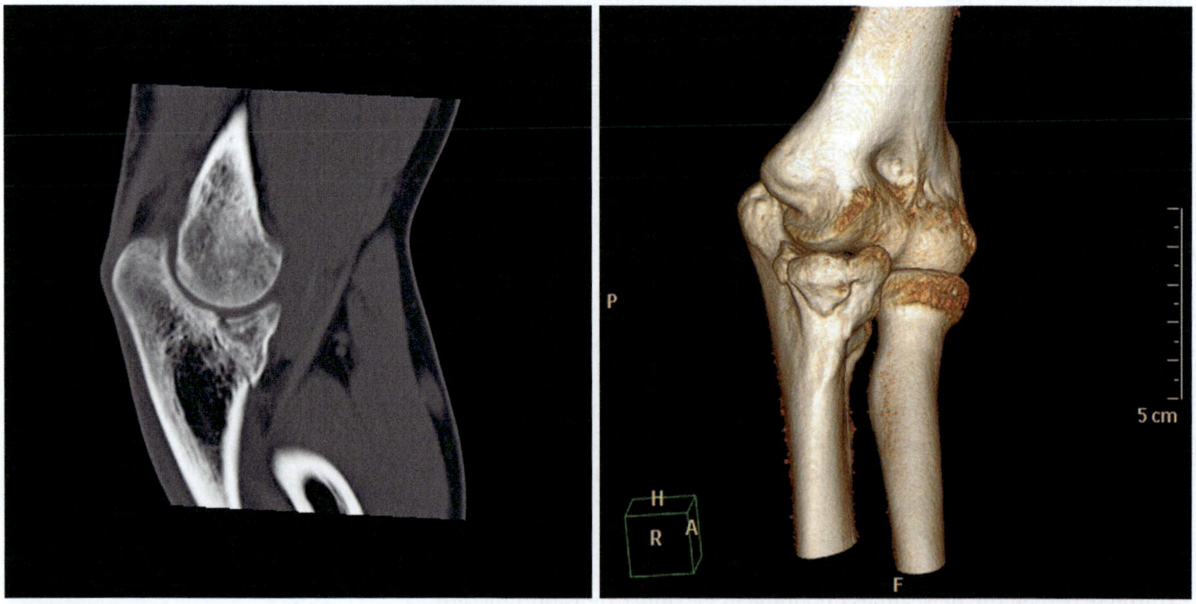


Abb. 44.2

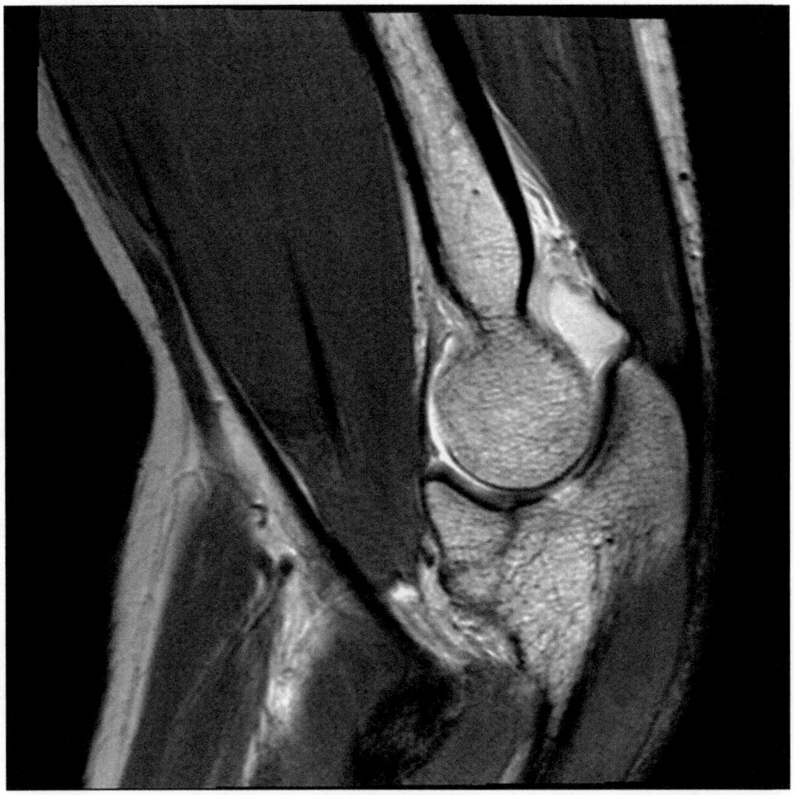

Abb. 44.3

## Verlauf

Ab 1. postoperativen Tag wird aktive und passive Mobilisation durchgeführt. Eine erste klinische Kontrolle 4 Wochen postoperativ zeigt eine Ellbogenbeweglichkeit links in Flexion/Extension von 115/20/0°. Die Physiotherapie wird weitergeführt. Bei der Kontrolle 3 Monate nach dem Eingriff bestehen noch geringe Dehnungsschmerzen. Die Bewegungsamplitude beträgt in Flexion/Extension 120/10/0°. Ein halbes Jahr nach der arthroskopischen Ellbogenarthrolyse links ist der Patient beschwerdefrei. Flexion/Extension betragen 125/5/0° bei freier Pro-/Supination. Die Physiotherapie wird abgesetzt.

## Diskussion

Es liegt hier primär eine anteromediale Facettenfraktur am linken Ellbogen vor. Dieser Frakturtyp impliziert eine Instabilität, weshalb wir ihn auch primär operativ angehen. Durch die Ruhigstellung bei konservativer Therapie kann zwar die Instabilität behoben werden, doch es verbleibt meist eine intraartikuläre Stufenbildung mit Rotationsfehler. Zusätzlich kann – wie in unserem Fall – eine Teilsteife eintreten. Die Osteosynthese dieses Frakturtyps ist technisch anspruchsvoll mit Osteotomie des Epicondylus medialis und Fixation der Fraktur mit medialer Abstützplatte.

# Arthroskopische Gelenktoilette bei schmerzhafter Ellbogenpräarthrose

*R.P. Meyer, H.K. Schwyzer*

## ▪ Klinischer Fall

Ein 48-jähriger Mann arbeitet als Landwirt und Winzer körperlich hart. Seit ca. 1½ Jahren bestehen bei Rechtshändigkeit ohne Unfallereignis Schmerzen im rechten Ellbogen. Der Patient ist bei seiner Arbeit zunehmend behindert. Auch fällt eine progrediente Streckhemmung auf. Eine ausführliche Abklärung inkl. Computertomographie wird durchgeführt. Im Computertomogramm wird ein fraglicher freier Gelenkkörper in der Fossa olecrani erwähnt. Eine konservative Therapie mit Krankengymnastik führt zu keiner Besserung. Der Patient wird mit der Frage des weiteren therapeutischen Vorgehens an uns überwiesen.

Die klinische Untersuchung zeigt eine Ellbogenbeweglichkeit in Flexion/Extension rechts von 130/25/0°, links von 150/0/5° bei einer symmetrischen Pro-/Supination von 90/0/80°. Das rechte Ellbogengelenk ist ligamentär stabil. Es besteht jedoch ein deutlicher Hyperextensions-/Hyperflexionsschmerz. Am Epicondylus humeri radialis rechts findet sich eine Druckdolenz mit Anspannschmerz der Vorderarmextensoren. Neurologisch und vaskulär bestehen keine Besonderheiten. Die konventionellen Röntgenaufnahmen des rechten Ellbogens a.-p./seitlich zeigen diskrete Arthrosezeichen (▪ Abb. 45.1). Eine von uns zusätzlich veranlasste Arthro-MRI-Untersuchung bestätigt die Arthrose mit diffusem, unregelmäßigem Knorpelabbau, am ausgeprägtesten am Capitulum humeri mit deutlichen synovialen Verdickungen ventral und dorsal. Ein freier Gelenkkörper kann nicht nachgewiesen werden. Zusätzlich besteht eine diffuse Ausdünnung der Extensorensehne am Epicondylus humeri radialis (▪ Abb. 45.2). In Anbetracht der seit über 1½ Jahren anhaltenden, belastungsabhängigen Schmerzen mit progredienter Bewegungseinschränkung und konsekutiver Epicondylitis humeri radialis ist für uns die Indikation zur Arthroskopie gegeben.

## ▪ Operative Korrektur

Die Intervention erfolgt in Linksseitenlage bei hängendem rechtem Vorderarm. Es werden Arthroskopieportale superomedial, anterolateral, „soft spot" sowie posteroradial gesetzt. Im ventralen Kompartiment bestehen Zeichen einer Präarthrose mit unregelmäßiger Knorpelschicht am vorderen Capitulum sowie am Radiusköpfchen und geringgradig auch in der Trochlea. Tiefergehende Knorpeldefekte liegen nicht vor. Im Bereich der verdickten ventralen Kapsel findet sich vom Aspekt her eine mechanisch verursachte Synovitis (▪ Abb. 45.3a). Nach Biopsieentnahme wird mit den Synovektomieshavern die Synovektomie im vorderen Kapselbereich durchgeführt (▪ Abb. 45.3b). Ein freier Gelenkkörper findet sich nicht. Die Optik wird nach posteroradial umgesetzt. Auch hier entspricht der Befund einer Präarthrose. Die Kapsel ist mechanisch narbig verändert. Der Hauptbefund findet sich an der radialen Gelenkfläche des dorsalen Capitulum humeri. Hier entspricht der Befund einer Chondrolyse mit fissuriertem, partiell abgelöstem

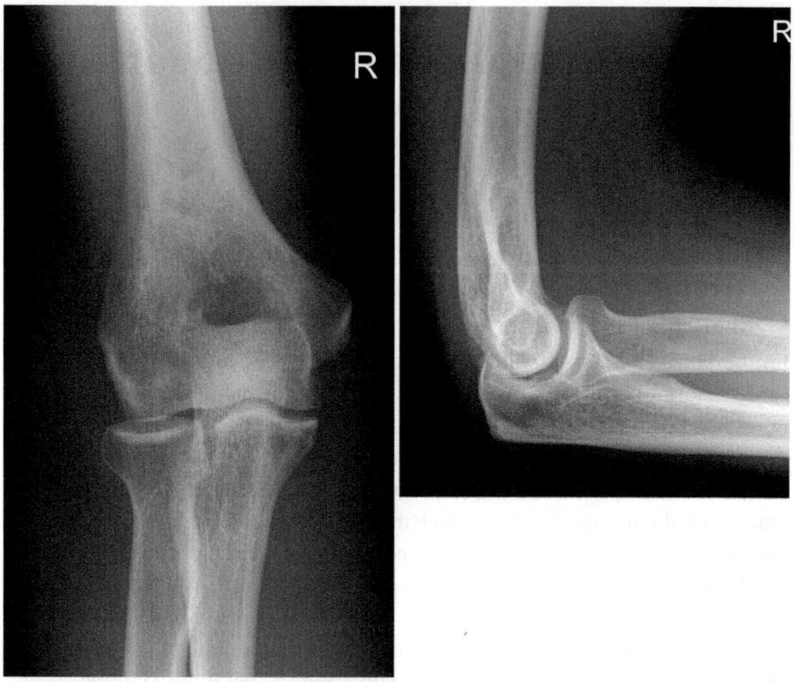


■ **Abb. 45.1**

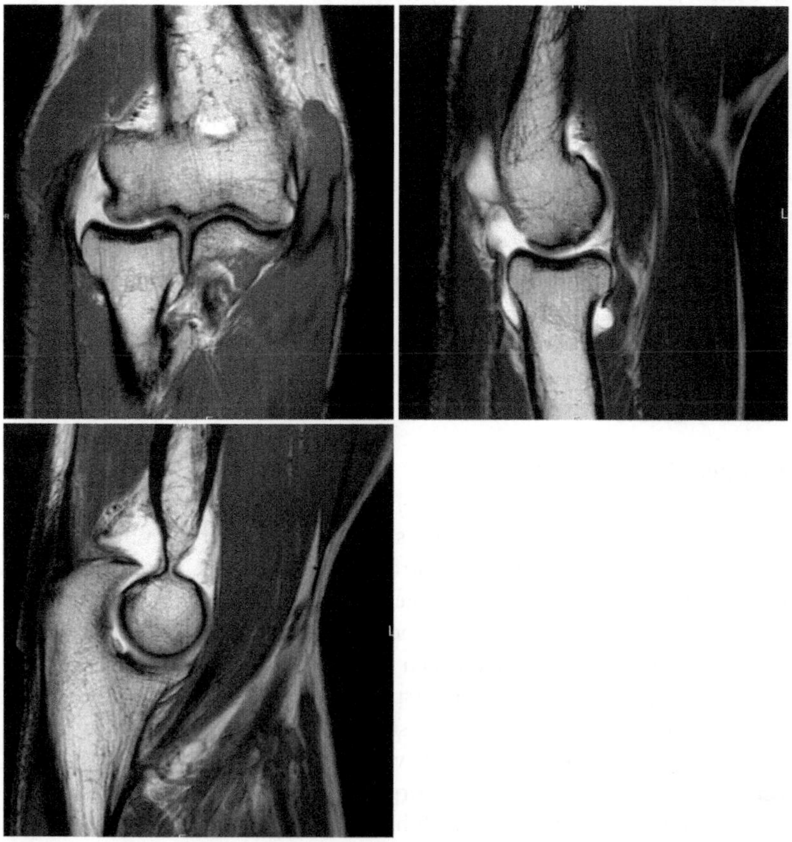

■ **Abb. 45.2**

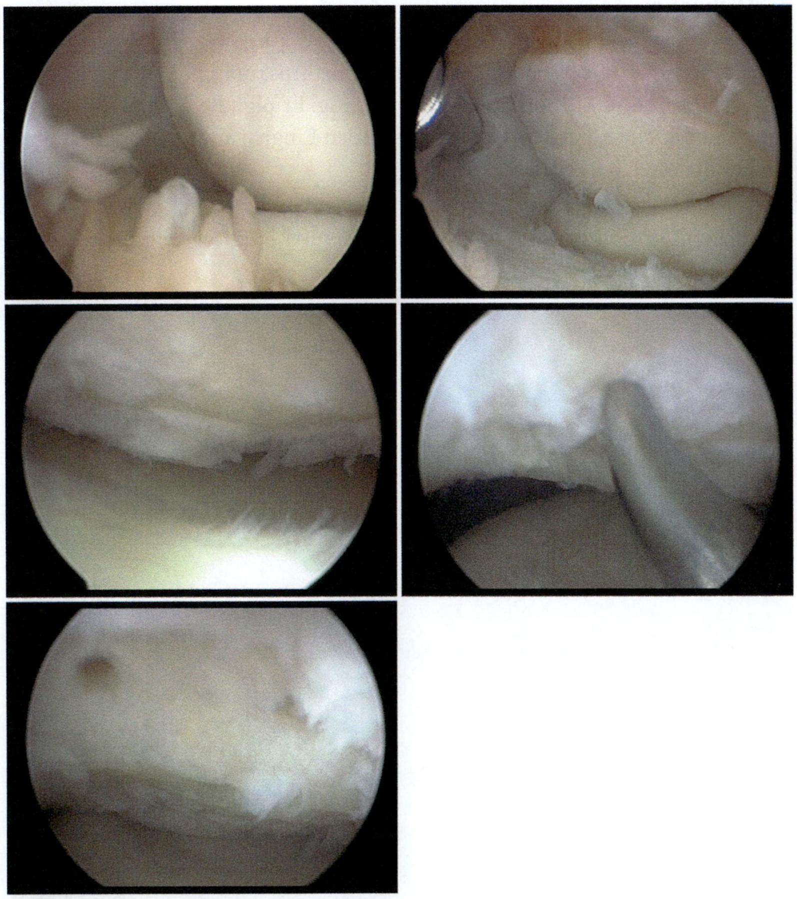

■ Abb. 45.3

Knorpel (■ Abb. 45.3c). Es findet sich kein korrespondierender Knorpeldefekt am Radiusköpfchen. Der instabile Knorpel am Capitulum wird entfernt. Es verbleibt ein Knorpeldefekt von ca. 5×4 mm. Am Knochengrund wird mit Spezialpfriem die Mikrofrakturierung durchgeführt (■ Abb. 45.3d). Es besteht nach Druckentlastung eine gute Blutung aus dem Knochengrund (■ Abb. 45.3e).

## ■ Verlauf

Postoperativ werden für 24 Stunden keine wesentlichen Ellbogenbewegungen durchgeführt. Anschließend erfolgt die physiotherapeutisch unterstützte aktive und passive Mobilisation. 4 Wochen nach dem Eingriff bestehen noch Schmerzen unmittelbar nach der Rehabilitation, vor allem belastungsabhängig. Die Bewegungsamplitude des rechten Ellbogens beträgt in Flexion/Extension 130/15/0° bei praktisch freier Pro-/Supination. Das Gelenk ist klinisch ergussfrei. Die Physiotherapie wird weitergeführt. 3 Monate nach Intervention verbleiben bei dem körperlich hart arbeitenden Winzer noch belastungsabhängige Beschwerden, die jedoch seit der letzten Kontrolle stetig regredient sind. Der rechte Ellbogen ist reizlos, ohne Gelenkerguss, mit einer Bewegungsamplitude in Flexion/Extension von 135/10/0°. Die Physiotherapie wird weitergeführt. Chondrosulf wird rezeptiert. Eine weitere Kontrolle ist 6 Monate nach dem Eingriff geplant.

## ■ Diskussion

Bei beginnender Ellbogenarthrose mit Synovitis und progredienter Bewegungseinschränkung ist der Zeitpunkt der arthroskopischen Arthrolyse mit Synovektomie und Mikrofrakturierung wichtig. Erfolgt die Arthroskopie früh, kann mit diesem einfachen, wenig belastenden Eingriff auch ein langfristig gutes Resultat erzielt werden.

# Offene Arthrolyse und Gelenktoilette bei posttraumatischer Ellbogenarthrose

*R.P. Meyer, B.R. Simmen*

## Klinischer Fall

Am 25.01.87 verletzt sich ein damals knapp 30-jähriger Mann bei einem Sturz beim Skilaufen an seinem rechten Ellbogen. Vermutlich erleidet der Patient bei unklarem Unfallmechanismus eine kurzfristige Subluxation in seinem Ellbogengelenk. Die an einem auswärtigen Krankenhaus vorgenommene Abklärung zeigt radiologisch eine kleine Spitzenabrissfraktur des Processus coronoideus (◘ Abb. 46.1). Eine konservative Therapie wird vorgeschlagen. In der Folge verbleibt eine Bewegungseinschränkung. Der Patient gewöhnt sich an die eingeschränkte Bewegungsamplitude und hat nur diskrete Beschwerden. 8 Jahre nach dem Unfallereignis meldet sich der Patient wegen einer Schulteraffektion links an unserer Klinik. Als Nebenbefund erwähnt er nun progrediente Schmerzen im rechten Ellbogen bei bekannter Bewegungseinschränkung. Bei der klinischen Untersuchung am 24.05.94 finden sich unauffällige Ellbogenkonturen. Die Bewegungsamplitude beträgt in Flexion/Extension rechts 130/35/0°, links 145/0/0° bei einer Pro-/Supination von rechts 75/0/80°, links 85/0/80°. Die Röntgenbilder vom 06.04.94 zeigen posttraumatische arthrotische Veränderungen mit osteophytären Reaktionen ventral und dorsal sowie am Radiusköpfchen bei noch gut erhaltenem Gelenkspalt (◘ Abb. 46.2). Die Möglichkeit der Arthrolyse mit Gelenktoilette wird mit dem Patienten besprochen. Der Patient kann sich vorerst zu diesem Eingriff nicht entschließen. Wegen Zunahme der Beschwerden im rechten Ellbogen mit sich verschlechternder Beweglichkeit meldet sich der Patient am 26.10.95 erneut bei uns. Die Bewegungsamplitude am rechten Ellbogen beträgt in Flexion/Extension 120/40/0° bei einer Pro-/Supination von 70/0/70°. Die von uns im Hinblick auf die operative Revision veranlasste CT-Untersuchung zeigt eine mäßige trikompartimentale Arthrose mit ausgeprägter marginaler Osteophytenbildung und mehreren periartikulären Ossikeln (◘ Abb. 46.3; ◘ Abb. 46.4). Der Patient ist nun mit dem von uns vorgeschlagenen Eingriff einverstanden.

## Operative Korrektur

Die Intervention erfolgt am 01.03.96 in Rückenlage über einen lateralen, bogenförmigen Zugang nach Morrey/Gschwend. Das Gelenk wird ventral und dorsal der Seitenbandstrukturen unter Ablösen des Musculus anconaeus dargestellt. Die Einsicht ist sowohl von ventral wie von dorsal bis zum Epicondylus ulnaris möglich. Die Knorpelflächen humeroulnar und humeroradial sind in den Hauptbelastungszonen etwas faserig verändert, jedoch insgesamt erhalten. Ventral und dorsal finden sich mehrere „freie" Gelenkkörper an der Kapsel haftend, die entfernt werden. Ein Osteophytenkranz am Epicondylus radialis sowie am distalen Humerus im Bereich der Fossa olecrani wird abgetragen. Auch die Osteophyten am Olecranon werden entfernt. Der Processus coronoideus ist an der Spitze arthrotisch verändert. Die Spitze wird um ca. 4 mm abgetragen. Die ventrale Gelenkkapsel wird am Humerus proximal

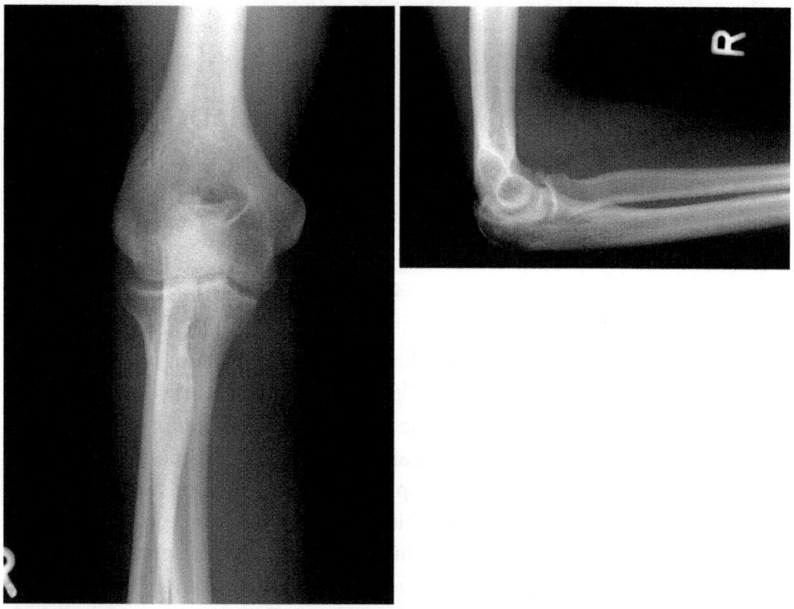


◘ **Abb. 46.1**

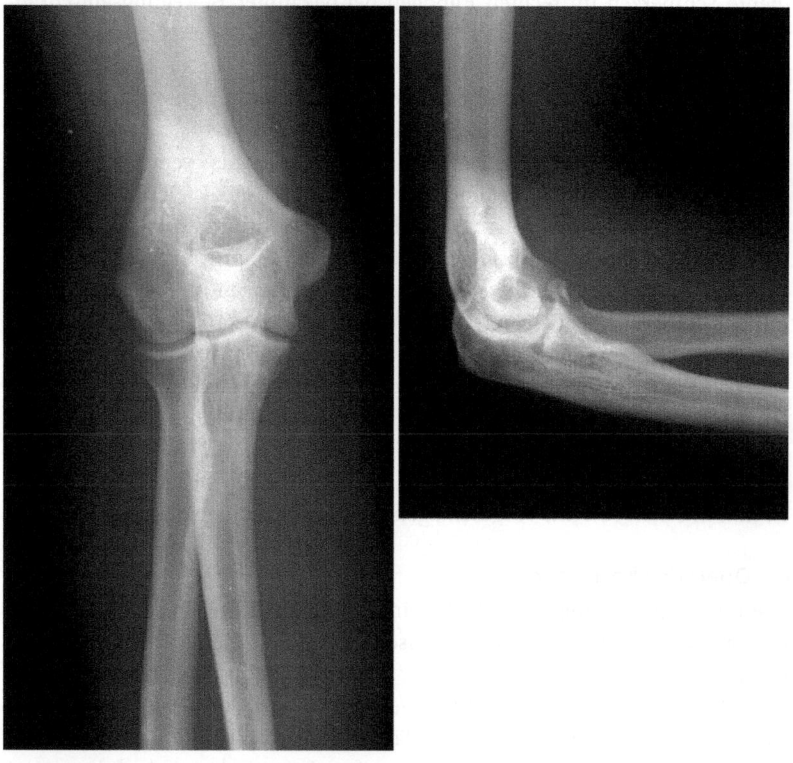

◘ **Abb. 46.2**

vollständig abgelöst. Es ergibt sich nun eine Bewegungsamplitude in Flexion/Extension von 140/15/0° bei freier Pro-/Supination.

## ▪ Verlauf

Unmittelbar postoperativ erfolgt die physiotherapeutisch begleitete aktive und passive Remobilisation. Zusätzlich wird die Continuous-passive-motion-Be-

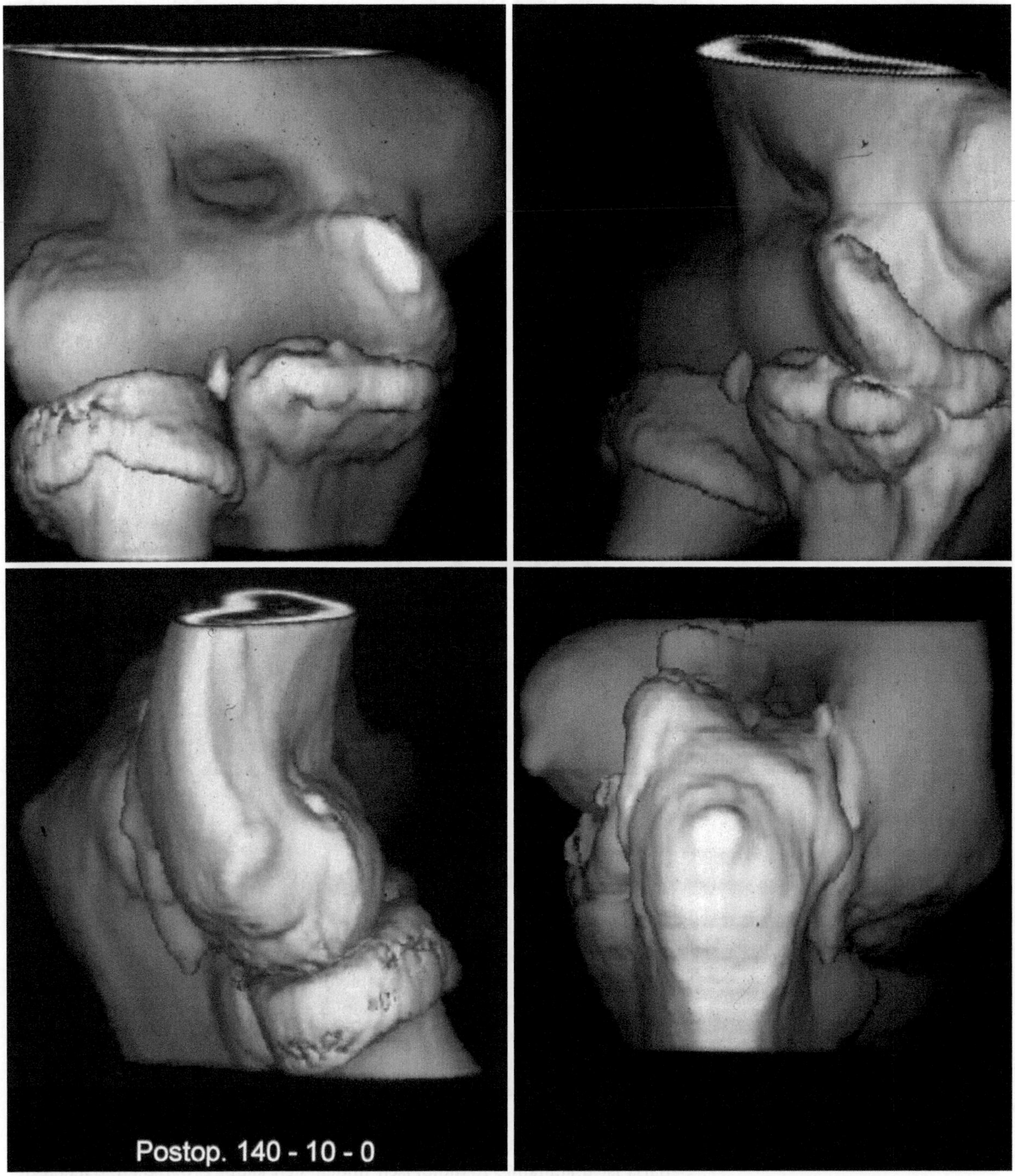


Abb. 46.3

wegungsschiene eingesetzt und dem Patienten nach Entlassung für 8 Wochen abgegeben. 2 Monate nach Intervention ist der Patient weitgehend beschwerdefrei bei einer Bewegungsamplitude des Ellbogens in Flexion/Extension rechts von 135/15/0°, links von 145/5/0° bei symmetrischer Pro-/Supination. Im Sommer 2003, d. h. 7 Jahre nach dem Eingriff, wird der Patient wegen eines Sulcus-ulnaris-Syndroms am rechten Ellbogen eingewiesen. Diese Nervus-ulnaris-Pathologie bestätigt sich elektrophysiologisch. Radiologisch findet sich

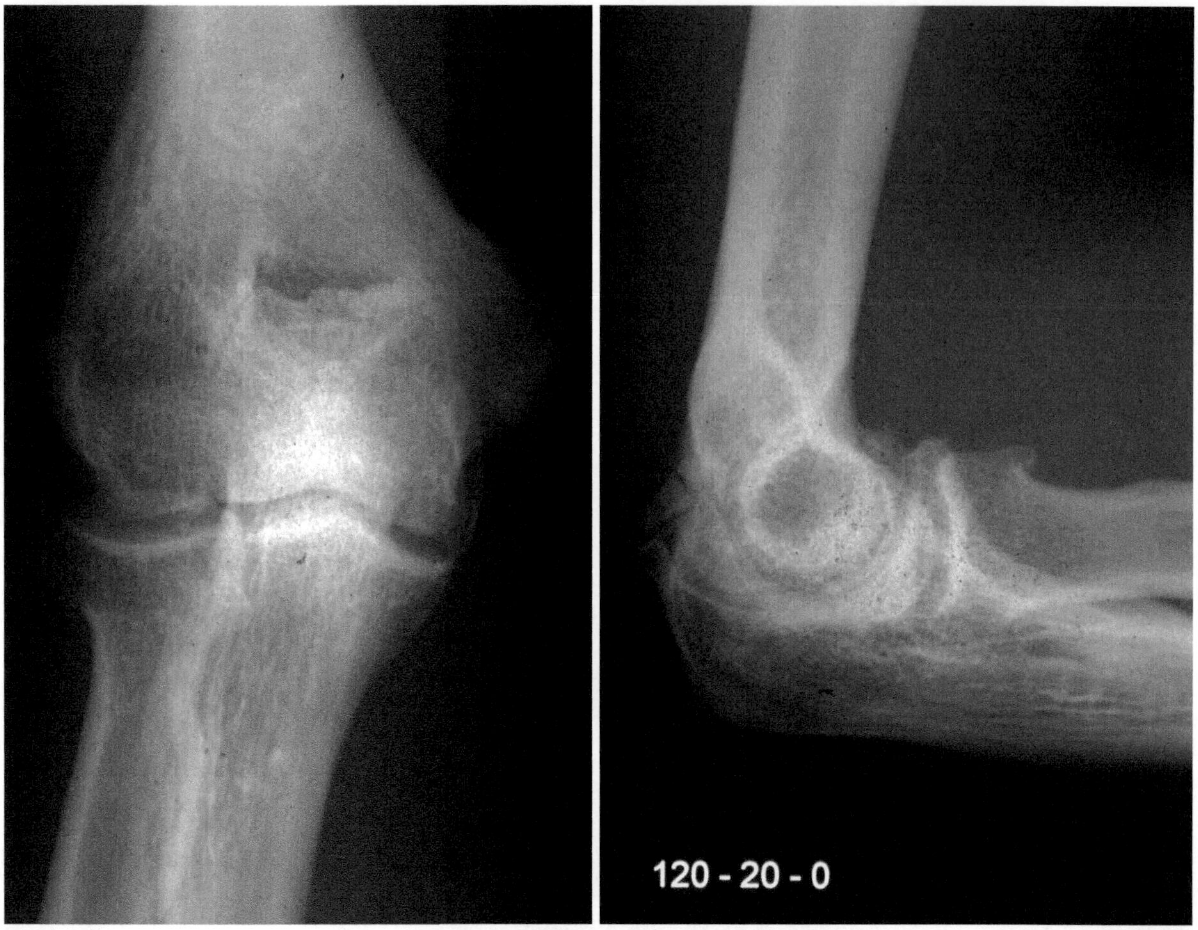


**Abb. 46.4**

keine merkliche Progredienz der Ellbogenarthrose rechts (Abb. 46.5). Am 27.11.2003 wird die Dekompression und Vorverlagerung des N. ulnaris durchgeführt. Eine Kontrolle am 02.04.2007, d. h. 11 Jahre nach der Arthrolyse, bestätigt den nachhaltig positiven Effekt des Eingriffs. Der Patient ist an seinem rechten Ellbogen beschwerdefrei. Er arbeitet beruflich neu orientiert in einer körperlich wenig fordernden Ausbildungsfunktion mit Computertätigkeit. Bezüglich der N.-ulnaris-Symptomatologie besteht eine Restitutio. Wegen einer Schulteraffektion meldet sich der Patient am 15.09.2011 in unserer Klinik. Die Mitbeurteilung des rechten Ellbogens ergibt eine schmerzfreie, symmetrische Beweglichkeit mit einer Flexion/Extension von 140/10/0° bei ebenfalls symmetrischer Pro-/Supination von 90/0/80°. Es kann kein Hyperflexions-/Hyperextensionsschmerz am rechten Ellbogen ausgelöst werden. Der N. ulnaris ist unauffällig. Radiologisch finden sich kaum Progredienzzeichen der posttraumatischen Arthrose (Abb. 46.6).

#### ▪ Diskussion

Bei einer Kontrolldauer von mehr als 15 Jahren bleibt der Patient nach dieser offenen Ellbogenarthrolyse mit Débridement beschwerdefrei bei freier, symmetrischer Beweglichkeit. Dem Patienten kommt hier sicher der berufliche Aufstieg mit vorwiegender Ausbildungsfunktion und geringer körperlicher Belastung zugute. Wenn möglich, wird heute die Ellbogenarthrolyse arthroskopisch durchgeführt. Bei atraumatischer, technisch korrekt durchgeführter,

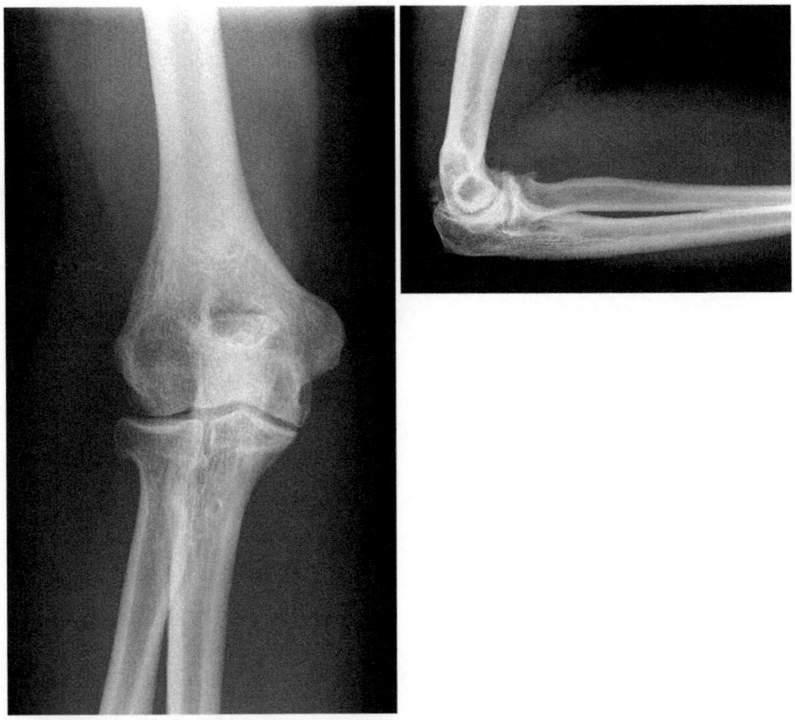

Abb. 46.5

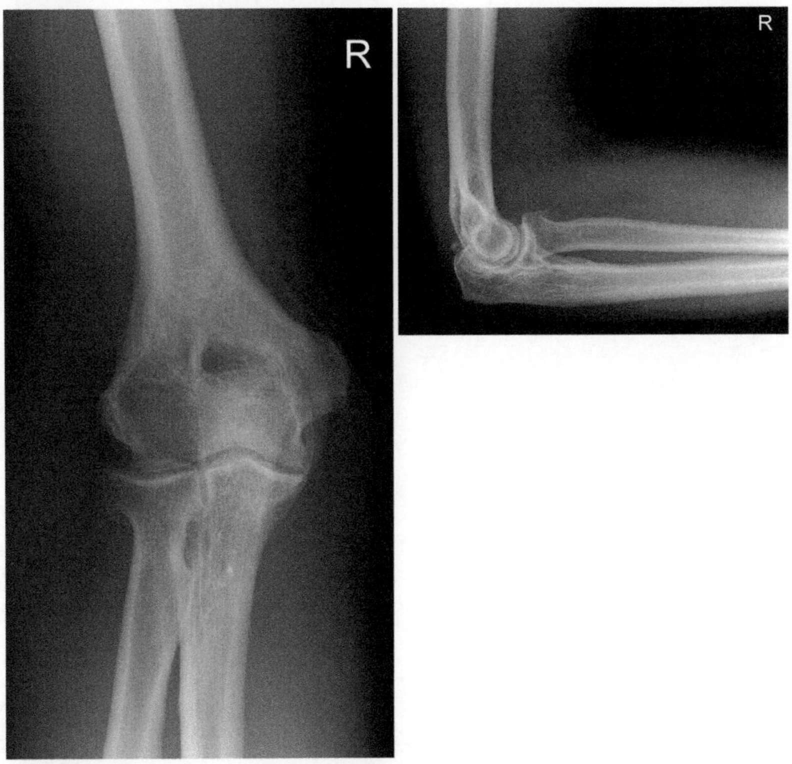


Abb. 46.6

offener Arthrolyse ergibt sich jedoch auch auf lange Sicht im Vergleich mit der arthroskopischen Arthrolyse ein praktisch identisches Resultat.

# Arthroskopische und offene Therapie bei verschiedenen Ellbogenaffektionen

# Osteochondrosis dissecans am dominanten Ellbogen

*R.P. Meyer, H.K. Schwyzer, W.O. Frey*

## ▪ Klinischer Fall

Ein 15-jähriger Junge spielt wettkampfmäßig Tennis. Seit ca. 1½ Jahren treten bei dem Linkshänder rezidivierende Ellbogenschmerzen links auf. Nebst bewegungs- und belastungsabhängigen Beschwerden zeigen sich auch rezidivierende Schwellungen im Ellbogenbereich. Gelenkblockierungen werden nicht erwähnt. Ein wettkampfmäßiges Tennisspielen ist nicht mehr möglich. Die auswärts durchgeführte Abklärung inkl. MRI-Untersuchung zeigt eine Osteochondrosis dissecans im Bereich des Capitulums humeri. Der Patient wird zur Weiterbehandlung an unsere Klinik überwiesen.

Am linken Ellbogen findet sich klinisch ein diskreter Gelenkerguss. Beide Ellbogengelenke sind deutlich hyperlax mit einer Bewegungsamplitude in Flexion/Extension rechts von 145/0/15°, links von 140/0/20° bei einer symmetrischen Pro-/Supination von 90/0/90°. Die konventionellen Röntgenbilder des linken Ellbogens zeigen noch knapp offene Epiphysenfugen. Es besteht ein großer osteonekrotischer Herd im Bereich des Capitulum humeri mit deutlicher Gelenkflächeninkongruenz und ventral liegender Defektzone (▪ Abb. 47.1). Die MRI-Untersuchung bestätigt die Osteochondrosis dissecans mit einem Durchmesser der Läsion von ca. 1 cm. Einzelne freie Gelenkkörper sind nicht fassbar (▪ Abb. 47.2. 2a, b). Die Indikation zur Ellbogenarthroskopie ist gegeben.

## ▪ Operative Korrektur

Der Eingriff erfolgt in Rechtsseitenlage bei hängendem linken Vorderarm über die Arthroskopieportale medioproximal, anterolateral sowie „soft spot". Es besteht eine humeroradial betonte, massive zottige Synovitis. Der Knorpel ist unauffällig bis auf den distalen Pol des Capitulum humeri, wo sich hypermobiler, weicher Knorpel findet. Vorerst wird eine vollständige Synovektomie des ventralen Gelenkkompartiments durchgeführt. Vom Soft-spot-Portal aus kann der distale Pol des Capitulums gut eingesehen werden. Es besteht hier ein ausgefranster, faserig umgebauter Knorpelherd von 1,5×1 cm Durchmesser (▪ Abb. 47.3). Der Knorpel ist hypermobil. Dieser hypermobile Knorpelbezirk wird mit dem Shaver bis auf den Knochen entfernt (▪ Abb. 47.4). Anschließend werden mit dem abgewinkelten Pfriem 4 Löcher gesetzt (▪ Abb. 47.5), bis Blutungsherde spongial sichtbar werden (▪ Abb. 47.6).

## ▪ Verlauf

Die physiotherapeutisch geführte aktive und passive Mobilisation erfolgt ab dem 1. postoperativen Tag. Eine sportliche Belastung ist während mindestens 3 Monaten nicht gestattet. 6 Monate nach dem Eingriff ist der Patient beschwerdefrei. Bei intensivem Tennisspielen treten noch leichte Schmerzen auf. Klinisch findet sich kein Gelenkerguss bei symmetrischer Ellbogenbeweglichkeit. Eine chondroprotektive Medikation wird für 6 Monate verordnet. 5 Jahre nach der Arthroskopie meldet sich der Patient wegen leichter Schmer-

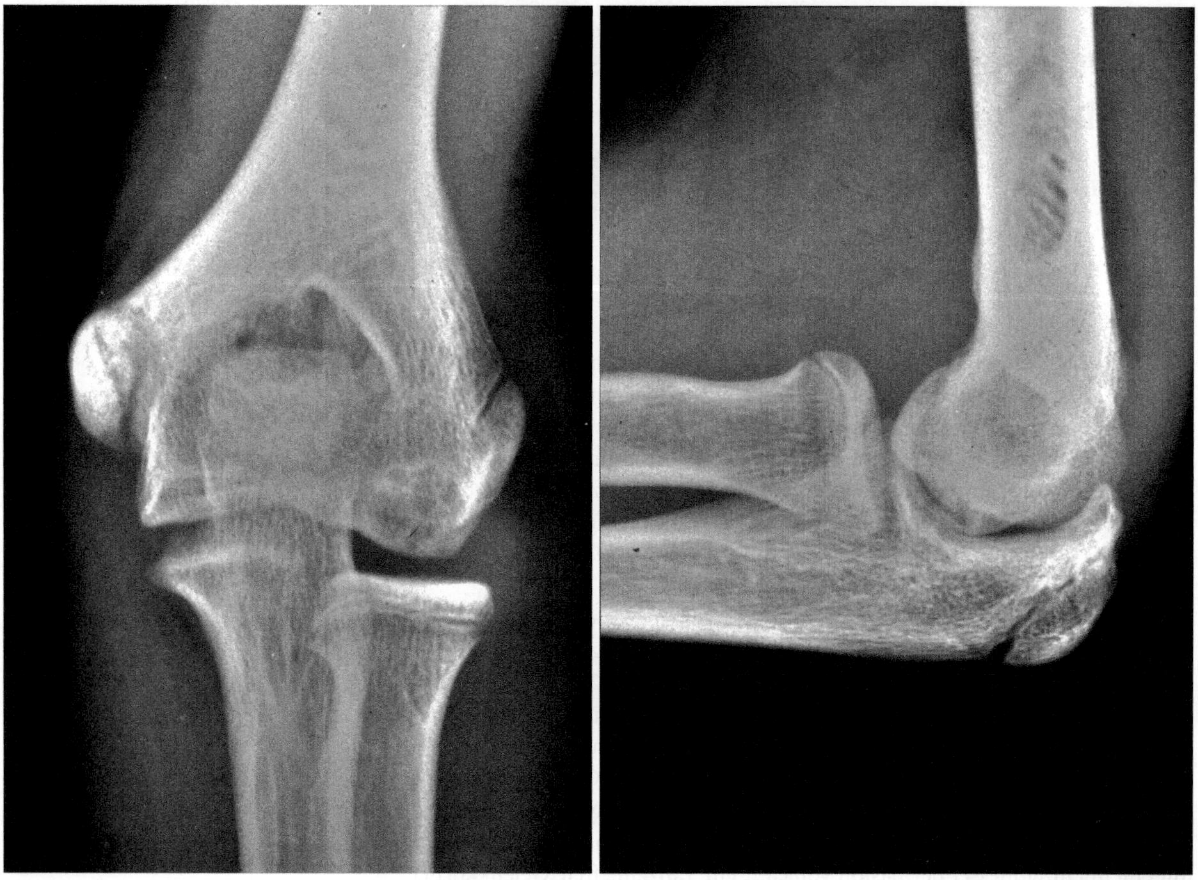

**Abb. 47.1**

zen nach einem Tennisturnier. Die Arthro-MRI-Untersuchung dokumentiert ein kleines, freies Fragment in der Fossa olecrani sowie leichtgradige arthrotische Veränderungen. Die Arthroskopie zur Entfernung des freien Gelenkkörpers wird vorgeschlagen. Der Patient verzichtet jedoch wegen der diskreten Behinderung auf die Rearthroskopie.

- **Diskussion**

Dank der MRI-Untersuchung bereitet die Diagnostik bei Osteochondrosis dissecans heute meist keine besonderen Probleme mehr. Das arthroskopische Débridement mit Mikrofrakturierung ist zurzeit „golden standard" – mit nachhaltig gutem Effekt, wie auch unser Fallbeispiel zeigt. Die Auswirkungen der Osteochondrosis dissecans auf die Entwicklung einer späteren Arthrose auch nach arthroskopischem Débridement sind ungewiss. Breit angelegte Langzeitstudien sind hier sicher notwendig. Beim vorgestellten Fall gelang es uns knapp 20 Jahre nach der Intervention wegen fehlender Compliance leider nicht, den Patienten zu einer klinischen und radiologischen Kontrolle einzubestellen.

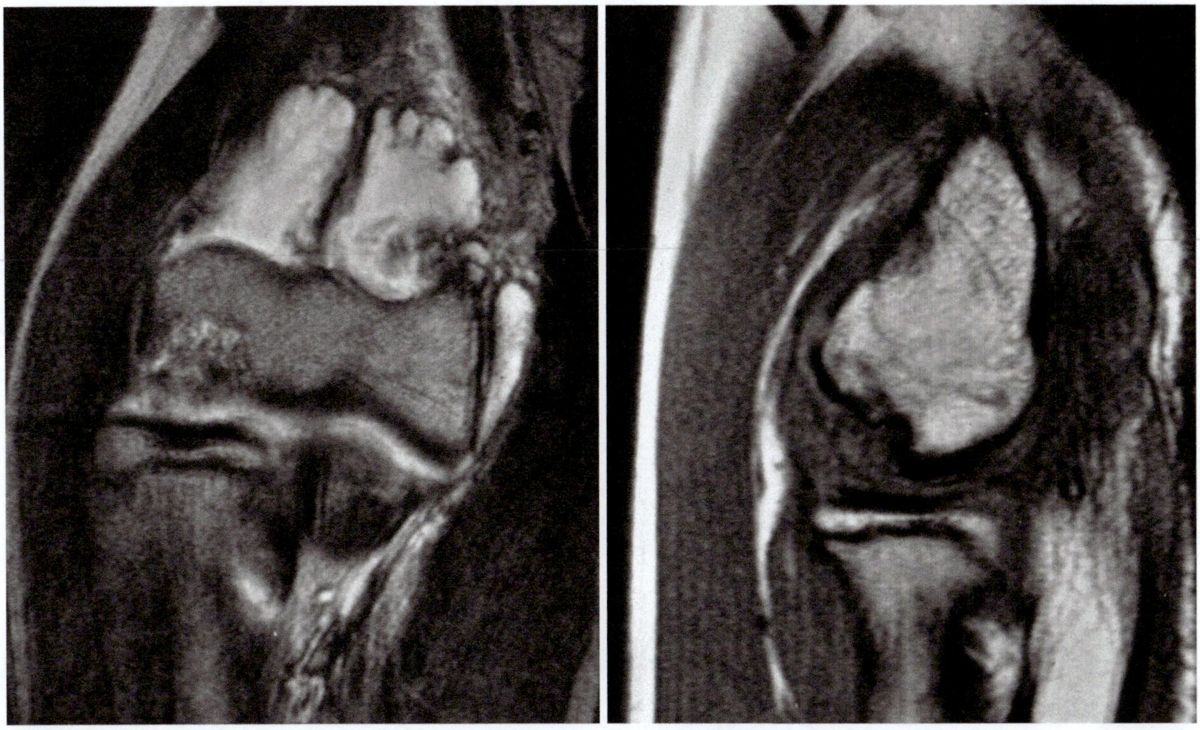

Abb. 47.2

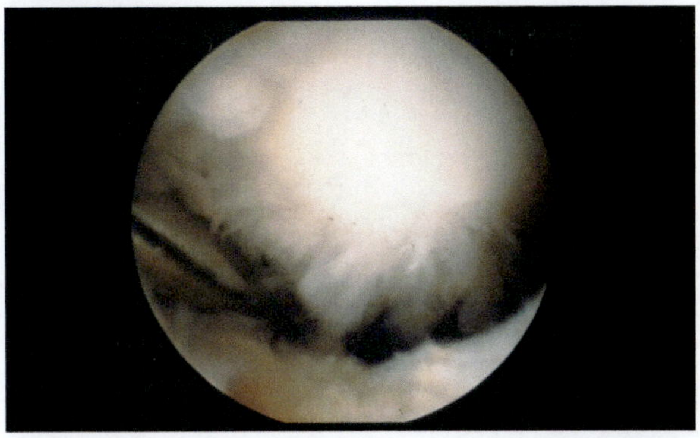

Abb. 47.3

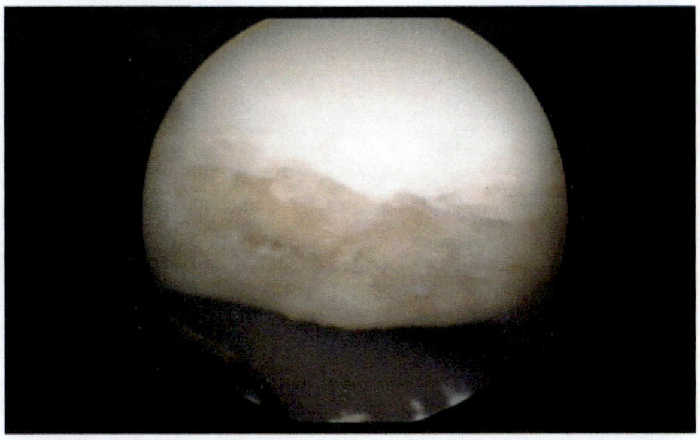

Abb. 47.4

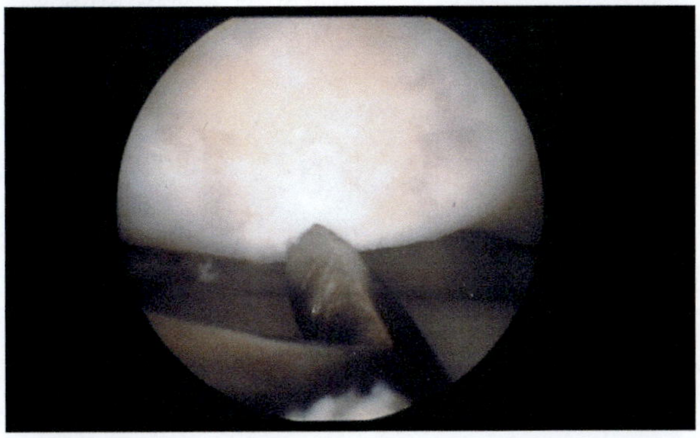

Abb. 47.5

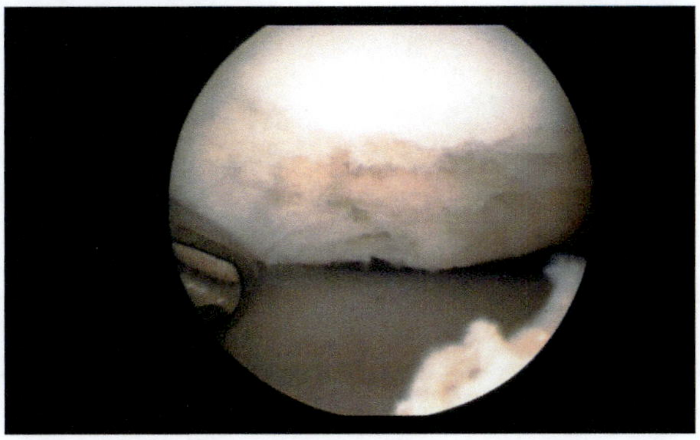

Abb. 47.6

# Traumatisch getriggerte Ellbogenchondromatose

*R.P. Meyer, H.K. Schwyzer*

## ▪ Klinischer Fall

Eine als Operationsschwester arbeitende 26½-jährige Frau stürzt auf einer Bergwanderung. Der Sturz wird mit dem rechten Arm aufgefangen, wobei der Ellbogen überstreckt und torquiert wird. Es treten sofort deutliche Schmerzen und eine Schwellung im rechten Ellbogen auf. Vorerst führt die Patientin eine Selbstbehandlung durch. Da die Beschwerden jedoch nach 2 Monaten persistieren und eine Bewegungseinschränkung auftritt, wird die Patientin genauer abgeklärt, inklusive MRI. Im MRI findet sich ein erheblicher Erguss, aber keine anderen intraartikulären pathologischen Befunde. Da die Beschwerden insbesondere bei physischer Belastung zunehmen und auch die Bewegungseinschränkung zusehends stört, meldet sich die Patientin zur Einholung einer Zweitmeinung 7 Monate nach dem Unfallereignis bei uns.

Die klinische Untersuchung zeigt beidseits eine physiologische Valgusachse. Die Ellbogenbeweglichkeit beträgt in Flexion/Extension rechts 140/10/0°, links 155/0/0° bei seitengleicher Pro-/Supination von 90/0/80°. Der Kapsel-Band-Apparat ist stabil. Die konventionellen Röntgenbilder des rechten Ellbogens sind unauffällig (◘ Abb. 48.1). Im Ultraschall findet sich ein deutlicher Erguss sowohl im ventralen wie im dorsalen Gelenkabschnitt. Wir interpretieren die Situation als posttraumatische exsudative Synovitis und instillieren 1 Ampulle Diprophos und 1 Ampulle Rapidocain intraartikulär. Bei der Kontrolle 2 Monate nach der Erstuntersuchung haben sich die Beschwerden verstärkt. Auch der Erguss nimmt ultraschalldokumentiert zu. Wir veranlassen eine erneute MRI-Untersuchung. Diese ergibt ausgedehnte synoviale Verdickungen mit Gelenkerguss und multiplen Aussparungen einer Osteochondromatose entsprechend (◘ Abb. 48.2). Die Indikation zur arthroskopischen Exploration ist gegeben.

## ▪ Operative Korrektur

In Linksseitenlage bei hängendem rechten Vorderarm wird über die klassischen Arthroskopieportale der rechte Ellbogen exploriert. Im ventralen Kompartiment finden sich multiple, flottierende Knorpelflakes, teils der Synovia anhaftend. Die Knorpelverhältnisse sind unauffällig. Die Fossa coronoidea ist ebenfalls belegt. Teils mit Luer, teils mit Synovektomieshaver werden die freien Gelenkkörper entfernt, die Fossa coronoidea debridiert und eine vollständige Synovektomie durchgeführt. Das dorsale Kompartiment weist einen identischen Befund auf, zusätzlich mit einem großen, weitgehend freien Gelenkkörper in der Fossa olecrani. Auch hier bestehen korrekte Knorpelverhältnisse. Nach Entfernung der Gelenkkörper folgt auch dorsal die Synovektomie (◘ Abb. 48.3).

## ▪ Verlauf

Unmittelbar postoperativ erfolgt die physiotherapeutisch geführte Rehabilitation mit aktiver und passiver Ellbogenmobilisation. 6 Wochen nach dem Eingriff ist die Patientin bei noch leicht eingeschränkter Flexion beschwerdefrei. Die Bewegungsamplitude beträgt in Flexion/Extension 130/0/0°, links

48

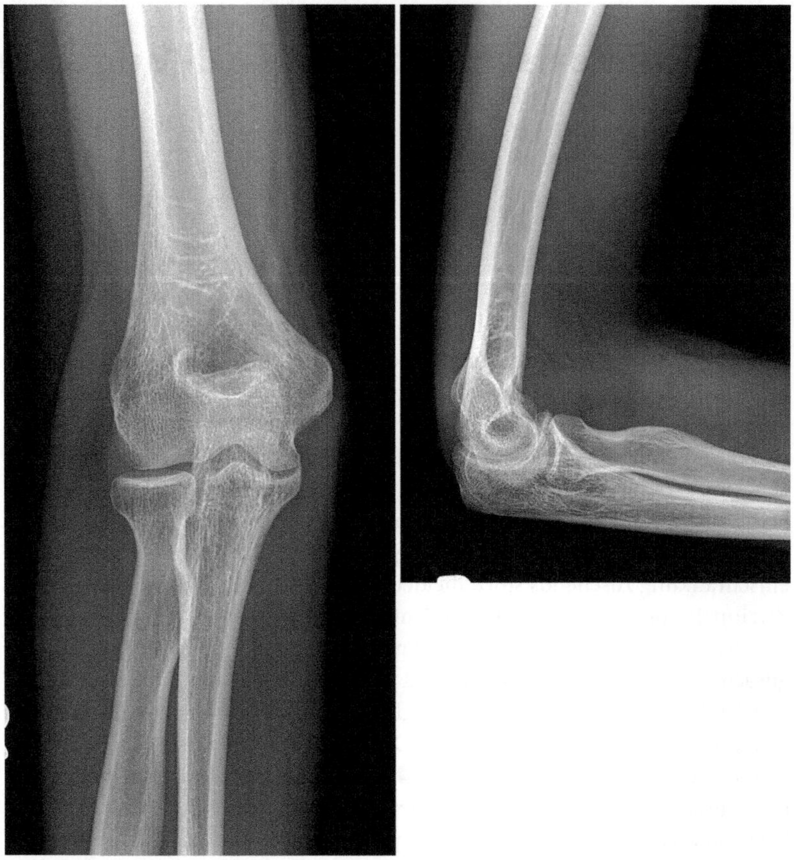

■ **Abb. 48.1**

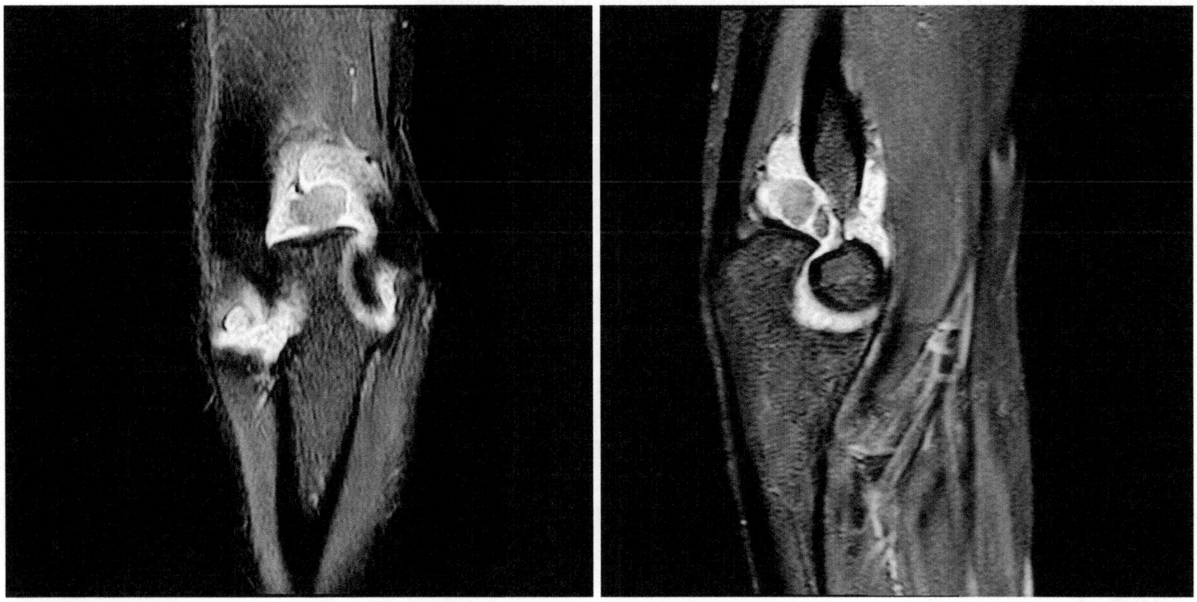

■ **Abb. 48.2**

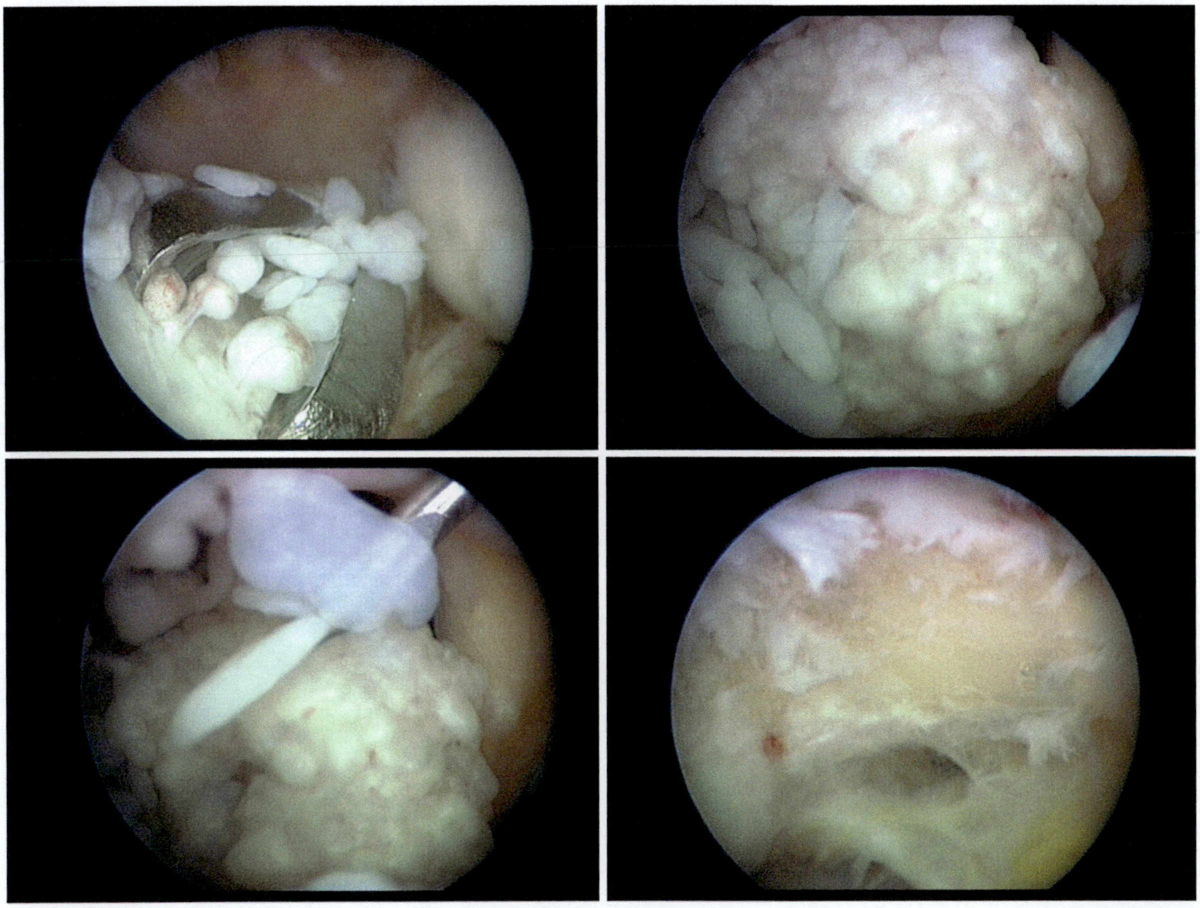

Abb. 48.3

155/0/0°. Die histologische Untersuchung dokumentiert die synoviale Chondromatose ohne Malignitätszeichen. 6 Monate nach der Operation ist die Patientin schmerzfrei und voll arbeitsfähig bei symmetrischer Bewegungsamplitude. Weitere Kontrollen sind nicht vorgesehen.

## Diskussion

Es liegt hier eine synoviale Chondromatose am Ellbogen vor, die unseres Erachtens durch den Sturz traumatisch getriggert wurde. Diagnostisch erschwerend für uns war die Latenz im Krankheitsverlauf mit – neben dem Gelenkerguss – weitgehend blandem MRI 2 Monate nach dem Unfall und den klar fassbaren Befunden im 6 Monate später wiederholten MRI. Die arthroskopische Entfernung der freien Gelenkkörper bei gleichzeitiger ausgedehnter Synovektomie führte zur Ausheilung.

# Rezidiv einer primären synovialen Chondromatose

*C. Spormann*

## ▪ Klinischer Fall

Eine 26-jährige Patientin kam erstmals im Frühjahr 2006 in unsere Sprechstunde. Sie klagte über eine zunehmende Bewegungseinschränkung, die sich seit 1 Jahr im dominanten rechten Ellbogen entwickelte. Durch den zuweisenden Rheumatologen wurde sowohl eine rheumatische Erkrankung als auch ein infektiöser Prozess im rechten Ellbogen weitgehend ausgeschlossen und ebenso auch eine Blutgerinnungsstörung. Da auf den konventionellen Röntgenaufnahmen ein kleiner, radiotransparenter Fokus in der proximalen Ulna erkennbar war (◘ Abb. 49.1a,b), wurde eine Arthro-CT-Untersuchung veranlasst. Im CT waren jedoch keine Zeichen eines Osteidosteoms sichtbar, sondern lediglich eine unspezifische synoviale Proliferation.

Die Patientin hatte ein Bewegungsausmaß in Flexion/Extension rechts von 130/35/0°, links von 145/0/5°und in Pro-/Supination rechts von 70/0/75°, links von 80/0/85°. In Anbetracht der zunehmenden Ankylosierung und bei synovialer Proliferation unklarer Ätiologie wurde die Indikation zur offenen Synovektomie und Arthrolyse gestellt. Das dabei gewonnene Gewebe konnte gleichzeitig histologisch aufgearbeitet werden.

## ▪ Operativer Eingriff

Im April 2006 wird die offene Arthrolyse und Synovektomie am rechten Ellbogen durchgeführt. Der Eingriff erfolgt in der Technik der „column procedure", wie sie von B. Morrey beschrieben wurde. Zwischen den Sehnenursprüngen des Extensor carpi radialis und Extensor digitorum communis wird scharf eingegangen, wodurch man in das ventrale radioulnohumerale Gelenkkompartiment gelangt. Hier erfolgt eine ausgedehnte Synovektomie und Arthrolyse bis nach ulnar. Der Nervus ulnaris ist dabei durch den Epicondylus ulnaris vor Verletzungen geschützt. Anschließend wird zwischen dem Extensor carpi ulnaris und dem Musculus anconaeus in das dorsale radiohumerale und ulnohumerale Gelenk eingegangen. Dort erfolgt ebenfalls eine ausgedehnte Synovektomie und Arthrolyse. Intraoperativ werden multiple, harte, weißgraue Gelenkkörper extrahiert, die mit der Synovia verbacken und teilweise auch intrasynovial liegen. Am Ende des Eingriffs beträgt das Streckdefizit noch knapp 10° bei einer Flexion bis 145°.

## ▪ Verlauf

Ab dem 1. postoperativen Tag beginnt eine aktiv-assistierte Mobilisation des rechten Ellbogens. Nach 6 Wochen hat die Patientin am rechten Ellbogen einen Bewegungsumfang in Flexion/Extension von 140/10/0° erreicht sowie eine Pro-/Supination von 80/0/85°. Histologisch wird die Diagnose einer primären synovialen Chondromatose gestellt. Zur Prophylaxe eines Rezidivs wird eine Radioisotopenbehandlung empfohlen, welche die Patientin aber ablehnt. Bei Schmerzfreiheit und mit einem leichten Extensionsdefizit von knapp 10° kann die Behandlung ein halbes Jahr später abgeschlossen werden (◘ Abb. 49.1c).

Ab Februar 2009 kommt es jedoch erneut zu einer Bewegungseinschränkung am rechten Ellbogen. Die Patientin ist nun zunehmend im täglichen

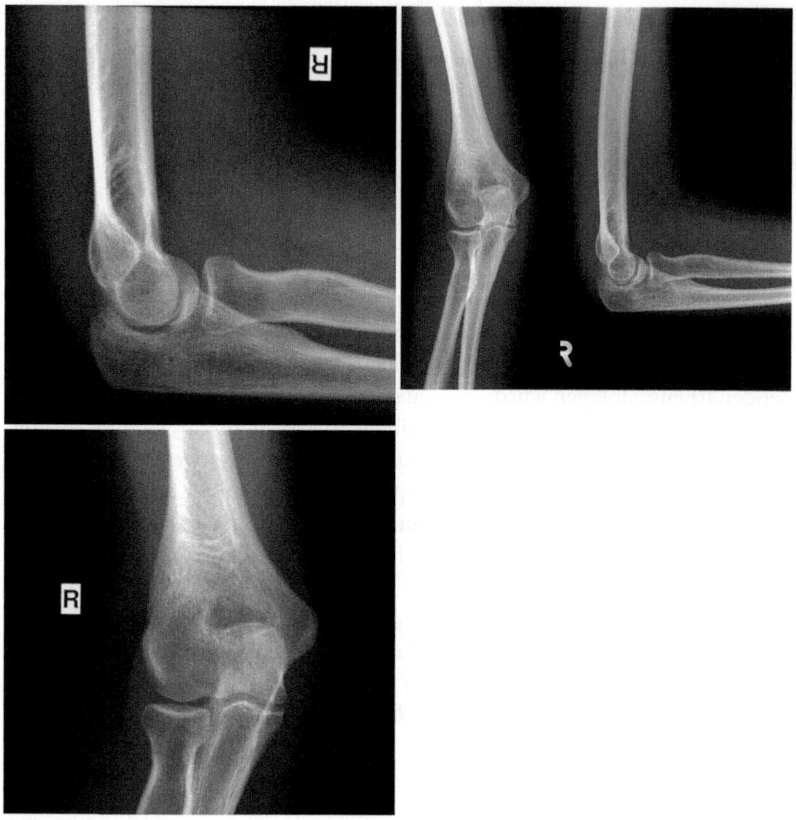

■ **Abb. 49.1**

Leben behindert, insbesondere beim Essen und bei der Körperpflege. Die Beweglichkeit des rechten Ellbogens beträgt in Flexion/Extension 120/30/0°. In den konventionellen Röntgenbildern zeigen sich diesmal in der seitlichen Aufnahme leichte Ossifikationen im ventralen Humeroulnargelenk (■ Abb. 49.2).

Es wird eine Arthro-MRI-Untersuchung des rechten Ellbogens durchgeführt. Darin sind ausgeprägte Synoviazotten erkennbar sowie multiple runde Proliferationen sowohl intrasynovial wie auch in der freien Gelenkhöhle (■ Abb. 49.3). Die Gelenkkörper sind ebenso distal des Ligamentum anulare vorhanden (■ Abb. 49.3c) wie auch im dorsalen humeroulnaren Kompartiment (■ Abb. 49.4). Der hyaline Gelenkknorpel ist auf den MRI-Bildern intakt.

Aufgrund der rasch zunehmenden Ankylosierung und bei dringendem Verdacht eines Rezidivs der synovialen Chondromatose wird die Indikation zur Arthroskopie mit Entfernung der freien Gelenkkörper und Arthrolyse gestellt.

## ▪ Revisionseingriff

Die Arthroskopie erfolgt in Rechtsseitenlage. Es wird zuerst vom anteroulnaren Zugang unter Schutz des N. ulnaris in das ventrale Gelenkkompartiment eingegangen. Die Synovia ist weißgrau, von derber Konsistenz. Es wird sukzessive die Synovektomie durchgeführt, zunächst von ventral (■ Abb. 49.5a,b). Schließlich werden die Instrumente nach dorsal umgesetzt. In der Fossa olecrani werden große kartilaginäre Gelenkkörper entfernt (■ Abb. 49.5c), dadurch kann die

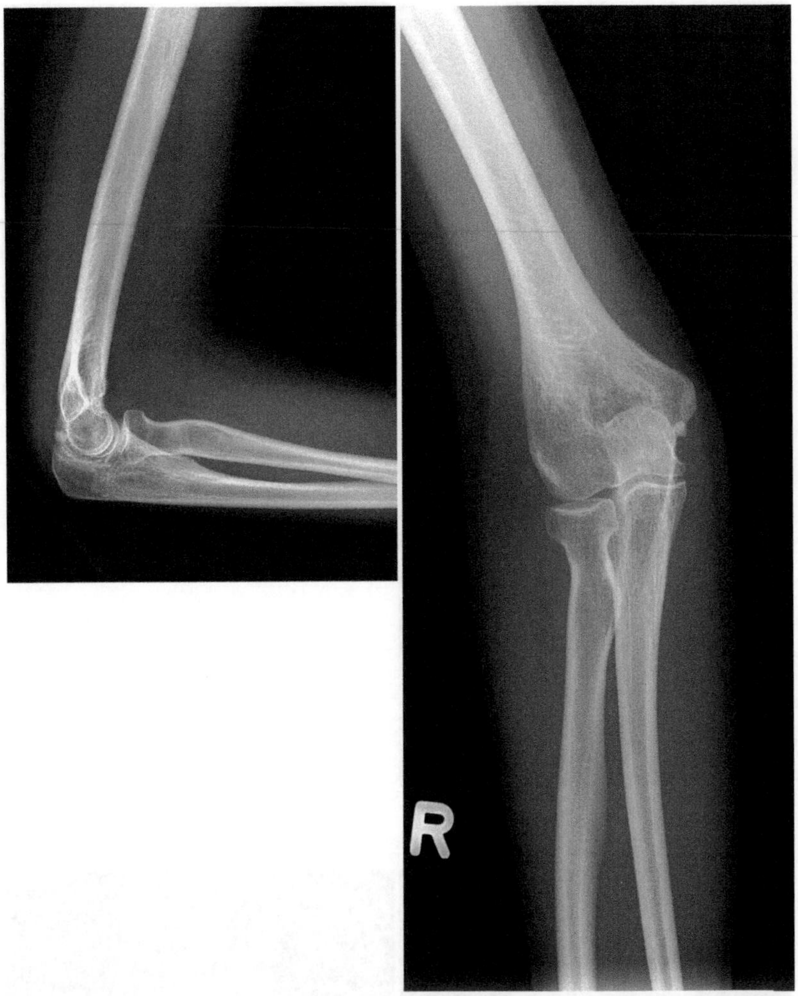


■ Abb. 49.2

Fossa olecrani allmählich wieder in ihrer ursprünglichen Vertiefung dargestellt werden. Die Synovektomie erfolgt so umfassend wie möglich.

Postoperativ beginnt ab dem 1. postoperativen Tag die assistierte Mobilisation sowohl auf der CPM-Schiene als auch manuell durch die Physiotherapeuten. Die Patientin ist bereits am 2. postoperativen Tag schmerzfrei. Der Bewegungsumfang des rechten Ellbogens beträgt nach 6 Wochen 135/10/0°. Es wird erneut eine Radioisotopenbehandlung empfohlen, um einem Rezidiv vorzubeugen. Diesmal ist die Patientin im 2. Monat schwanger und die Radiosynoviorthese kann nicht durchgeführt werden. Zur Verlaufskontrolle 1 Jahr postoperativ und nach Geburt einer gesunden Tochter zeigen sich radiologisch keine Auffälligkeiten bei unverändert gutem Bewegungsumfang von 135/10/0° (■ Abb. 49.6).

## ■ Diskussion

Bei diesem Fall handelt es sich um eine primäre synoviale Chondromatose. Deshalb liegt keine Arthrose vor, was prognostisch für die Ellbogenfunktion günstig ist. Die synovialen Chondromatosen am Ellbogen sind deutlich seltener als am Knie. Die Hauptsymptome sind die zunehmende Bewegungs-

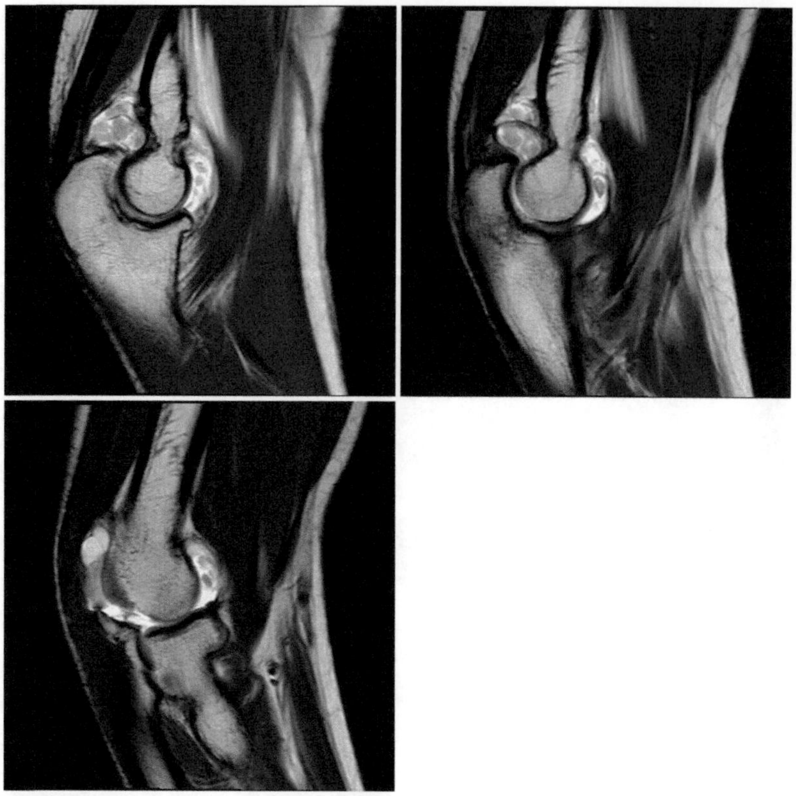

Abb. 49.3

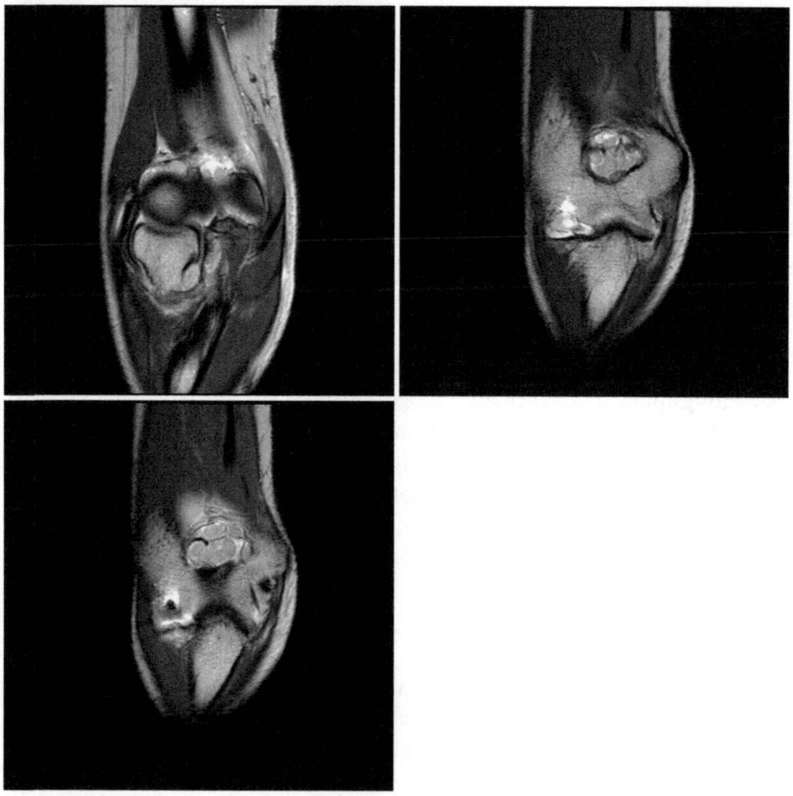

Abb. 49.4

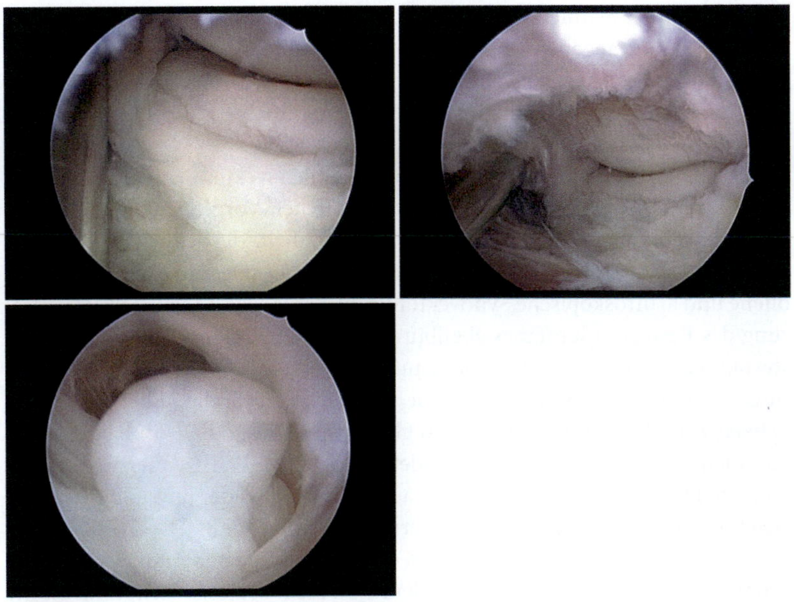

Abb. 49.5

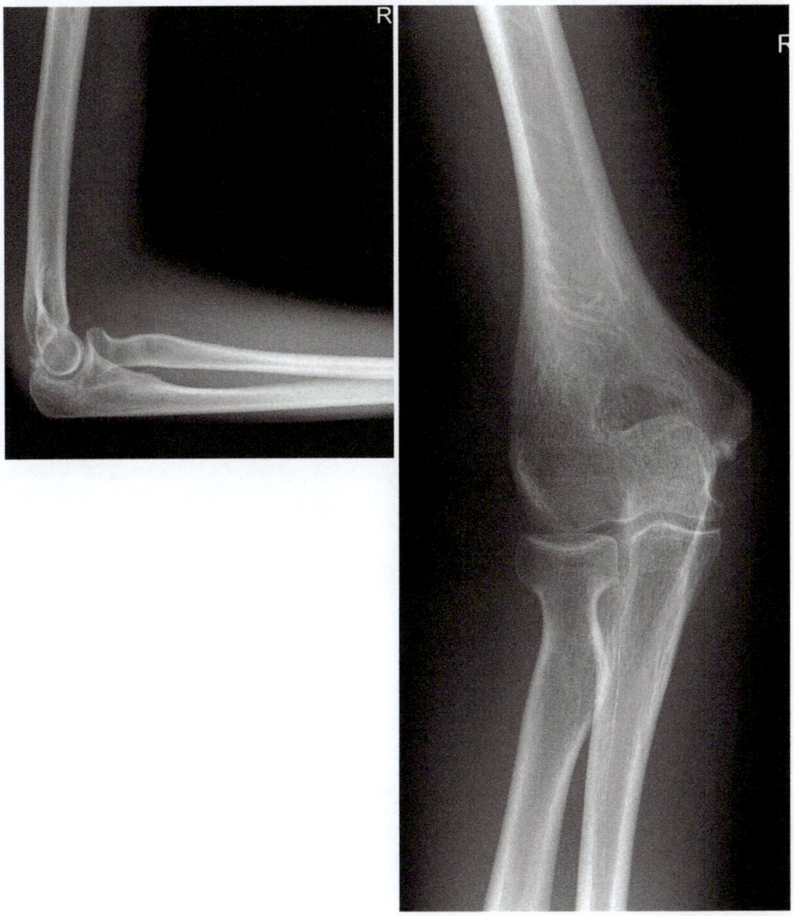


Abb. 49.6

einschränkung, Schmerzen sowie neurologische Kompressionssymtpome. Gemäß Literaturangaben sind in 60–80 % der Fälle Ossifikationen oder freie Gelenkkörper auf den konventionellen Röntgenbildern erkennbar. Diagnostisch hilfreich sind das Arthro-CT oder das Arthro-MRI. Die Diagnose wird schließlich histologisch bestätigt.

Die Behandlung besteht in der subtotalen Synovektomie und Entfernung der Chondrome. Die Vorteile des arthroskopischen Vorgehens gegenüber der offenen Methode sind die raschere Schmerzfreiheit, die schnellere Rehabilitation und maximale Gewebeschonung. Im Langzeitverlauf sind jedoch die offene und arthroskopische Synovektomie und Arthrolyse bezüglich Verbesserung des Bewegungsumfangs ebenbürtig. In diesem Fall konnte die Patientin sowohl nach der offenen Arthrolyse und Synovektomie als auch nach dem arthroskopischen Revisionseingriff eine praktisch vollständige Ellbogenbeweglichkeit zurückgewinnen. Das ist ein glücklicher Umstand, denn häufig bleibt vor allem ein deutliches Extensionsdefizit bestehen. Es ist daher ratsam, die Patienten vor der Operation darüber aufzuklären, dass der physiologische Bewegungsumfang nicht sicher wieder erreicht werden kann.

Die Radioisotopenbehandlung ist 6–8 Wochen postoperativ als Rezidivprophylaxe in jedem Fall zu empfehlen. Zu einem späteren Zeitpunkt ist die Radioisotopenbehandlung als Rezidivprophylaxe nicht mehr wirksam.

# Pigmentierte villonoduläre Synovialitis am Ellbogen

*C. Spormann*

## ▪ Klinischer Fall

Ein 25-jähriger Mann bemerkt eine plötzlich aufgetretene Schwellung am linken, adominanten Ellbogen mit schmerzhaft eingeschränkter Ellbogenbeweglichkeit. Der Patient konsultiert die Notfallstation eines auswärtigen Krankenhauses. Die konventionell-radiologische Abklärung ist unauffällig (◘ Abb. 50.1). Man konfektioniert einen abnehmbaren Oberarmgips für 5 Tage zur Ruhigstellung des Ellbogens und gibt Antirheumatika zur Abschwellung. In der Folge nimmt zwar die Schwellung ab, es verbleibt aber ein Bewegungsdefizit von 20° in Extension und 10° in Flexion bei weiterhin persistierenden Schmerzen in den Bewegungsendstellungen.

Der Patient wird an die Rheumaklinik des Universitätskrankenhauses verwiesen, wo eine Nativ-MRI-Untersuchung veranlasst wird. Die dort erkennbaren hypointensen Areale sowie der Gelenkerguss werden differenzialdiagnostisch mit einer pigmentierten villonodulären Synovialitis in Verbindung gebracht. Die serologische Untersuchung bringt keinerlei Hinweise auf eine chronisch entzündliche Systemerkrankung. Bei der Untersuchung in unserer Klinik zeigt sich lediglich ein diskreter Gelenkerguss im linken Ellbogen mit einem Bewegungsausmaß in Flexion/Extension von 130/20/0° im Vergleich zu 145/0/5° rechts. Es besteht keine Instabilität. Aufgrund der Schmerzpersistenz bei unklarer intraartikulärer synovitischer Reaktion wird die Indikation zur Ellbogenarthroskopie mit Biopsieentnahme und allenfalls Synovektomie gestellt.

## ▪ Operativer Eingriff

Die Ellbogenarthroskopie erfolgt in Rechtsseitenlage bei hängendem linken Arm. Intraartikulär ist die gesamte Synovialmembran mit rotbraunen Zotten übersät, die den Gelenkraum ausfüllen (◘ Abb. 50.2). Diese Zotten lassen sich leicht mit dem Synovektomieshaver entfernen. Der arthroskopische Aspekt dieser synovialen Proliferationen gleicht einer hämosiderinbeladenen Synovialis. Nur sind im vorliegenden Fall die Synovialzotten viel größer und ragen weit in das Gelenk hinein. Synovialmaterial wird zur Histologie entnommen. Die Synovektomie wird anterior und posterior so ausgedehnt wie möglich komplettiert. Der Knorpel ist sowohl humeral als auch ulnar und radial intakt (◘ Abb. 50.3).

## ▪ Verlauf

Ab dem 1. postoperativen Tag wird eine aktiv assistierte Mobilisation bis in die Bewegungsendstellungen durchgeführt. Nach 4 Wochen hat der Patient wieder eine seitengleiche Ellbogenbeweglichkeit erlangt. Die histologische Untersuchung bestätigt die Diagnose einer diffusen pigmentierten villonodulären Synovialitis. Aufgrund des hohen Risikos eines lokalen Rezidivs wird von den Rheumatologen eine Radiosynoviorthese vorgeschlagen. Die Synoviorthese wird 6 Wochen postoperativ durch intraartikuläre Infiltration von Yttrium durchgeführt. In der Folge bleibt der Patient schmerzfrei und behält einen seitengleichen Bewegungsumfang. Auch 2 Jahre nach dem Eingriff ist der Patient beschwerdefrei bei voller Arbeitsfähigkeit und symmetrischem Bewegungsumfang.

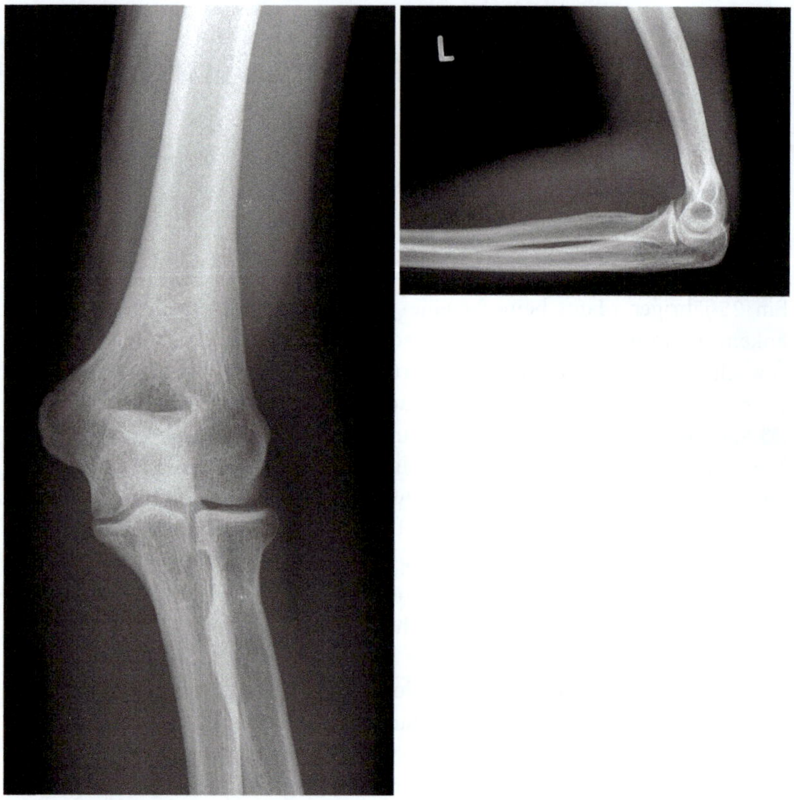


**Abb. 50.1**

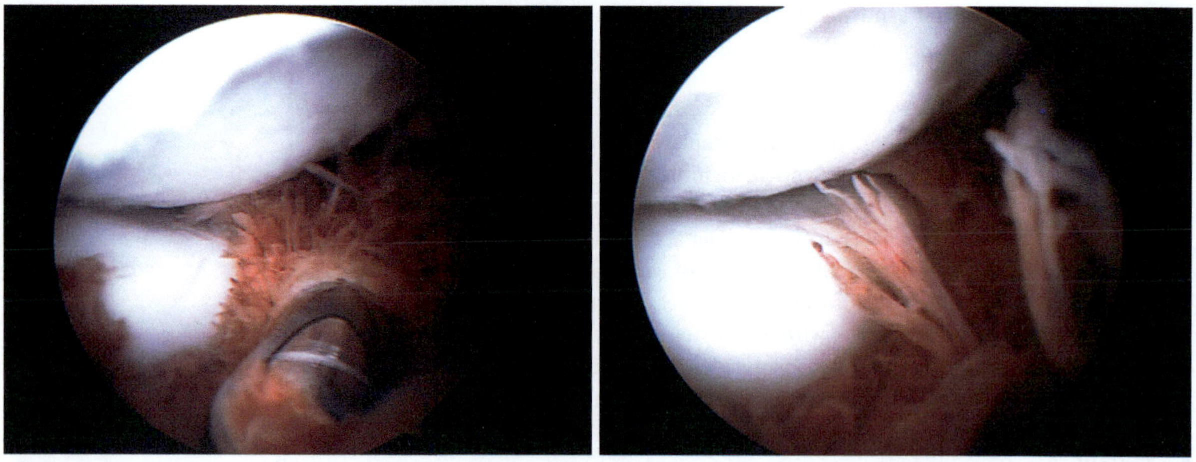

**Abb. 50.2**

## Diskussion

Entscheidend für die Behandlung einer pigmentierten villonodulären Synovialitis ist die exakte Diagnose. Die Magnetresonanzuntersuchung zeigt typische Signalveränderungen und Proliferationen der Synovialis. Die Diagnose wird aber erst histologisch bestätigt. Die Arthroskopie ist ein schonendes Verfahren sowohl für die Biopsie als auch für die Synovektomie. Weder durch die offene noch durch die arthroskopische Technik kann eine Synovektomie vollständig erfolgen. Beide Operationsverfahren sind einander ebenbürtig. Beim arthroskopischen Vorgehen sind die Schmerzen jedoch schneller regredient, und die

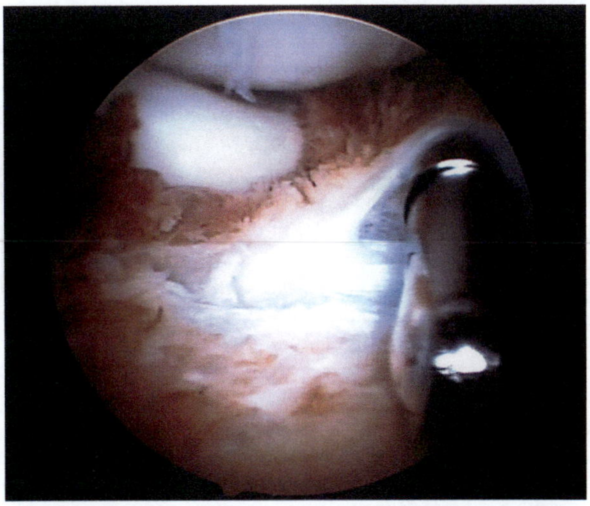

Abb. 50.3

Patienten erlangen früher den vollen Bewegungsumfang als bei der offenen Synovektomie.

Das Risiko eines lokalen Rezidivs ist hoch. Daher wird empfohlen, 6–12 Wochen postoperativ eine Radiosynoviorthese zur Rezidivprophylaxe durchzuführen. Klinische Verlaufskontrollen nach 1, 2, 3 und 5 Jahren sind zu empfehlen, idealerweise kombiniert mit Nativ-MRI-Kontrollen des betroffenen Ellbogens.

# Schmerzhafte Bewegungseinschränkung am Ellbogen bei Osteoidosteom

*R.P. Meyer, H.K. Schwyzer*

## ■ Klinischer Fall

Eine 20-jährige Frau wird uns am 07.07.1998 wegen linksseitiger Ellbogenschmerzen vor allem bei forcierter Extension mit Verdacht auf ein Impingementsyndrom bei dorsoradialer Plica zugewiesen. Ein Trauma ist nicht bekannt. Das Nativröntgenbild des Ellbogens seitlich zeigt keine pathologischen Befunde (■ Abb. 51.1). Die zusätzlich veranlasste Arthro-MRI-Untersuchung ergibt ein unspezifisches Marködem in der proximalen Ulna ohne auffallende Plicaverdickung (■ Abb. 51.2). Die Patientin ist in der Folge beruflich für einige Monate im Ausland. Sie meldet sich am 23.11.1998 erneut in unserer Klinik. Die Beschwerden haben deutlich zugenommen mit progredienter Einsteifung des linken Ellbogens. Die klinische Untersuchung zeigt eine massive Druckdolenz im Bereich des medialen Olecranons und der medialen Ulnakante, ohne Überwärmung, ohne Rötung. Der proximale Sulcus ulnaris ist indolent. Die Ellbogenbeweglichkeit links beträgt in Flexion/Extension 100/60/0° bei einer Pro-/Supination von 80/0/20° und ist deutlich schmerzhaft. Die Nativröntgenbilder des linken Ellbogens zeigen eine kalkspritzerartige Aufhellung im Bereich der Incisura trochlearis (■ Abb. 51.3). Die 3-Phasen-Skelettszintigraphie ergibt eine kräftige Anreicherung der Incisura trochlearis, vereinbar mit einem Osteoidosteom. Die Dünnschicht-CT-Untersuchung bestätigt diese Diagnose (■ Abb. 51.4). Die Indikation zur Resektion des Osteoidosteoms ist gegeben.

## ■ Operative Korrektur

Am 18.12.1998 erfolgt die offene En-bloc-Resektion des Osteoidosteoms über eine mediale Inzision knapp dorsal des Epicondylus humeri ulnaris. Der Nervus ulnaris wird frei präpariert und nach ventral weggehalten. Der mediale Seitenbandapparat wird dargestellt und bei Schonung des vorderen und hinteren Bündels das transversale Bündel inzidiert. Der Einblick ins Humeroulnargelenk ist frei. Im Bereich der medialen Kapsel besteht eine ausgeprägte Synovitis (■ Abb. 51.5). Entsprechend dem radiologischen Befund liegt die 3×4 mm messende ossäre Erweichungszone unmittelbar ulnar der Incisura trochlearis ulnae. Die Eckmarkierungen werden mit einem 2,0-mm-Bohrer angebohrt. Anschließend wird mit dem Klingenmeißel ein 6×8 mm messender Knochenblock von ca. 3–4 mm Tiefe entfernt. Der Erweichungskern ist somit vollständig entfernt (■ Abb. 51.6). Der N. ulnaris wird spannungsfrei in den Sulcus zurückgelegt. Die histologische Untersuchung bestätigt die Diagnose eines Osteoidosteoms.

## ■ Verlauf

Ab sofort setzt die physiotherapeutisch geführte Rehabilitation mit aktiver und passiver Mobilisation ein. 6 Wochen nach Intervention ist die Patientin zufrieden und schmerzfrei. Die Ellbogenbeweglichkeit links beträgt in Flexion/Extension 135/0/0° bei freier Pro-/Supination. Es bestehen noch mini-

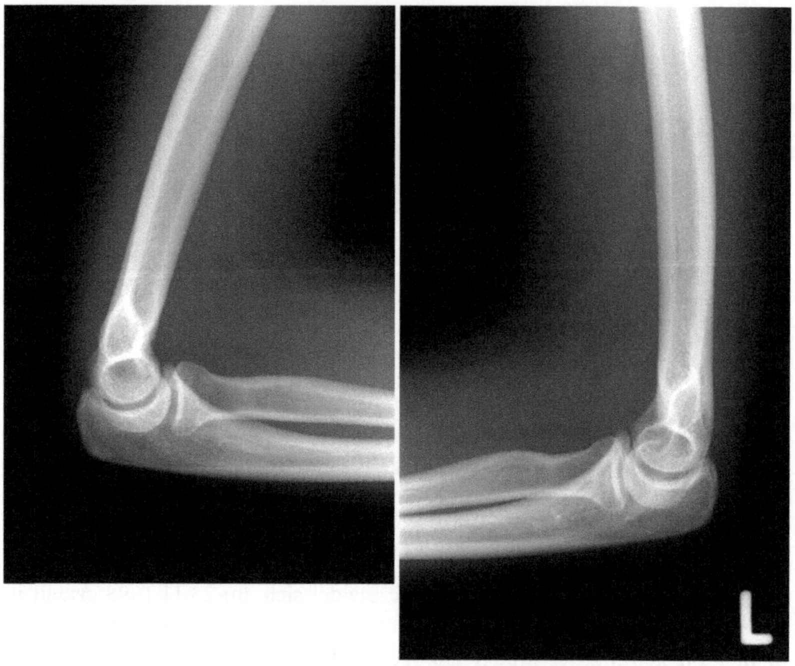


**Abb. 51.1**

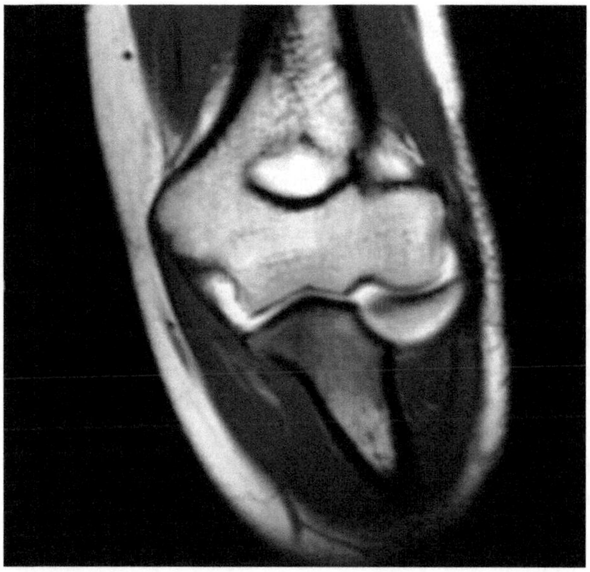

**Abb. 51.2**

male Parästhesien im linken Kleinfinger. 3 Monate nach dem Eingriff ist die Patientin vollständig beschwerdefrei. Die Bewegungsamplitude des linken Ellbogens beträgt in Flexion/Extension 145/0/0° bei freier Pro-/Supination. 13 Jahre nach dem Eingriff ist die Patientin nach wie vor beschwerdefrei. Es besteht eine freie, symmetrische Ellbogenbeweglichkeit. Kontusionierungen des operierten Ellbogens im Narbenbereich lösen noch diskrete Schmerzen aus.

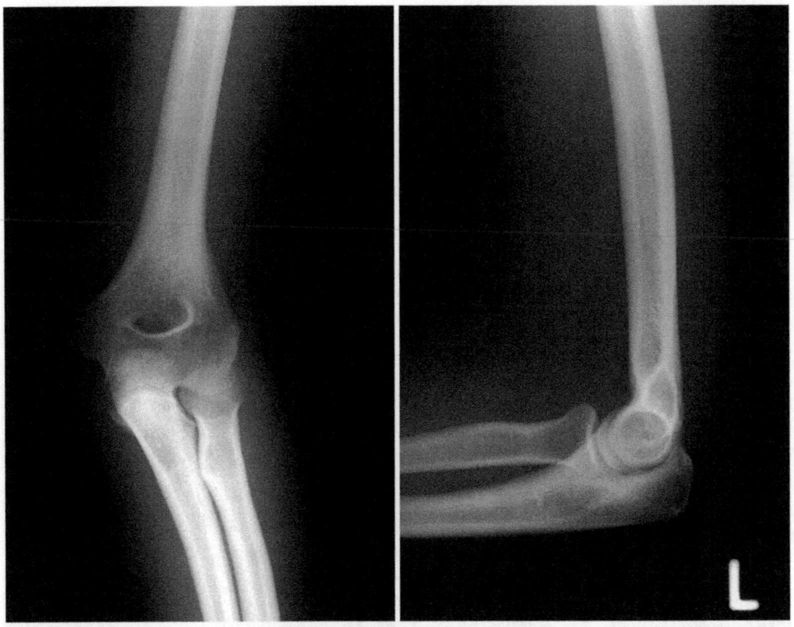


Abb. 51.3

## Diskussion

Bei der Diagnose eines Osteoidosteoms geht es in erster Linie darum, diesen Knochentumor in die Differenzialdiagnose einzubeziehen. Typisch für das gelenknahe Osteoidosteom ist die progrediente, schmerzhafte Bewegungseinschränkung, die durch die Begleitsynovitis ausgelöst wird. Für die Sicherung der Diagnose ist heute die Feinschicht-CT-Untersuchung der „golden standard".

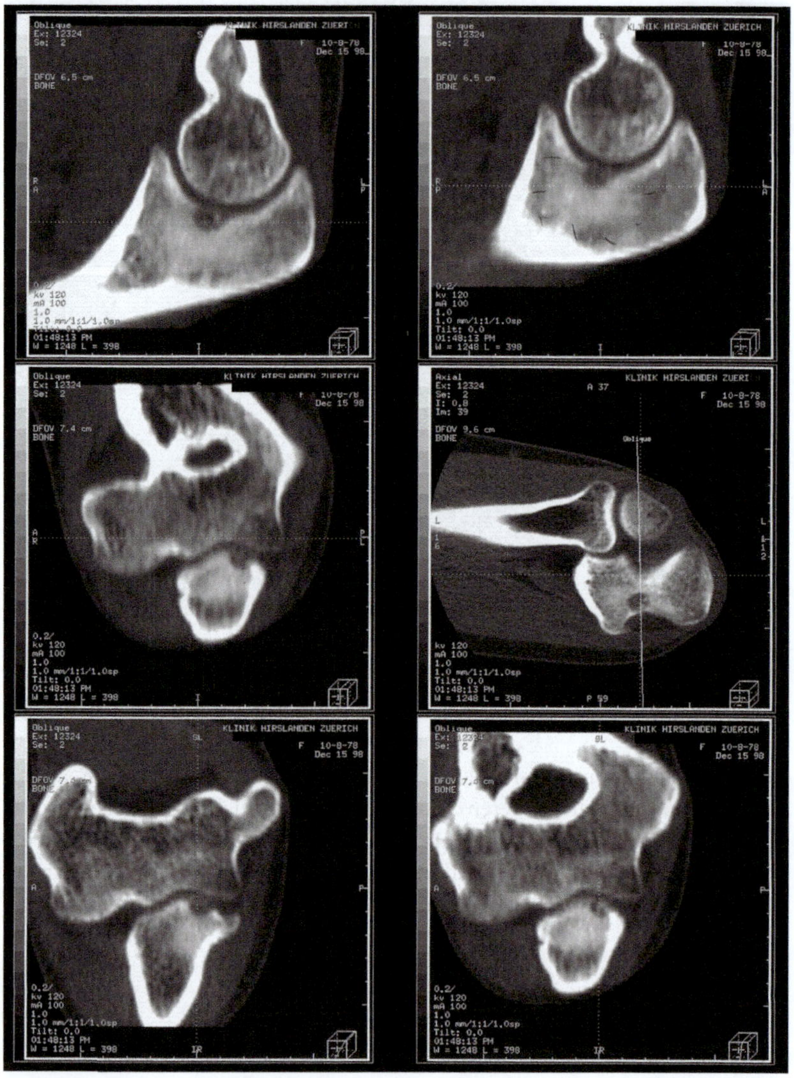

Abb. 51.4

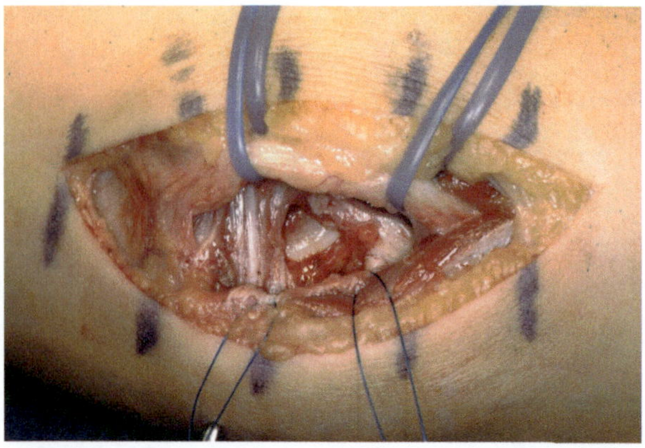

Abb. 51.5

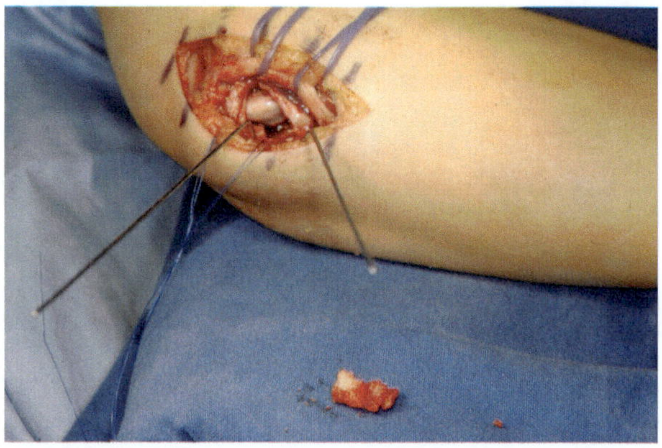

Abb. 51.6